## Über dieses Buch

Eine Liebe, die Lilo für einmalig hielt, endet in Psychoterror, Angst und zehn Jahren Therapie. Die Hass-Liebe zwischen ihrem Ehemann und seiner Mutter und ihre »Geduld der Frauen« zerstört ihr Selbstbewusstsein und ihren Lebenswillen.
Selbst als sie sich von ihrem Mann löst, wird sie von Angstattacken gequält. Die Ursache dafür sieht sie in der psychischen und physischen Gewalt, die sie in der Ehe erlitten hat. Sie lernt mit der Angst zu leben.



## Die Autorin

Die Autorin, 1937 geboren in Schleswig-Holstein, wuchs in einem harmonischen Elternhaus und ländlicher Idylle in Sachsen-Anhalt auf. Mit neunzehn geht sie in den »Goldenen Westen«, lebt vier Jahre sorglos und unbeschwert in Krefeld bei Verwandten. Dann lockt die Großstadt und sie zieht nach Hamburg. Dort heiratet sie und bekommt auch ihre beiden Kinder. Aus beruflichen Gründen kommt sie Jahre später wieder ins Rheinland ...
Heute lebt die Autorin zurückgezogen in zweiter Ehe in Norddeutschland.

Die Deutsche Bibliothek – CIP-Einheitsaufnahme

Lieselotte Kamper: Draußen wartet die Angst

Dortmund: Lessing, 2002
ISBN: 3-929931-16-8


Wittbräucker Str. 417, 44267 Dortmund, Tel.: (0231) 46 23 35
Fax: (0231) 47 57 748, E-Mail: info@lessing-verlag.de
Homepage: www.lessing-verlag.de

© Umschlaggestaltung: Gert Niethammer, 21784 Geversdorf

Layout: Dagmar Scheffermann



Druck und Bindung: Druckerei Steinmeier, Nördlingen
Printed in Germany

ISBN: 3-929931-16-8

Lieselotte Kamper

# *... draußen wartet die Angst*

Ingrid Lessing Verlag

Mein ganzer Dank gilt meiner Tochter und meinem Sohn.
Den Weg in die Freiheit fand ich durch ihre Liebe.

*Lieselotte Kamper*

## *Vorwort*

Draußen wartet die Angst ...

Na ja, dachte ich, denn Mann ist ja nicht ängstlich.
Wo aber ist draußen?
War das die Frage, die mich nach dem Manuskript greifen ließ? Kaum.
Und als ich die gebündelten Blätter aus dem Umschlag zog, waren Finger und Hand spitz und eisig unterkühlt. So, dachte ich, liest man kein Frauenbuch ...
Was soll denn das, Frauenbuch? Nein, schrie ich, so geht das nicht, Mann!
Und dann las ich doch.
Ergriffen von dem, was da in geballter Ladung an Leid und Ängsten, aber auch an krankhaft gesteuerter Brutalität über eine Frau hereinbrach. Vielleicht werden manche Mitmenschen diese Demütigungen und unfassbaren Exzesse, die Mann gegen Frau angewandt hat, gar nicht begreifen können.
Dieses Buch macht Angst vor dir Mann. Ich bin auch einer und ich schäme mich.
So kann man nicht Mann sein. So nicht. Nie mehr!
Lieselotte Kamper schont ihre Leserinnen und Leser nicht. Da muss man durch!
Ihren Weg der Angst nochmals gehen, heißt begreifen lernen und Lehren ziehen.
Mann, das fordert zu nachhaltigem Nachdenken heraus.
Fazit: Ein erschütterndes und lesenswertes Buch für Menschen – nicht nur für Frau oder Mann – sondern für jeden, der Menschenwürde nicht nur als Wort begreift.

*Roman Romanow*

# Inhalt


**Prolog**

In den Krallen der Angst 11

Glückliche Kindheit und unbeschwerte Jugend 15
Die große Liebe 36
Die ersten Ehejahre 45
Herberts Geliebte 60
Neuer Versuch 72
Hilfesuche bei der Eheberatung 85
Ehehölle 90
Im Teufelskreis von Angstattacken 102
Gemeinsame Psychotherapie 121
Flucht ins Frauenhaus 131
Leiden der Kinder 137
Angst nur Einbildung? 154
Hilfe von Freunden 164
Der Wille zum Leben 179
Weg in die Freiheit 192
Die Angst ist nicht vorbei 205

**Epilog**

Zurück in die Gegenwart: Mehr Therapie 213

# Prolog

## *In den Krallen der Angst*
### *1989*

Wie eine Dampfwalze, die den Rest meines Selbstwertgefühls niederdrücken wollte, schob sich die Besuchergruppe von Arbeitsplatz zu Arbeitsplatz. Schon wieder! Und so viele!, schoss es mir durch den Kopf.

Mein Herz schlug eigenartig laut. Mein Brustkorb wurde eng. Ein Schwindelgefühl erfasste mich. Mir ging es entsetzlich. Die Besucher blieben nach Gutdünken mal hier mal dort stehen und schauten zu, wie meine Kolleginnen an ihren automatischen Bestückungstischen mit geschickten Händen Dioden, Widerstände und viele andere Bauteile in die vorgeschriebenen Lötlöcher steckten.

Mir brach der Schweiß aus allen Poren, wenn ich nur daran dachte, dass ich dort sitzen müsste. Ruhige Hände brauchte ich auch für meine Arbeit, aber ich musste die kniffligen Sachen nicht grade dann verrichten, wenn ich beobachtet wurde. Diesen Vorteil nutzte ich voll und ganz für mich aus. Trotzdem jagten die Besucher mir immer wieder Angst ein und ich war deswegen ständig auf der Hut, um mich vor schrecklichen Situationen zu schützen. Dadurch war ich jeden Tag in Dauerstress und Alarmbereitschaft. Ich musste schwierige Arbeiten aufholen, weil ich sie beiseite gelegt hatte. Um mich wiederum vor diesem Druck zu bewahren, erledigte ich diese Sachen lieber zuerst, vorausgesetzt, dass niemand neben mir stand.

Mein Herz raste und setzte kurz aus. Die Angst steigerte sich dadurch erheblich. Atme ganz ruhig, befahl ich mir und fühlte gleichzeitig ein Stechen in der Herzgegend. Ich blickte auf. Die Gruppe schob sich wie eine Gefahr langsam immer näher heran. Zu langsam. Als wollten die Besucher es auskosten, mich zu quälen, im wahrsten Sinne des Wortes, diese Minuten, die mir wie Ewigkeiten erschienen, waren eine einzige Qual. Aber rücksichtslos kamen die Männer auf meinen Tisch zu. Dankbar war ich immer, wenn sie sich mehr für die jungen Frauen als für unsere Arbeit interessierten. Manchmal aber hatte ich das Pech, dass ein Herr mittleren Jahrgangs gerade mich ansprach. Er wäre sicher weitergegangen, wenn er gewusst hätte, was er mir damit antat. Angespannt und in Schweiß gebadet, saß ich an meinem Arbeitsplatz, als die Gruppe an mir vorbeischlenderte. Diese Momente kamen jedes Mal einer Katastrophe gleich. Wie gerne hätte ich sie aus meinem Leben gestrichen. Die Aufregung legte sich erst nach Stunden, die Enttäuschung über mein Verhalten, mein Versagen, konnte ich so schnell nicht verwinden.

Die nächste teuflische Situation musste ich gleich am nächsten Tag verkraften.

»Bitte, Lilo, hier ist mir die Lasche abgebrochen, kannst du mir eine neue einsetzen?« Marga stand neben mir und legte das kleine Gerät auf meine Arbeitsfläche.

»Aber ja doch«, antwortete ich ganz locker.

Jeden Tag baute ich dieses Teil ein, das bei der Montage leicht abbrach. Es war nichts Besonderes, eine Arbeit, die zu den leichtesten gehörte. Marga legte mir jeden Tag ein paar Module oder schon zusammengebaute Geräte hin, ging in der Zeit, in der ich sie einbaute, zur Toilette oder zu ihrem Arbeitsplatz zurück. Dieses Mal blieb sie neben mir stehen. Ich nahm das Gerät, stellte es so hin, dass ich die abgebrochene Lasche bequem ausbauen konnte. Nahm den Lötkolben in meine rechte Hand, mit der linken hielt ich das Lötzinn. Unter den Blicken von Marga konnte ich meine rechte Hand nicht zu der Lötstelle führen, weil sie zitterte.

Warum nur? Marga tut mir nichts. Sie hat nicht mehr zu sagen als ich. Diese Arbeit könnte sie nicht erledigen, also beherrsche dich!

Vor Aufregung stieg mir das Blut in den Kopf, als würde er platzen. Endlich fand der Lötkolben an dem Bauteil Halt. Die Lötstelle wurde im Bruchteil von Sekunden heiß. Mit der linken Hand hob ich das Gerät leicht an und das abgebrochene Teil fiel heraus. Mein Herz raste, meine Knie schlotterten. Jetzt kam das Schlimmste. Ich musste die Lötstelle freisaugen. Marga sah noch immer zu. Was denkt sie wohl? Kann sie nicht woanders hinsehen? Womit kann ich sie ablenken?

Meine Aufregung steigerte sich ins Unermessliche. Inzwischen war ich vollkommen nassgeschwitzt. Krampfhaft überlegte ich, was ich fragen könnte, um sie abzulenken.

»Wie geht es deinen Kindern«, fragte ich, doch es interessierte mich nicht im geringsten. Auf jeden Fall nicht in diesem Zustand, in dem ich mich befand. Meine Hände zitterten und ich bekam die Lötstelle nicht frei. Meine Linke hielt den Absauger nicht nahe genug an die heiße Lötstelle. Würde ich zu dicht an den Lötkolben kommen, würde die Spitze des Absaugers schmelzen. Dazu brauchte man eine absolut ruhige Hand. Ich versuchte es ein paar Mal, dann schob ich es auf den Absauger, der angeblich verstopft war.

»Ach, meinen Kindern geht es gut. Sie machen mir kaum Sorgen. Sie gehen sogar gerne zur Schule«, gab sie mir zur Antwort.

Umständlich reinigte ich den Absauger und hoffte, dass Marga mal woanders hinsah. Ich drehte den Absauger wieder zusammen und meine Unsicherheit steigerte sich, weil mir die Ausrede mit dem verstopften Absauger nicht genutzt hatte. In meinem Kopf fing es an zu rauschen.

Bleib ruhig – bleib ruhig.

Ich zog meine Schublade mit den Ersatzteilen auf, sah eine Lasche und schob sie unter die Widerstände. Nun hatte ich eine Ablenkung für Marga gefunden, bevor ich einen neuen Versuch startete, um die Lötstelle frei zu saugen.

»Kannst du schon mal zu Marlies gehen und mir ein paar Laschen holen? Ich habe heute schon so viele einbauen müssen.«

Sie wendete sich ab. Ich lötete die Stelle frei, baute blitzschnell meine Lasche ein.

»Ach Marga, ich habe doch noch eine gehabt«, sagte ich, stellte das Gerät zur Seite und setzte meine Arbeit fort. In den sechs oder sieben Sekunden, in denen sie abwesend war, hatte ich die Lasche einbauen können. Mein Herz aber raste und klopfte laut und unregelmäßig. Noch immer zitterte ich am ganzen Körper. Deshalb stand ich auf, ging zum Toilettenraum und versuchte, mich zu beruhigen. Unglücklich und verzweifelt war ich, dass mich eine Arbeit, die im Schlaf erledigt werden konnte, so durcheinander brachte.

Ach, nein, doch nicht die Arbeit. Marga war es, nur weil sie daneben stand. Nur weil sie zusah. Nein. Auch nicht Marga. Ich war es.

Aber warum? Warum nur, fragte ich mich jeden Tag aufs Neue. Schon lange wusste ich, dass ich es nicht alleine schaffen würde, meine Angst zu überwinden. Immer und immer wieder wurde ich der Spielball dieses Teufels Angst, wenn ich von ihm in die grausige Tiefe gerissen wurde. Früher war ich doch ein lebensbejahender Mensch, dass es mir fast unwirklich und rätselhaft erscheint, dass ich so geworden bin wie ich jetzt bin.

In meinem Elternhaus habe ich doch eine glückliche Kindheit und Jugend verbracht, um die mich viele beneiden würden. Trotzdem war mir die Erinnerung an diese Zeit in den späteren kummervollen Jahren kein Trost. An diesem Tag tröstete mich nur der Gedanke, dass ich Hilfe bei einer Psychotherapeutin annehmen würde. Nach einer Angstattacke hatte ich einen Termin bei ihr vereinbart. Wenige Tage später saß ich ihr erwartungsvoll gegenüber. Ihren Vorschlag, an einer Gruppentherapie teilzunehmen, wies ich entsetzt zurück.

»Warum lehnen Sie eine Gruppentherapie ab?«

»Das ist doch gerade mein Problem, ich mag nicht sprechen, wenn mehrere Leute versammelt sind«, antwortete ich auf ihre Frage.

»Was passiert dann mit Ihnen?«

»Ich werde schrecklich unsicher.«

»Wie macht sich das bemerkbar?«, forschte sie weiter.

»Ich bekomme Angst.«

»Was macht die Angst mit Ihnen?«

Was soll ich darauf antworten, dachte ich. Meine mühsam gewahrte Ruhe war schon wieder wie weggepustet. Doch ich versuchte eine Antwort:

»Diese Angst will mich erdrücken, sie lässt mich schwitzen und anschließend frieren. Sie peitscht mein Blut durch den Körper. Ich werde rot, dass ich glaube, dass mein Kopf zerspringt. Sie lässt mich zittern, am ganzen Körper vibrieren. Mein Herz rast und schmerzt. Ich habe das Gefühl, total die Kontrolle über mich zu verlieren. Ich kann mich auf nichts konzentrieren. Ich kann nicht mehr klar denken. Es ist jedes Mal furchtbar, wenn mich die Angst überfällt. Sie macht mich so hilflos, so klein, erbärmlich klein. Sie lässt mich nicht leben.« Ich spürte das Zucken meiner Mundwinkel. Frau Dietrich ließ mir Zeit, mich zu beruhigen. Dann stellte sie Fragen nach meiner Kindheit und meinem Elternhaus und ich erzählte.

»Ihre Augen leuchten, wenn Sie erzählen«, bemerkte sie. Ich musste lächeln.

Nach dieser ersten Sitzung hatte ich ein verlängertes Wochenende vor mir. An diesen Tagen schweiften meine Gedanken, angereizt durch das Gespräch mit Frau Dietrich, zurück in die Vergangenheit.

## *Glückliche Kindheit und unbeschwerte Jugend 1937 – 1960*

Als Jüngste von sieben Kindern wuchs ich, von allen geliebt, umhegt und beschützt, heran. Ich sehe mich noch neben meinem Papa stehen, wenn er sich die Gemüsebeete im Garten ansah. Ich sehe mich an der Hand meiner Brüder durch die Gegend streifen und ich sehe meine Mama, die immer für mich da war. In der schattigen Laube sehe ich mich mit einer Puppe spielen oder mit den Nachbarsjungen streiten. Heinz und Franz, die beiden ältesten Brüder, waren damals schon bei der Wehrmacht. Auch Eva, achtzehn Jahre älter als ich, war schon außer Haus. Sie nutzte aber jede Gelegenheit, um Mama und Papa zu besuchen und mich mit einem neuen Kleidungsstück zu überraschen, dass sie mit viel Geschick und Liebe selbst angefertigt hatte. Von Kurt, der dreizehn Jahre älter als ich war, weiß ich nur, dass er uns ab und zu besuchte. Er wurde schon mit fünfzehn Jahren an die Front geholt.

Mit Günther und Jens, sieben und fünf Jahre älter als ich, verlebte ich einige Jahre meiner Kindheit, aber sie waren mir mehr Beschützer als Spielkameraden, denn unsere Interessen gingen verständlicherweise weit auseinander.

Als meine Eltern im Jahre 1941 in ein kleines Dorf in der Altmark zogen, war ich gerade vier Jahre alt.

Dieses Dorf lag etwas tiefer als die umliegenden Ortschaften, umgeben von Wiesen und Feldern. In der Ferne sah man die Kiefern- und Mischwälder, die sich kilometerweit in die Landschaft erstreckten. Nur sechsundzwanzig große und kleinere Bauerngehöfte und zwei Einfamilienhäuser standen links und rechts längs der leicht gekrümmten Dorfstraße. In dem Einfamilienhaus an dem einen Ende des Dorfes wohnte der Lehrer, in dem anderen, am anderen Ende, etwas abgelegen, wohnten wir.

Wenn ich zum Garten wollte, musste ich durch einen Auslauf gehen. Aber ich hatte Angst vor den Hühnern, deshalb nahm mich einer meiner Brüder auf die Schultern und brachte mich zu meinem Vater, der im Garten beschäftigt war. Einmal hob mich Günther mit so viel Schwung hoch, dass sich ein Huhn erschrak, hochflog und direkt an meinem Kopf vorbeiflatterte, um gackernd auf dem Fenstersims des Hühnerstalls zu landen. Ich bildete mir natürlich ein, es wollte mich beißen. Vielleicht wollte es mir auch die Augen aushacken.

Daraufhin nahm mich mein Vater an die Hand und führte mich in den Auslauf. Alle Hühner rannten wild auf uns zu. Papa gab mir die Schüssel mit den Körnern und ich durfte das Futter auf den Boden streuen. Um mich herum sah ich nur noch pickende und zufrieden tuckende Hühner. Seitdem hatte sich die Angst verloren.

An unsere Pute kann ich mich noch gut erinnern, als wäre es gestern gewesen. Sie war so anhänglich wie ein Hund. Wenn Papa Holz hackte, stand sie daneben.

»Komm, Amanda, leg deinen Kopf auf den Hackklotz, du wirst jetzt geschlachtet«, forderte Papa die Pute auf. Amanda kam, legte den Hals lang ausgestreckt auf den Holzklotz und wartete. Papa hob das Beil, schwang es hoch, damit das Schauspiel besonders gut wirkte und ließ es dann sachte auf den Putenhals nieder. Amanda hielt still, und bevor sie sich entfernte, schüttelte sie kräftig ihr Gefieder. Irgendwann wurde es ernst, Amanda sollte in den Kochtopf. An dem Tag, als Mama das Tier schlachtete, reiste Papa in die Kreisstadt und war den ganzen Tag verschwunden. An den nächsten Tagen verzog er das Gesicht beim Essen und vom Fleisch rührte er nichts an. Er trauerte um seine Amanda.

Etwa hundert Meter von unserem Haus entfernt, Richtung Dorf, lag ein braches Stück Land. Auf einer kleinen Erhöhung lagen Findlinge in verschiedenen Größen. Im Laufe der Jahre wurden von den Dorfbewohnern viele Steine dazugeworfen. Dekorativ wuchsen neben und über den Steinen Gräser und Wildblumen. In der warmen Jahreszeit spielten wir Mädchen dort besonders gerne. Mein Lieblingsplatz war es, wenn dort der Fingerhut blühte.

Ich war sieben Jahre alt, als ich mich dort wieder einmal aufhielt. Von Stein zu Stein hüpfte ich, als ich Mama aus dem Dorf kommen sah. Sie hatte ihre Schürze vor das Gesicht gezogen. Meine Mama, was hat sie nur? Ich lief ihr entgegen und sah, dass sie weinte. Noch nie hatte ich meine Mutter weinen sehen.

»Was ist denn, Mama?«, fragte ich erschrocken.

»Heinz ist tot«, schluchzte sie in ihre Schürze und zeigte mir das Telegramm. Gefallen für das Deutsche Reich. Mein ältester Bruder Heinz.

Das war im April 1945, wenige Tage vor Kriegsende.

Mama zog sich sofort um und fuhr mit dem nächsten Zug zu Papa. Er arbeitete damals in der Kreisstadt bei einer Behörde und kam nur am Wochenende nach Hause. An diesem Abend kamen sie zusammen zurück. Im Hause herrschte eine bedrückte Stimmung und ich begriff, dass etwas Unabänderliches passiert war.

Das darauf folgende Weihnachtsfest war auch für mich sehr traurig, weil meine Eltern nicht fröhlich sein konnten. Am Heiligen Abend spielten meine Brüder Günther und Jens und ich mit der neuen Eisenbahn. Ich blickte zu meinen Eltern hinüber. Papa saß in seiner Sofaecke, hielt ein Buch in der Hand und las. Mama saß in der anderen Sofaecke. Das Buch lag auf ihrem Schoß und ich sah Mamas feuchte Augen. Sie stand auf und zog sich ins Schlafzimmer zurück. Papa folgte ihr, kam aber bald wieder und setzte sich still in die Sofaecke.

Ich wusste, dass Mama um ihren toten Sohn weinte und daran dachte, dass er das vorige Weihnachtsfest bei uns verlebt hatte. Er und seine blutjunge, hochschwangere Frau. Auf seinen Schoß hatte er mich gehoben und hin- und hergeschaukelt.

Als er zu uns kam, durfte ich raten, welcher Bruder er war. Da waren ja noch zwei im Krieg und ich wusste nie, welcher nun nach Hause kam. Sie kamen so selten, darum konnte ich sie nie auseinander halten, denn die Uniformen waren für mich alle gleich. Meine Eltern und Geschwister hatten jedes Mal Spaß an der Kleinen, die ihre Brüder verwechselte.

Meinem Bruder Franz schrieb ich Briefe an die Front und malte kleine, runde

Kreise aufs Papier. Jeder Kreis war ein Küsschen von mir. Ich war sein kleiner Liebling. Er war bereits zwanzig Jahre alt, als ich geboren wurde. Während der Kriegsjahre hatte ich ihn nur zwei Mal gesehen, dann hörten wir von Franz lange Jahre nichts. Keiner wusste, ob er den Krieg überlebt hatte.

An warmen Sommerabenden saßen die Bäuerinnen und Bauern mit den Mägden und den Knechten zusammen auf den Bänken vor ihren Höfen und Häusern an der Dorfstraße. Einfach so. Um den Feierabend zu genießen, um ein bisschen zu plaudern oder den Kindern schweigend beim Spiel zuzusehen. Die Kinder des Dorfes trafen sich mitten auf dem Dorfplatz neben der Kirche. Dort spielten wir »Der Plumpsack geht um« oder »Ringlein, Ringlein, du musst wandern«. Wir kannten viele Kreisspiele. Ein Spiel brachte noch mehr Spaß als das andere. Wir sprangen mit dem Seil, ein anderes Mal spielten wir »Hüpfekästchen«, »Bäumchen wechsle dich« oder mit dem Ball.

Alle Kinder spielten miteinander. Die jüngeren mit den älteren, die schon aus der Schule waren und im Berufsleben ihren Mann standen, sowie die Mädchen mit den Jungen. Am meisten Spaß machten mir Treibball und Völkerball. Räuber und Gendarm spielten wir am liebsten in den Sommerferien, wenn wir lange aufbleiben durften. Da versteckten sich die Räuber im ganzen Dorf, auf jedem Bauernhof und in den Scheunen. Sie liefen durch die Hinterhöfe, durch die Gärten bis zu den Wiesen, um am anderen Ende des Dorfes aufzutauchen, bis sie von den Gendarmen entdeckt und gefangen genommen wurden. Durch das ganze Dorf schallte fröhliches Lachen. Nach dem Spiel lief ich verschwitzt zu meinen Eltern, die auch auf der Bank vor unserem Haus saßen. Mama strich mir liebevoll das feuchte Haar aus dem Gesicht und zog mich zu sich auf die Bank. Wir steckten ein paar Lichter an und die Nachbarn, die sich zu uns gesellten, brachten Lampions mit.

»Kein schöner Land in dieser Zeit«, sang meine Mutter und alle sangen mit. Sogar Papa brummelte ein wenig mit.

Es klangen noch viele Abendlieder durch die Dunkelheit.

Wunderschöne Abende waren das.

Wir sangen überhaupt viel. Mama hatte ständig ein Lied auf ihren Lippen. Beim Putzen, beim Kochen und bei der Handarbeit.

Wie gerne denke ich an die vielen Spaziergänge durch die Felder, wenn das Getreide hoch stand und im Wind auf und nieder wogte, wie die Wellen auf dem Wasser.

»Die Himmel rühmen des Ewigen Ehre«, stimmte Mama gerne an und ich sang mit, denn ich hatte es gerade in der Schule gelernt.

Niemals vergesse ich diese friedlichen Tage meiner Kindheit.

Zur Schule ging ich nicht besonders gern. Ich musste mich immer sehr anstrengen, um eine Durchschnittsschülerin zu sein. Chemie und Mathematik waren mehr Qual als Vergnügen. Aber in Sport, Musik, Zeichnen und Handarbeit lagen meine Stärken.

Meine Eltern saßen jeden Sonntagnachmittag gerne vor dem Radio und hörten das Wunschkonzert. Einmal kam ich dazu und machte eine dumme, herablassende Bemerkung über den »Soldaten am Wolgastrand«:

»Meine Güte, wie kann man sich so etwas Scheußliches anhören?«

In seiner ruhigen Art erklärte mir Papa:

»Dieses Stück wurde zum Gedenken an alle Gefallenen gewünscht und für die, die noch in Gefangenschaft leben, oder für die Männer und Söhne und Brüder, die noch vermisst werden.«

Ich hatte einen Kloß im Hals und sah meinen Vater an. Erwidern konnte ich nichts, ich schämte mich und horchte auf die Stimme im Radio. Papa legte liebevoll den Arm um mich und auf einmal kam mir der Gesang vor wie ein Gebet für meinen toten Bruder Heinz und für Franz, von dem wir noch immer nichts gehört hatten.

Seit diesem Tag hatte ich ein Ohr für die ernstere und die klassische Musik.

An einen wundervollen Tag kann ich mich besonders gut erinnern. Die Sonne stand am wolkenlosen Himmel. Im sachten Wind wiegten sich nur ganz leicht die hohen Gräser.

Querfeldein gingen wir über Wiesen und Felder, Martin, mein Cousin, ging mal vor mir und mal neben mir. Wir kletterten durch Stacheldrahtzäune und sprangen über die vielen Gräben, die überall gezogen waren, um Überschwemmungen zu vermeiden. Dieses Land war in den Regenperioden sehr feucht, aber fruchtbar. Das Getreide stand schon hoch und Kornblumen, Klatschmohn und Margeriten rahmten die Felder ein.

Diese Jahreszeit mochte ich besonders gerne. Ich streckte meine Arme aus und ließ meine Hände über die Halme gleiten, so als wollte ich sie streicheln.

Wir sprachen immer noch kein Wort. Es war unser letzter Schultag. Unsere Zeugnisse hatten wir noch in Empfang genommen, aber an der Abschlussfeier hatten Martin und ich kein Interesse mehr gehabt.

Eigentlich fuhren wir jeden Tag mit dem Zug nach Hause. Aber heute und bei diesem Wetter wollten wir frei sein.

Ich fühlte mich leicht und unbeschwert und war felsenfest davon überzeugt, dass das Leben von nun an besonders schön sein musste.

Mit meinen vierzehn Jahren fühlte ich mich erwachsen.

Martin war vor einem Jahr aus Hamburg zu uns gekommen. Seine Mutter führte ein Geschäft und konnte sich wenig um ihm kümmern. Im Internat hatte er sich nicht wohl gefühlt, so hatten meine Eltern ihn bei sich aufgenommen. Da meine Brüder viel älter waren und längst das Elternhaus verlassen hatten, war es mir ganz recht, greifbar nahe einen Spielkameraden zu haben.

Als ich längst erwachsen war, erkannte ich so richtig, wie herrlich unbeschwert diese Zeit für mich war. An Martin denke ich heute noch gerne zurück, als wäre er mein gleichaltriger Bruder. Wir haben uns nie wiedergesehen. In mein Poesie-Album schrieb er: »Zur ewigen Erinnerung an deinen Bruder«.

Meine gewonnene Freiheit fing wunderbar an. Als ein Bauer fragte, ob ich bei ihm arbeiten wollte, war ich hellauf begeistert. Natürlich wollte ich. Aufgeregt lief ich zu Mama.

»Ach, Lilofee, mein Kind«, meinte sie, »jetzt sind doch noch Sommerferien und du bist so zerbrechlich.«

Ich war einige Monate vorher schwer an Masern erkrankt und hatte mich lange Zeit nicht davon erholen können. Deshalb waren die letzten Wochen in der Schule auch so enttäuschend für mich. Viele Wochen hatte ich gefehlt und als ich die Schule wieder besuchte, begannen die Abschlussprüfungen. Sie fielen dementsprechend aus. Nicht einmal in Sport konnte ich meine gute Note halten. Die Lehrerin gab mir gnädigerweise eine drei, obwohl ich beim Sportunterricht nur noch Zuschauerin war.

Mama gegenüber blieb ich hartnäckig. Ich war Feuer und Flamme und ich wollte arbeiten. Und zwar sofort.

Von montags bis freitags ließ sie mich ziehen. Samstags sollte ich zu Hause helfen.

Ich war selig.

Auf dem Hof war ich der Wirbelwind, der Sonnenschein. Sogar die Oma mochte mich und ich durfte als einzige ihre Räume betreten. Sie holte mich manchmal zu sich und lachte über meinen Übermut, schenkte mir einen Apfel und entließ mich mit der Bitte, bald wieder reinzuschauen.

Noch eine Familie zog dann in das Haus des Bauern. Brigitte, die Tochter dieser Familie war ein Jahr älter als ich. Sie arbeitete nun auch mit ihrem Vater auf dem Hof.

Jetzt konnte ich Brigitte schon den Ablauf des Tages zeigen.

Wir versorgten von nun an zusammen die vielen quietschenden und grunzenden Schweine. Abends kochten wir in einem großen Kessel die Kartoffeln für den nächsten Tag vor. Die kleinen Ferkel bekamen ein besonderes Futter und die tragenden Säue eine größere Menge und etwas Nahrhaftes dazu. Auch die Schweineställe misteten wir beide aus und verteilten großzügig neues Stroh.

Brigitte trällerte dabei die neuesten Schlager und Liebeslieder. Wir beide flüsterten und kicherten miteinander und fingen an, uns für die Jungs zu interessieren. Da gab es so viel Geheimnisvolles. Und was die eine nur ahnte, davon hatte die andere schon mehr gehört. Und das Interesse stieg. Brigitte war mit ihren langen, schwarzen Locken und fraulichen Formen ein hübsches Mädchen. An ein einschneidendes Erlebnis kann ich mich noch besonders erinnern.

Wir arbeiteten in der Futterküche und wollten Feierabend machen. Brigitte kletterte auf eine Kiste und öffnete ein schmales Fenster. Sie sah auf einen Platz, wo sich Jugendliche trafen und sich auch schon einige aufhielten. Brigitte lachte und redete mit ihnen. Ich hörte die Frage:

»Worauf stehst du denn da?«

»Auf einer Häckselkiste«, lachte Brigitte.

Die Jungen johlten. Sie nannten Brigitte von nun an nur noch Häckselkiste.

Häcksel nannten wir die Abfälle vom Getreide, das wir mit dem Schweinefutter vermischten.

Weil sie so genannt wurde, vermuteten andere, dass sich in der Häckselkiste ganz bestimmt etwas abgespielt haben musste. Sie habe es in der Häckselkiste getrieben, behauptete dann jemand. Nun war sie die Dirne des Dorfes. Die Jungen versuchten sie bei jeder Gelegenheit anzugrabschen oder in die Büsche zu ziehen.

Sie hatte nichts Böses getan, ich wusste es und ich wusste auch, dass sie ernstlich in einen jungen Mann verliebt war und er auch in sie.

Seine Eltern waren über die Wahl ihres Sohnes sehr entsetzt. Er zog in ein anderes Dorf und nahm seine Brigitte mit.

Da erlebte ich zum ersten Mal, was böser Tratsch anrichten konnte.

Eines Tages war mein Bauer verschwunden. Bei Nacht und Nebel hatte er alles, was ihm lieb und teuer war, weggeschafft. Wochen vorher war eine Großbäuerin enteignet worden und er wollte nicht darauf warten, dass ihm dasselbe geschah. Er hatte den Zeitpunkt selbst bestimmt.

Die anderen Großbauern folgten seinem Beispiel, sie gingen alle in den Westen. Ich sah, wie sich unser kleines Dorf veränderte. Aus den Bauernhöfen wurde die LPG und in den Wohnhäusern machten sich Familien breit, die Jahre davor als Flüchtlinge aufgenommen worden waren. Je besser ein Mann von Politik und Kommunismus reden konnte, umso weniger brauchte er von der Landwirtschaft zu verstehen. Er wurde LPG-Vorsitzender.

Jeder beobachtete nun jeden und die Arbeit, die der eine nicht erledigte, machte der andere auch nicht. Gleichgültigkeit machte sich breit und die Spuren dieser Nachlässigkeit sah selbst ich, die ich noch so jung war.

Meine Eltern versuchten nun vorsichtig, mich zu beeinflussen.

»Sieh zu, dass du in den Westen kommst«, sagten sie.

Aber für mich war inzwischen das Tanzen und Flirten zum Mittelpunkt meines Lebens geworden. Ich erlebte die erste süße Liebe, heimliche Verabredungen und die ersten zarten Küsse mit Arnold.

In einer so kleinen Gemeinde mussten wir höllisch aufpassen, dass niemand etwas merkte. Wenn wir uns am Tage zufällig trafen, würdigten wir uns keines Blickes, am Abend aber ließ ich mich von ihm umarmen.

Die erste Liebe hielt nur wenige Wochen. Arnold war sehr enttäuscht, als er merkte, dass ich einem anderen schöne Augen machte. Ich verliebte mich immer aufs Neue. Tanzte ich mit dem einen, flirtete ich dabei schon wieder mit einem anderen, und wenn mich dieser nette junge Mann anschließend zum Tanz aufforderte, war ich zufrieden. Ich war dann so verliebt, und wenn er mich begehrte, war er mir schon wieder gleichgültig. Schon bald lachte ich einem anderen zu und das Spiel begann von vorne. Ich spürte, wie ich auf das andere Geschlecht wirkte und dieses Spiel fing an, mir Spaß zu machen.

Zuhause begann die Saison in der Brüterei und der kleinen Hühnerfarm. So war es meinen Eltern doch recht, dass ich blieb, denn es gab im Frühjahr und Sommer viel Arbeit.

Am Wochenende schwang ich mich aufs Fahrrad und fuhr mit meinen Freundinnen über die Dörfer zum Tanz. Irgendwo war immer etwas los, in der nahegelegenen Stadt auf jeden Fall. Mama freute sich mit mir und erzählte:

»Mädchen, ich habe auch so gerne getanzt, aber nie die Gelegenheit dazu gehabt. Ach, Lilofee, ich freue mich so für dich. Zieh doch heute dein weißes Bordürenkleid an, das steht dir so gut.«

Sie lachte mir zu. Mama nähte mir mit Begeisterung die schönsten Kleider, strahlte mich stolz an, wenn ich mich schönmachte und zum Tanz ging.

Am Sonntagmorgen brachte sie mir immer das Frühstück ans Bett und setzte sich zu mir. Begeistert erzählte ich vom Tanzabend, wer mich zuerst aufgefordert hatte, wer am häufigsten mit mir getanzt hatte und wer mich nach Hause gebracht hatte, oder es wollte. Mama hörte geduldig zu.

Wie raffiniert, habe ich später oft gedacht, so war sie immer auf dem Laufenden.

»Steh man auf und übersieh Vaters vorwurfsvolle Blicke«, meinte sie dann. Papa hatte kein Verständnis für seine lebenslustige Tochter, die sich jetzt die Nächte um die Ohren schlug. Misstrauisch sah er mich an. Ich merkte ihm an, dass er gerne etwas gesagt hätte.

»Vielleicht hat er früher so viele Mädchen verführt und hat jetzt Angst, dass du auch so einem Casanova in die Hände fällst«, sagte sie und zwinkerte mir zu. Papa zog ein schiefes Gesicht, sagte aber nichts.

Mama hat mich nie aufgeklärt, aber ich wusste schon, worauf es ankam. Zum Glück lernte ich in dieser Zeit nur junge Männer kennen, die genauso gerne tanzten, lachten, Händchen hielten und sich mit einem Küsschen auf dem Heimweg zufrieden gaben.

Wenn ich den Tanzsaal betrat, ging ein kurzer Blick in die Runde und ein kurzer Blick zu dem Fremden dort hinten, den ich noch nicht kannte. Ganz mein Typ, dachte ich, toll sieht er aus. So verwegen mit seiner widerspenstigen Haarsträne in der Stirn. Ich wusste, der fordert mich zum Tanz auf. Die Musik setzte ein, er aber war nicht schnell genug. Ich tanzte und lachte mit einem anderen und fühlte mich beobachtet.

Beim nächsten Tanz war er schneller.

Irgendwann organisierte ich mit meiner Freundin eine Tanzveranstaltung, weil in unserem Dorf zu wenig los war. Bärbel und ich freuten uns, als die ersten Gäste eintrafen. Wir liefen aufgeregt nach draußen und hüpften und sprangen wie zwei aufgescheuchte Hühner auf der Dorfstraße herum. Wir sahen immer neue Gäste ankommen. Jung und alt aus den umliegenden Dörfern hatten sich aufgerafft, unser Fest zu besuchen. Ich tanzte zwei Tänze, dann begann ich Wein auszuschenken. Ehrlich erstaunt war ich darüber, dass so viele Dorfbewohner Wein tranken. Ich glaubte, sie würden sich mehr für Bier oder Klaren entscheiden. Es kamen immer mehr Bauern, die an meinem Stand ein Glas Wein begehrten. Wir unterhielten uns über das Fest, über die Hühner und unsere Küken. Sie fragten nach meinem Vater und über die Gartenpflege wollten sie einiges wissen.

»Du hast doch bei Familie Ahrens die Gräber angelegt«, sagte Frau Schulz. »Würdest du unsere Gräber auch neu anlegen? Ich komme nicht so gut damit zurecht.«

»Ja, gerne, das mache ich«, freute ich mich über den Auftrag. Gräber pflegte ich gerne. So nebenbei kümmerte ich mich dann um ein paar verwahrloste, alte Gräber. Manchmal besorgte ich sogar ein paar Blumen dafür.

»Von mir bekommst du auch einen Auftrag«, rief mir Frau Junge zu.

»Und meins kannste pflejen, wenn ick mal dod bin«, prostete mir Bauer Lüdecke lachend zu.

Vom Lachen bekam er einen Hustenanfall.

»Das scheint nicht mehr lange zu dauern, bis du unter die Erde kommst«, kicherte Frau Schulz und klopfte ihm kräftig auf den Rücken.

»Ach, Kleene, wenn ick noch ma zwanzich wäre, denn wüsst ick, was ich täte. Du bist so eene schmucke Deern geworden«, meinte Herr Steube und Frau Gehrke erklärte:

»Du wärst die richtige Schwiegertochter für mich, dich mag ich wohl leiden. Ja, das wärst du wirklich.«

Ich lachte. Gerade vorige Woche hatte mich ihr Sohn nach Hause gebracht, er konnte toll tanzen und küssen konnte er genauso gut.

Ich lachte viel an diesem Abend, und als sich Mama zu später Stunde dazu gesellte, bekam sie so manches Kompliment über ihre hübsche Tochter, die auch noch so tüchtig war und nun auch bald heiraten könnte.

Sogar Papa schien am nächsten Tag ganz zufrieden zu sein, sein schiefer, misstrauischer Blick von der Seite fiel diesmal aus. Dass ich mit Mama zusammen nach Hause gekommen war, fand er total in Ordnung. Er selbst ging nie zu diesen Dorffesten. Papa blieb lieber zu Hause und las ein Buch. Manchmal besorgte er Karten für die Oper und erklärte mir vorher die Handlung. Ich liebte es, gemeinsame Unternehmungen mit Papa zu machen. Einmal fuhren wir beide mit einer Reisegruppe in den Harz, ein anderes Mal mit einer Reisegesellschaft nach Potsdam, besichtigten Schloss Sanssouci und fuhren anschließend mit dem Dampfer auf der Havel.

Sichtlich genoss Papa diese Tage mit seiner großen Tochter.

Irgendwann wurde mir die Welt in diesem Dorf zu klein Ich verglich mich mit meinen Freundinnen, die diesen Ort nie verlassen wollten. Manche von ihnen hatten schon einen festen Freund. Ein Mädchen aus der Nachbarschaft war sogar schon verheiratet und bekam das erste Kind, obwohl sie erst 17 Jahre alt war. Manchmal beneidete ich die Mädchen in meinem Alter ein wenig. Sie alle hatten weibliche Figuren und üppige Busen. Mama lachte, als ich es einmal erwähnte.

»Lilo, mein Kind, wenn diese Mädchen dreißig sind, werden sie wie Vierzigjährige aussehen, du aber wirst mit vierzig wie eine Dreißigjährige aussehen, glaube mir.«

Ich lachte nun mit und freute mich über meinen schlanken Körper.

Aus der Kreisstadt kam eines Tages ein Fotograf ins Dorf. Er ging von Haus zu Haus und fragte, ob er von jemandem in der Familie Aufnahmen machen könnte.

»Oh, ja, natürlich.« Ich flog die Treppe zur oberen Etage hoch und zog mir meine neue silbergraue Bluse aus Ripsseide zu meinem schwarzen Rock an, kämmte meine goldblonden Locken und strahlte kurz darauf den jungen Fotografen an. Er schob im Wohnzimmer einen Sessel so hin, dass Licht und Hintergrund günstig für eine Aufnahme waren. Er stolperte über einen Gegenstand, als er einen halben Schritt zurückging. Es war ihm peinlich und er bückte sich und legte diesen Gegenstand neben seine Tasche. Unser Hund kam und schnupperte an seiner Hand. Wir lachten und er streichelte meinen schwarzen Purzel. Er wollte gerade die erste Aufnahme machen, als meine Katze auf meinen Schoß sprang, sich schnurrend im Kreise drehte, um die richtige Schlafstellung zu finden. Wir lachten schon wieder und unser Hund fing an zu bellen und sprang die Katze übermütig an, die ich gerade nach unten setzen wollte. Sie fauchte den Purzel an und nun rannten die beiden wie wild um meinen Sessel herum. Wir hörten gar nicht mehr auf zu lachen. Mama kam mit dem Kaffeegeschirr und wollte den Tisch decken. Jetzt musste auch sie lachen, weil ich bei der Aufnahme nicht ernster sein konnte. Ich setzte erst einmal die Tiere vor die Tür, und wenn der junge Mann nun noch gesagt hätte, bitte recht freundlich oder bitte lächeln, ich wäre wieder losgeplatzt vor Lachen. Er sagte aber nichts und war bemüht, ein geschäftiges Gesicht zu machen. Mama lud ihn zum Kaffee ein und er mich zu einer Fahrt mit seinem Motorroller.

Ganz klar, dass er weit ab vom Dorf anhielt und noch eine Aufnahme machte. Wir unterhielten uns gut und verabredeten ein Treffen. Ich war mal wieder bis über beide Ohren verknallt. Hartmut wohnte weit weg und konnte nur an den Sonntagen kommen. Mama und Papa schlossen ihn ins Herz, so durfte er uns schon bald darauf am Samstagnachmittag besuchen und bei einer Nachbarin übernachten. Hartmut fühlte sich wohl bei uns, denn seine Eltern hatte er schon als kleines Kind verloren. So wuchs er bei der Großmutter auf. Genau wie Helmut, dem ich inzwischen gebeichtet hatte, dass ich einen festen Freund hatte.

Hartmut und ich verstanden uns gut, so sah ich es gern, wenn er mit Mama das Gemüse putzte und Papa in den Garten begleitete. Seine Augen aber suchten nur mich bei jeder Gelegenheit. Er half mir im Blumengarten und in der freien Zeit wanderten wir Hand in Hand durch Wiesen und Wälder.

»Was du für hübsche Beine hast«, sagte er bewundernd, als ich auf einem schmalen Pfad vor ihm herging.

»Und was für eine schmale Taille.«

Ich drehte mich um und lachte ihm zu.

»Und was noch?«, fragte ich kess.

»Deine Augen, du hast ein Paar Augen, sie haben mich verzaubert.«

Aber seine Augen, wie sie mich ansahen. Große, braune Augen. Und wie treu er mich ansieht, dachte ich. Hoffentlich kann ich ihm treu sein. Noch immer hatte ich ihn gern, das war neu an mir. Ich wünschte mir, dass sich meine Gefühle zu diesem Mann nie ändern würden.

Mit ihm darf ich nicht spielen wie bisher mit allen anderen.

»Du bist eine Hexe. Du hast mich sofort verhext, als ich dich sah.«

Ich lächelte ihn an, gab ihm einen Kuss und rannte davon. Er holte mich ein, umarmte mich und wir ließen uns ins hohe Gras fallen.

»Aua, nicht so stürmisch, junger Mann«, flirtete ich.

Es gefiel mir, wie er halb über mir lag, es gefiel mir, wie er mich umarmte, es gefiel mir, wie er mich küsste. Als wir wieder aufstanden, zupfte er mir das Gras aus dem Haar und ordnete meine Bluse.

Manchmal fotografierte Hartmut mich, wo ich saß und stand.

»So schön bin ich nun auch wieder nicht«, sagte ich, als es mir fast lästig wurde.

»Du kleine Hexe, du bist für mich die Allerschönste.« Munter knipste er weiter.

»Hör auf«, fauchte ich ihn an, drehte mich um und versteckte mein Gesicht. Hartmut kam und kitzelte mich. Wir alberten rum wie die Kinder.

An einem Sonntag waren wir weit hinaus gegangen und setzten uns ins Gras. Hartmut pflückte eine Blüte und steckte sie mir ins Haar.

»Ach, meine Lilo, so möchte ich dich immer neben mir haben«, sagte er so zärtlich, dass ich eine Gänsehaut bekam. Er zog mich an sich und wir waren verliebt wie nie zuvor.

»Ich möchte immer mit dir zusammenbleiben.«

Ich lächelte über so schöne Worte. Hartmut beugte sich über mich und küsste mich zärtlich. Seine Hände streichelten mich, erst sanft, dann leidenschaftlicher und fordernder.

»Willst du mich auch?«, fragte er leise.

Ich nahm seine Hand, die meinen Rock hochgeschoben hatte und legte sie um meine Taille. Dort hielt ich sie fest.

»Du wärst der Erste, ich möchte noch ein wenig warten.«

Hartmut drehte sich auf den Rücken und blickte in den Himmel. Dann stand er auf, zog mich hoch, umarmte und küsste mich.

»Du bist mein Mädchen, meine kleine Hexe. – Ich lasse dich nie wieder los.«

Mir war ganz warm. Und wäre er fordernder gewesen, ich glaube, ich hätte nachgegeben. Er wird der Mann sein, dem ich mich hingebe, dachte ich, als wir verliebt nach Hause gingen.

Ich war aber wirklich eine Hexe. Hals über Kopf verknallte ich mich mal wieder in einen Mann, der zufällig im Dorf war. Ein Blick genügte und wir standen abends verliebt in einer Toreinfahrt. Am nächsten Abend trafen wir uns schon wieder. Am dritten Abend habe ich mich verführen lassen.

Meine Eltern fielen aus allen Wolken, als ich ihnen sagte, dass ich mich nun richtig verliebt hatte.

»Und Hartmut? Was sagst du Hartmut?«, fragte Mama außer sich.

»Die Wahrheit natürlich, etwas anderes kann ich doch nicht sagen, Mama.«

»Überleg es dir gut, Lilo. Der Hartmut ist so ein lieber Kerl.«

»Ich mag ihn doch auch gerne, aber ich liebe ihn nicht. Nicht so, wie ich Erhard liebe«, gab ich zur Antwort.

»Wenn das nur richtig ist, was du da tust«, meinte Mama besorgt.

Hartmut kam am Sonntag und ohne lange zu zögern erzählte ich ihm, dass ich mich in einen anderen Mann verliebt hatte. Seine sonst so strahlenden Augen veränderten sich. Sie blickten mich fassungslos an. Er stotterte:

»Hast du? – Hat er? Hast – hast du dich mit ihm eingelassen?«

»Ja.«

»Ja, wenn es so ist.« Hartmut ließ seinen Kopf hängen.

»Oh, hätte ich dich doch letzten Sonntag einfach genommen. Dann wärst du bestimmt bei mir geblieben. Aber ich wollte vorsichtig sein, rücksichtsvoll. Ich wollte warten, bis du es auch wolltest.«

Hartmut wirkte so traurig, dass ich nicht wusste, was ich jetzt sagen sollte. Also sagte ich nichts. Jedes Wort wäre jetzt verkehrt gewesen. Er litt, er litt meinetwegen.

»Warum nur?«, hörte ich ihn leise fragen.

Er stand auf und sah mich an.

»Ich fahre dann«, sagte er.

»Nein, bitte, bleib trotzdem, bleib noch zum Essen.«

Ich fasste ihn an den Händen und wollte ihn zu der Bank ziehen, auf der er gesessen hatte.

»Nein, ich kann nicht.«

Er ging zu meinen Eltern ins Haus und verabschiedete sich. Ich brachte ihn bis zur Straße. Mich traf noch einmal sein tieftrauriger Blick, dann schwang er sich auf sein Fahrrad.

Da war der Ärmste 60 Kilometer mit dem Fahrrad zu seiner Liebsten gekommen, um sich eine Abfuhr zu holen. Meine Eltern waren sehr still an diesem Sonntag und Papa sah mich halb besorgt, halb vorwurfsvoll an. Oft habe ich mich an diesem Tag gefragt, wie Hartmut wohl nach Hause gekommen ist. Ob er vor lauter Enttäuschung kräftig in die Pedale getreten oder ob er vor Trauer ganz langsam gefahren ist? Hat er vielleicht unterwegs angehalten und sich an den Straßenrand gesetzt und geweint? Ich war seine erste große Liebe.

Erhard traf ich am Abend und seine erste Frage lautete:

»Hast du es ihm gesagt?«

»Ja.«

»Meinst du, dass er noch einmal wiederkommt?«

»Das glaube ich nicht. Vielleicht wird er mal schreiben«, antwortete ich.

Darauf reagierte Erhard ärgerlich und machte eine abwertende Bemerkung über Hartmut und wir hatten den ersten Streit. Dass ich Hartmut verteidigte, machte ihn misstrauisch und eifersüchtig. Ich aber verstand nicht, warum Hartmut beleidigt werden sollte. Er war nicht anwesend und konnte sich nicht verteidigen, also tat ich es für ihn. Erhard lenkte ein.

»Lass es gut sein, Lilo. Ich habe nur Angst, dass du ihn noch liebst.«

Mama gab sich Mühe, Erhard zu akzeptieren. Sie unterhielt sich viel mit ihm und setzte sich zu uns. Papa hielt sich noch nach Wochen zurück und daran merkte ich, dass er Erhard nicht mochte.

Es war Samstag und wir hatten an diesem Nachmittag noch viel zu tun. Erhard setzte sich auf die Bank, nachdem er uns begrüßt hatte. Mit Mama lockerte ich das Blumenbeet auf, zupfte Unkraut und anschließend harkte ich den Hof. Da haben wir alle drei viel Arbeit und Erhard rührt keinen Finger, dachte ich.

»Wo ist denn Erhard geblieben?«, fragte ich Papa, der gerade aus dem Haus kam.

»Er ist im Wohnzimmer.«

Papa sah mich nachdenklich an, dann ging er wieder an seine Arbeit. Ich legte meine Harke zur Seite und ging ins Haus. Da hatte sich der feine Herr aufs Sofa gelegt, als wäre er hier zu Hause.

»Komm zu mir«, freute er sich, als ich an der Tür stand. Ich sagte keine Wort, drehte mich um und ging wieder an meine Arbeit. Papa beobachtete mich, und als unsere Blicke sich trafen, sah er mich an, als wollte er meine Gedanken lesen. Meine Verliebtheit verlor sich ganz schnell. Erhard kämpfte vergeblich um mich. Da hatte ich doch wahrhaftig geglaubt, dass aus Verliebtheit die große Liebe würde, wenn man sich einem Mann hingegeben hatte. Ich fragte mich, was mich an Erhard so fasziniert hatte. Reizte es mich, dass ihn alle Mädchen anhimmelten und ich die Auserwählte war? Oder weil er schon so erfahren wirkte? Oder weil er so toll aussah? Ich wusste es nicht.

Meine Eltern schienen erleichtert zu sein und überredeten mich, nun für immer in den Westen zu gehen.

»Es wird gemunkelt, dass in Berlin eine Mauer zwischen Ost und West gezogen wird«, sagte Mama besorgt zu mir.

»Wie soll denn das funktionieren? Das glaube ich nie und nimmer.«

»Lilo, man weiß es nicht, später wird keiner mehr rauskommen. – Geh nach Krefeld zu Tante Josefa und Onkel Heinrich.«

»Ja, Mama, das werde ich tun. – Ich möchte jetzt wirklich weg.«

»Geh gleich morgen in die Stadt und besorge dir eine Aufenthaltsgenehmigung. Im Moment stellen sie die sofort oder innerhalb weniger Tage aus. Vielleicht hast du Glück.«

»Ja.«

»Oh, Mädchen, sag um Himmels Willen niemanden etwas davon, sag es auch Erhard nicht«, warnte Mama mich. »Er könnte dich verraten, denke daran!«

»Ich sage ihm nichts, ganz bestimmt nicht, Mama.«

Mama sprach weiter auf mich ein.

»Du weißt nicht, wie er reagiert, wenn er merkt, dass er dich verloren hat. Wenn er redet, könnten sie dich verhaften und wir würden auch abgeholt. Hier im Dorf weiß jeder, dass wir im Westen Verwandte haben. Würden sie erfahren, dass du dort jemanden besuchen willst, dann wüssten sie auch, dass du dort bleibst.«

»Ich glaube nicht, dass mich Erhard verraten würde, aber ich sage nichts,

Mama«

Meine Aufenthaltsgenehmigung bekam ich sofort. Meistens musste man viele Wochen darauf warten. Damit niemand Verdacht schöpfte, packte ich nur wenige Sachen ein. Keine Kleider, keine Schuhe. Eine größere Handtasche musste reichen. Abends traf ich mich mit Erhard. Meine Versuche, so fröhlich und munter zu wirken, wie ich immer war, scheiterten, als Erhard sich die Zukunft mit mir ausmalte.

»Ich würde dich am liebsten bald heiraten, ich weiß sogar, wo eine Wohnung frei wird. Lilo, wir beide werden sehr, sehr glücklich werden.«

»Wo wird denn eine Wohnung frei?«, fragte ich scheinbar interessiert.

»Bei Friedrichs wird die Wohnung frei.«

»Meinst du nicht, dass es viel zu früh ist, darüber nachzudenken?«, versuchte ich vorsichtig das Thema zu wechseln.

Erhard nahm mich in seine Arme und ich wehrte mich nicht, obwohl ich keine Zuneigung mehr für ihn empfand. In der Ferne sah ich Mama vorübergehen. Ich wusste, wie groß ihre Angst um mich war. Erhard hielt mich nicht zurück, als ich mich von ihm verabschiedete. Ein leichter Kuss, dann lief ich nach Hause.

Besonders wohl fühlte ich mich nicht bei dem Gedanken, ihn in dem Glauben zu lassen, dass alles wieder gut wird.

Als ich nach Hause kam, riss Mama die Zimmertür auf.

»Du hast es ihm gesagt«, sagte sie außer sich.

»Nichts habe ich gesagt, er ist vollkommen ahnungslos, Mama«, beruhigte ich sie.

»Ihr habt euch doch umarmt, ich habe es gesehen.«

»Das hat nichts zu sagen, gar nichts. Mama, glaube mir.«

Am nächsten Morgen fuhr ich mit Mama in die Stadt. Keiner, der uns sah, schöpfte irgendeinen Verdacht, dass ich für immer diesen Ort verließ, da wir kein Gepäck bei uns hatten. Als ich in Klötze umstieg und der Zug sich in Richtung Westen in Bewegung setzte, war die Sorge in Mamas Gesicht verschwunden. Sie lächelte mir zu, obwohl ihr mit Sicherheit weh ums Herz war.

Im Zug dachte ich über die letzten Wochen und Monate nach. Über meine starken Gefühle und wie sie wie Seifenblasen zerplatzt waren. War das noch normal? War es unnormal? Na und wenn schon. So wie ich bin, so bin ich. Und ich habe keinem Mann die Treue geschworen.

Ich freute mich auf ein neues Leben in einer fremden Stadt. Neugierig war ich auf dieses neue Leben.

Der Zug ratterte und schnaufte und ich blickte einer neuen Zukunft entgegen.

Tante Josefa und Onkel Heinrich nahmen mich in Krefeld mit offenen Armen auf, obwohl wir uns noch nie gesehen hatten. Ihr Sohn Josef lebte mit seiner Frau Helga ein paar Straßenzüge weiter. Tante Josefa war eine herzensgute Frau, kochte leidenschaftlich gern und ging jeden Sonntag in die Kirche. Immer wieder versuchte sie, mich zu überreden mitzukommen, aber sie ließ es dann, als ich energisch ablehnte. Fünf Minuten von unserer Wohnung entfernt fand ich Arbeit in einer Seidenweberei.

Ich wurde in der Endkontrolle eingearbeitet. In dieser Abteilung hatte ich fünfundzwanzig Kolleginnen und Kollegen. Die Stoffe aus Baumwolle, Seide, Taft und Acetat liefen von einer Rolle, die hinten eingespannt wurde, über eine Sichttafel. Vorne wurde der Stoff wieder aufgerollt. Sah ich nun einen Druck- oder Webfehler, ein Loch oder eine Farbabweichung, hielt ich die Maschine an und kennzeichnete die Stelle, indem ich an den Rand des Stoffes einen roten Faden einzog und verknüpfte. Die Arbeit machte mir Spaß, und als ich eingearbeitet war, kontrollierte ich auch Dekorationsstoffe, Tischdecken, Brokat und Spitze.

In meiner Freizeit ging ich oft ins Kino. Da ich viele Wüsche hatte, nahm ich in einem Konfektionsgeschäft eine Nebenbeschäftigung an. Mein Zimmer wollte ich mir wohnlicher und nach meinem Geschmack einrichten. Obwohl mir meine Garderobe so nach und nach per Post nachgeschickt worden war, brauchte ich doch Geld für einen schicken Mantel oder ein Paar neue Schuhe. Als erstes kaufte ich mir eine neue Nähmaschine, und da ich spottbillig an die schönsten Stoffe kam, saß ich nun mit Eifer an der Maschine und nähte mir meine Kleider und Röcke selbst.

Stolz erfüllte mich bei allem, was ich tat. Mit meinen 19 Jahren war ich allein für mich verantwortlich, verdiente meinen Lebensunterhalt und lernte, gut mit meinem Geld umzugehen. Auf den Pfennig genau teilte ich es mir ein. Tante Josefa bewunderte mich und schrieb es meinen Eltern. Von meinem ersparten Geld erfüllte ich mir meinen Traum: eine Musikvitrine mit Plattenspieler und Radio. Ich jubelte, als das gute Stück in meinem Zimmer stand. Tante Josefa musste den Überschwang meiner Gefühle ertragen, indem ich sie packte und im Kreise herumwirbelte. Lachend ordnete sie ihre Haarsträhne, die sich aus ihrem hochgesteckten Haar gelöst hatte.

»Bist du eine verrückte Jule«, meinte sie.

Meinen ersten Urlaub empfand ich als Geschenk des Himmels. Onkel Heinrich neckte mich.

»Nun solltest du mal früh um fünf Uhr losmarschieren und dir die Natur ansehen.«

»Warum nicht?«, erwiderte ich. »Du hast doch auch Urlaub, kommst du mit?«

»Na klar komme ich mit«, lachte er.

Ich wusste, dass er nicht daran glaubte, dass ich freiwillig so früh aufstehen würde. »Der soll sich aber wundern«, nahm ich mir vor, sagte aber nichts weiter, nur am Abend mahnte ich ihn:

»Also bis morgen früh, Onkel Heinrich. Um fünf geht es los.«

Ganz verdutzt schaute er mich an und stopfte seine Pfeife weiter. Hoffentlich werde ich rechtzeitig wach, war mein letzter Gedanke, bevor ich einschlief.

Putzmunter stand ich am frühen Montagmorgen im Schlafzimmer von Onkel und Tante. Mein guter Onkel Heinrich lag noch im Bett und sah mich an, als stände ein Gespenst in der Tür.

Wir wanderten durch die umliegende Landschaft, genossen die Ruhe und die noch kühle, feuchte Luft. Ich mochte es sehr, wenn ich die Feuchtigkeit in meinem Gesicht fühlte. Der Morgentau lag noch auf den Gräsern und den gesenkten Blütenköpfen. Als die Sonne aufging, glitzerten die vielen tausend Tautropfen wie Brillanten in den Spinnweben, die sich über die Grashalme spannten. Wir marschierten schweigend nebeneinander her, als die ersten Radfahrer an uns vorbeifuhren. In Arbeitshosen, karierten oder gestreiften Hemden, mit einer alten Aktentasche auf dem Gepäckträger geklemmt, waren sie auf dem Weg zu ihrer Arbeit. Dieser Anblick ließ mich meinen ersten Urlaubstag noch mehr genießen. Die ganze Welt hätte ich umarmen können.

Eine wunderbare, unbeschwerte Zeit verlebte ich in Krefeld. Bekannten half ich bei den Gartenarbeiten und manchmal besuchte ich mit Tante Josefa diese alten Leutchen, die weit außerhalb der Stadt, an einem kleinen See wohnten. Dann lag ich dort im Liegestuhl, ließ mich braun braten und lauschte den Gesprächen der alten Damen. Ich hatte Kolleginnen, die in Gartenkolonien wohnten und die mich in den Sommermonaten zu vielen Gartenfesten einluden, die ich besonders liebte. Eine romantische Kulisse bot sich mir dann, wenn bunte Lampions in den Büschen, an niedrigen Bäumen, Zäunen und Rankgerüsten befestigt waren und ihre gedämpften Lichter Schatten warfen, wenn lachende Mondgesichter an einer Leine im leichten Wind hin- und herwiegten, wenn die Gartenbesitzer vor ihren Häuschen saßen und der Musik lauschten, die zum Tanz aufforderte. Bunte Lichterketten erleuchteten die Tanzfläche und rund herum waren Tische und Stühle ins Freie gebracht worden. Vergnügte junge Leute, verliebte Pärchen und ältere Ehepaare saßen dort bei Wein und Bier und sahen den Tanzenden zu. Auch die Älteren erhoben sich hin und wieder, um ein Tänzchen zu drehen, um sich anschließend angeregt mit ihren Tischnachbarn zu unterhalten, zu lachen und sich zuzuprosten. Herrlich fand ich diese warmen Sommernächte, wenn ich mit meinem weißen, ärmellosen Kleid über die Tanzfläche schwebte, der weite Rock dabei flatterte und hinter mir herwehte und meine schmale Taille mit dem breiten eng geschnürten Gürtel betonte.

Braungebrannt lief ich durch den Sommer, weil ich jede freie Minute im Schwimmbad verlebte. Kaum hatte ich Feierabend, stürmte ich nach Hause, nahm hastig ein paar Bissen zu mir und war schon wieder verschwunden.

Knapp eine Stunde Fahrt mit Bus und Bahn und ich war ich in Hochfeld bei Bruder Kurt und seiner Frau Ursula, die dort mit ihren drei Kindern wohnten. Besser gesagt, sie hausten dort in zwei Zimmern, winzigem Flur und kleiner Toilette im dritten Stock eines abbruchreifen Hauses. Das Treppengeländer war so wackelig, dass man sich besser nicht daran festhielt. Sie besaßen keine Küche und kein Bad. Um dort endlich bald rauszukommen, arbeitete Kurt neben seiner normalen Tätigkeit, am Hochofen einer Eisengießerei mit Früh- und Spätschicht, noch oft bis zu sechs Stunden in einer anderen Firma. In den wenigen Stunden, die er schlief, tobten so manches Mal die Kinder um sein Bett und Kurt wurde nicht wach. Er schlief wie ein Toter, selbst wenn eines der Kinder vor lauter Übermut über sein Bett krabbelte. Wenn ich am Freitagabend zu ihnen kam und nach meinem Klingeln die Tür aufgerissen wurde, flogen mir diese drei Rangen oft als Nackedeis entgegen, weil sie gerade baden sollten. Außer Rand und Band plantschten sie in der einfachen Zinkwanne, die in der Wohn-Küche mit Sofa und Wohnzimmerschrank auf den Boden gestellt wurde. Am Samstag ging ich mit den Kindern manchmal über die Rheinbrücke nach Rheinhausen zu einem Kinderspielplatz und Ursula konnte sich mal zwei Stunden ohne Ablenkung der Hausarbeit widmen. Nachmittags kamen oft die Geschwister von Ursula mit ihren Ehepartnern zu Besuch. Kurt zog mich dann oft nach draußen. Er freute sich, wenn er einmal ein paar Minuten mit mir alleine reden konnte. Er sprach über seine Arbeit, seine Sorgen und besonders gerne über seine Bücher. Er war es auch, der mir das Tapezieren und das Anstreichen von Türen und Fenstern zeigte, wenn er seine Wohnung oder die von Onkel und Tante renovierte.

Auf dem Weg in die Stadt oder auf dem Weg zu meinen lieben Freunden Leni und Hermann schaute ich oft bei Tante Josefas Sohn Josef und seiner Frau Helga rein. Einer hatte immer für ein kurzes Gespräch Zeit, obwohl sie ein Kolonialwarengeschäft hatten. Helga mit ihrer Schwester Waltraud standen wie immer zuvorkommend und freundlich mit ihren blütenweißen Schürzen hinter dem Ladentisch.

»Komm durch«, forderte mich Helga auf. Wir gingen gemeinsam in die Wohnung. Viel zu erzählen brauchte ich dort nie, denn eigentlich waren sie durch Tante Josefa immer auf dem Laufenden über mich. Was ich wieder für einen Stoff gekauft hatte, wo ich am Sonntag gewesen war, welches Buch ich gelesen hatte, dass ich einen netten Verehrer hatte, der mir Schokolade mitbrachte, wenn er mich abholte. Alles wussten sie schon.

Meine Arbeit machte mir weiterhin Spaß. Da wir jede zweite Woche in der Spätschicht arbeiteten, machten wir mindestens einmal in der Woche eine längere Pause oder wir ließen sie ausfallen und machten früher Feierabend. Irgendjemand brachte Kuchen oder ein paar Plätzchen mit und wir setzten uns zusammen in eine Ecke zwischen den Wagen mit den Stoffballen. Hatte einer Geburtstag, so tranken wir mitgebrachten Kirschlikör aus Kaffeetassen und lachten um die Wette. Die Männer erzählten Witze und der Vorarbeiter ging durch die Nebenräume, um sicher zu sein, dass wir in Ruhe sitzen bleiben konnten.

Meine nächsten Urlaube verbrachte ich mit meiner Schwester Eva. Wir trafen uns entweder in Süddeutschland oder direkt am Urlaubsort. Wir verstanden uns prächtig. Eva war froh, dass sie den Urlaub nicht alleine verbringen musste. Einer musste sich um das Geschäft kümmern, deshalb machten sie und ihr Mann getrennte Ferien. Lustig war es, wenn wir die Berge der Gegend eroberten, lustig fanden wir es, wenn uns der Muskelkater plagte, weil wir uns tags zuvor übernommen hatten. Und mit jedem Urlaub wurden die Berge höher. Den letzten verbrachten wir gemeinsam in Zermatt. Weil es hier unmöglich war, die Berge zu ersteigen, fanden wir, dass die Berge von unten genauso schön seien. Es waren wundervolle Ferien, die wir zusammen verlebten.

In der Firma kam ich vorübergehend in die Dekorationsabteilung. Dort arbeiteten nur vier Leute, daher war es dort sehr ruhig. Der Abteilungsleiter, Herr Rosen, war ein eingebildeter, arroganter Typ, der jeden Morgen mit schlechter Laune und muffeligem Gesichtsausdruck an seinem Arbeitsplatz erschien. Er stand eine Weile an seinem Schreibtisch und sah sich um, als wäre er dort fehl am Platze. Dann verschwand er erst einmal in einer anderen Abteilung. Kam er zurück, war er nicht besser gelaunt. Aber da ich dort nur aushilfsweise beschäftigt war, zeigte er sich mir gegenüber von der besten Seite. Herr Rosen bemühte sich sogar darum, dass ich für immer in seine Abteilung überwechseln sollte. Da aber in allen Abteilungen viel Arbeit vorlag, ließ Herr Brandner nicht mit sich reden. Mir war es im Grunde genommen egal. Die Arbeit machte mir in beiden Abteilungen Spaß.

Eines Tages fühlte ich mich ständig müde und hatte das Gefühl, dass meine Beine mich nicht mehr tragen könnten. Der Arzt stellte eine Anämie fest und binnen weniger Tage hatte ich einen Platz im Betriebserholungsheim im Schwarzwald. Der Zufall wollte es, dass Herr Rosen seinen Urlaub genau dort zu derselben Zeit verbrachte. Als wir uns in der Firma verabschiedeten, sagte Herr Brandner scherzend zu Herrn Rosen:

»Nun passen sie gut auf dieses Mädchen auf, damit sie keinem Dorfcasanova in die Hände fällt.«

»Mach ich, mach ich«, lachte Herr Rosen zurück. Und als er lachte, war er mir ganz sympathisch.

So saß ich also schon zwei Tage später mit Herrn Rosen an einem Tisch. Wir aßen gemeinsam und gingen auch zusammen spazieren. Seine Frau und Schwiegermutter wollten drei Tage später nachkommen. Er war witzig und charmant, und als am zweiten Abend in unserem Lokal ein Dorftanz stattfand, meinten die jungen Männer des Dorfes, wir gehörten zusammen. Sie baten den Herrn Papa um einen Tanz mit seiner Tochter. Wir ließen alle in dem Glauben und hatten an diesem Abend viel Spaß. Am nächsten Tag kamen neue Gäste, und als Frau Rosen mit ihrer Mutter kam, hielt ich es für selbstverständlich, an einem anderen Tisch Platz zu nehmen. Schmunzelnd legte Herr Rosen seinen Arm um meine Schultern und drückte mich leicht an sich:

»Aber abends bei einem Gläschen Wein darfst du dich gerne zu uns gesellen«, sagte er.

Seine Frau und Schwiegermutter lächelten nur gequält. So ließ ich es bleiben. Zu den neuen Gästen hatte ich sofort freundschaftlichen Kontakt. Wir wanderten gemeinsam durch die Täler und abends amüsierten wir uns beim Mensch-ärgere-dich-nicht-Spiel. Wir gingen zusammen kegeln oder Eis essen. Ein junger Mann aus Stuttgart räumte sich auf Grund meiner Fröhlichkeit Chancen bei mir ein. Solange die anderen Gäste dabei waren, flirtete ich ein wenig mit ihm, mehr ließ ich nicht zu. Eine Woche später wurde er nach Hause gerufen, weil eines seiner

Kinder erkrankt war.

Und dann fiel das Wort Triberg. Ich reagierte wie von einer Tarantel gestochen. Triberg, Wasserfälle. Sofort dachte ich an die Steinerne Renne im Harz, die mich so begeistert hatte. Und nun saß da der Herr Klingenberg bei mir am Mittagstisch und erwähnte so ganz nebenbei, dass er nach Triberg fahren wollte.

»Ich komme mit«, rief ich vor Begeisterung und kleinlaut fügte ich hinzu, »wenn ich darf.«

»Mädchen, das wäre prima, dann habe ich Gesellschaft. Übermorgen fahre ich mit dem Zug dorthin. Dann komm doch einfach mit, Lilo.«

Ich war begeistert. Wir fuhren morgens mit dem Zug los. Die Fahrt kostete viel Zeit. Wir mussten öfter umsteigen und Wartezeiten auf den Bahnsteigen in Kauf nehmen. So beschlossen wir schon bei der Hinfahrt, erst am nächsten Tag zurückzureisen. Herr Klingenberg wollte das Grab seiner Mutter besuchen, bei seinen Verwandten einen kurzen Besuch abstatten und vor allen Dingen wollten wir natürlich zu den Wasserfällen. Zuerst wanderten wir zum Friedhof. Langsam ging ich weiter zu der kleinen Kirche, als Herr Klingenberg am Grab stehen blieb. Als ich die Kapelle betrat, erfüllte feierliche Orgelmusik den Raum. Ich sah keinen Menschen, hier war nur ich und die Musik. Verzaubert blieb ich stehen. Durch das Fenster fiel das Sonnenlicht auf die Heiligenfiguren und die vergoldeten Schnitzereien. Andächtig bestaunte ich diese Pracht und lauschte der Musik, bis Herr Klingenberg kam. Der Orgelspieler begann die Orgel zu stimmen.

Nach einer warmen Mahlzeit machten wir uns auf den Weg zu den Wasserfällen. Für mich waren sie ein überwältigendes Wunder der Natur und ich freute mich sehr über meine spontane Entscheidung, mitgefahren zu sein. Am frühen Abend besuchten wir die Angehörigen von Herrn Klingenberg, bei denen wir dann übernachteten. Am nächsten Tag, bevor wir uns auf die Heimfahrt in unsere Pension begaben, machten wir noch eine wundervolle Wanderung. Freudestrahlend kam ich dort an und genauso freudig erzählte ich den anderen Urlaubern von unserer Fahrt. Als ich aber Herrn Rosen begegnete, sah er mich böse an und drehte sich um.

»Was ist denn?«, fragte ich irritiert, bekam aber keine Antwort.

Abends suchte ich die Gelegenheit, meinen Vorgesetzten zu fragen, was vorgefallen sei, und bekam diesmal eine Antwort, die ich aber nicht begreifen konnte.

»Mit Ihnen möchte ich nichts mehr zu tun haben. Nicht mit einer, die sich mit verheirateten Männern rumtreibt.«

Das war es also. Und er siezte mich wieder. Meine Erklärung wollte er nicht hören. Er winkte einfach ab, drehte sich um und ging. Noch aber machte ich mir keine Sorgen. Morgen werde ich alles klären. Was soll da schon Schlimmes dran sein? Herr Klingenberg hatte sich anständig verhalten, er hatte weder eine anzügliche Bemerkung noch einen Annährungsversuch gemacht. Er hatte sich einfach gefreut, dass er nicht allein zu reisen brauchte und hatte mich dafür einmal zum Essen eingeladen. Herr Rosen wird schon zuhören müssen, er soll sich erst einmal beruhigen. Schon am nächsten Tag schien mir die Gelegenheit günstig. Wir begegneten uns im Treppenhaus und er stand direkt vor mir.

»Herr Rosen darf ich Ihnen erklären ...«

»Sie brauchen mir gar nichts zu erklären. Und ich verbiete Ihnen, mich noch einmal anzusprechen«, war seine schroffe Antwort.

Das war's! Dann nicht, dachte ich und ging stolz weiter. Wer schlecht denkt, muss selbst schlecht sein.

Beim Mittagstisch schienen mich alle guten Geister verlassen zu haben. Meine Reaktion sah ich später als großen Fehler an.

»Liebling, möchtest du Kartoffeln?«, fragte ich Herrn Klingenberg so laut, dass es Herr Rosen am Nachbartisch hören musste. Meine Tischnachbarn fingen an zu kichern und mussten aufpassen, dass sie sich nicht verschluckten. Herr Klingenberg reagierte prompt, wie ich es erhofft hatte.

»Nein, mein Schatz, aber Gemüse darfst du mir noch geben.«

Dieses Spiel setzte ich am nächsten Tag fort, dann gab ich Ruhe.

Bei herrlichstem Wetter verlebte ich dort noch schöne Urlaubstage. Herr Rosen fuhr einen Tag vor mir nach Hause und Herr Klingenberg beichtete mir am letzten Tag, dass er sich wirklich ein wenig in mich verliebt hatte. Beim Abschied gab er mir einen Kuss.

Als ich am ersten Arbeitstag sofort zu Herrn Brandner, meinem Chef, gerufen wurde, wusste ich sofort, dass ich nicht mehr in der Abteilung von Herrn Rosen erwünscht war. Dann werde ich Herrn Brandner mal erzählen, wie primitiv er über mich geurteilt hat, nahm ich mir vor. Freundlich betrat ich das Büro. Herrn Brandners Sekretärin sah mich mitfühlend an. Kritisch blickte Herr Brandner mir entgegen, zögerte, reichte mir seine Hand und sagte mit knappen Worten, dass ich nun wieder meinen alten Arbeitsplatz einnehmen sollte.

»Danke«, antwortete ich nur. Nun wollte ich doch nichts mehr erklären. Er nickte, dann sagte er so ganz nebenbei:

»Mädel, wer von Ihnen etwas Schlechtes denkt, hat keinerlei Menschenkenntnis.« Damit war ich entlassen.

Als ich aus dem Büro kam, sah ich alle Augen auf mich gerichtet. Sie wussten also alle Bescheid. So nach und nach kamen sie zu mir. Einige fragten unsicher, andere stellten sich einfach zu mir und sagten kein Wort. Sie warteten bis ich erzählte. Und was ich erzählte, sprach sich schnell herum. Alle glaubten mir und das Thema war erledigt.

Wenige Tage später, als ich von der Arbeit kam, wartete Tante Josefa schon neugierig auf mich. Sie nahm an allem, was ich erlebte, regen Anteil.

»Da ist ein Brief für dich gekommen«, fiel ihr auf einmal ein.

»Ein Brief?«

»Ich habe ihn in dein Zimmer gelegt.«

Ich ging nach oben. Ein Brief ohne Absender lag auf dem Tisch. Ich öffnete den Umschlag und nahm den mit Schreibmaschine geschriebenen Brief zur Hand. Nur wenige Worten standen darauf: »Dein Freund mit dem grünen Kabrio ist verheiratet«. Wer sollte mir diesen Brief geschrieben haben? Nic soll verheiratet sein? Ich hatte einen Freund mit einem grünen Kabrio. Ob er mir etwas bedeutete, wusste ich nicht. Er war ein sehr hartnäckiger Verehrer und tauchte immer dann auf, wenn ich am wenigsten mit ihm gerechnet hatte. Wir verabredeten uns selten. Er kam einfach und lud mich zu einer Fahrt ins Grüne ein, mal stand er am Firmentor, wenn ich Feierabend hatte und wenn ich mich in einem Tanzlokal amüsierte, sah ich ihn an der Tür nach mir Ausschau halten. Er brachte mich wie selbstverständlich nach Hause. Nic war acht Jahre älter als ich. Seine Wildlederjacke stand ihm unheimlich gut. Ein seltsamer Typ war er. Wenn er mich unerwartet zu Hause abgeholt hatte, führte er mich in große, vornehme Restaurants.

»Du siehst wieder so hübsch aus, deshalb werde ich dich jetzt groß ausführen, damit mich viele Leute an deiner Seite sehen.« Jedes Mal tat er so begeistert, wenn er mich sah. Ein anderes Mal staunte er bewundernd:

»Hast du aber ein schönes Kleid an, jetzt muss ich mir wohl etwas Besonderes einfallen lassen.« Lieb sah er mich dabei an. Nic mochte meine langen Haare und sah es gerne, wenn ich sie zu einem Pferdeschwanz zusammenband.

»Du siehst aus wie ein Schulmädchen. Wie hübsch du bist und so stolz.«

»Ich? Ich und stolz«, lachte ich ihn aus.

»Weißt du, Lilo, als ich dich das erste Mal tanzen sah, wie du dich bewegtest und lachtest, da habe ich an ein kleines Abenteuer gedacht. Aber wie verändert du warst, als ich dich nach Hause brachte. Du warst stolz und so unnahbar wie eine Prinzessin und ich wagte nicht einmal, dir einen Kuss zu geben. Weißt du das noch?«, fragte er nach und lachte, als ich antwortete:

»Oh, ja, das weiß ich noch. Ich hielt dich für schüchtern.«

Am Wochenende trafen wir uns nur selten. Ich fragte nie nach, weil es für mich nur eine harmlose Liebelei war. Dann fuhr ich in den Schwarzwald. Geschrieben hatte ich ihm nicht.

Bei Leni und Hermann, einem Ehepaar, mit dem ich einmal eng befreundet war, hatte ich erst einmal ein Unmenge zu erzählen. Auch von Nic. Ich fragte Hermann, ob er auskundschaften könnte, ob Nic verheiratet sei.

»Das würde ich doch gerne wissen.«

»Wie soll ich das anstellen, Lilo«, fragte er.

»Du wirst schon einen Weg finden, Hermann«, sagte ich und gab ihm die Adresse von Nic's Arbeitsplatz.

»Mal sehen«, brummelte er unentschlossen. Aber schon am nächsten Tag bestätigte er mir:

»Lilofee, er ist wirklich verheiratet.«

Eigentlich war es mir egal, aber dass er mich belogen hatte, fand ich nicht fair.

Am nächsten Tag kam Nic und begrüßte mich zurückhaltend und abwartend. Er forschte in meinem Gesicht. Wir fuhren aus der Stadt hinaus und gingen spazieren. Hand in Hand gingen wir schweigend nebeneinander her, als hätte er mir nichts zu sagen. Ich zog meine Hand aus der seinen, blieb stehen und sah ihm voll ins

Gesicht:

»Bist du verheiratet?«, fragte ich ohne Umschweife.

»Ja.« Er sagte es so schnell, dass ich erstaunt war. Hatte er auf diese Frage gewartet?

»Und warum hast du mir das nie gesagt?«

»Ich dachte, dass du mich dann nicht mehr sehen willst.«

»Nun habe ich es aber doch erfahren, Nic.«

»Ja, das ist auch gut so, ich wollte, dass du es endlich erfährst.«

Die Antwort irritierte mich und ich sah ihn fragend an.

»Was meinst du, wer diesen Brief geschrieben hat?« Er fasste mich bei den Händen. Jetzt ging mir ein Licht auf. Er wusste, dass ich einen Brief bekommen hatte, obwohl ich es nicht erwähnt hatte.

»Du? Du warst das?«

Er nickte.

»Ja, Lilo, ich habe diesen Brief geschrieben. Ich wusste nicht, wie ich es sagen sollte.«

Wir gingen schweigend weiter.

»Und deine Frau? Ich meine, versteht ihr euch? Versteht ihr euch gut?«

»Wir streiten nie miteinander. Jeder Tag läuft wie der andere. Irgendwie sind wir uns gleichgültig geworden. Lilo, ich möchte dich nicht verlieren«, sagte er sanft und streichelte mein Gesicht, nachdem er abermals stehen geblieben war. Langsam gingen wir zum Wagen zurück, denn die Luft war kühl geworden. Nic fuhr mich nach Hause, hielt aber etwas abseits.

»Ich bin so froh, dass du wieder da bist. Und froh bin ich, dass du nun alles von mir weißt. Es war so schrecklich, ein Geheimnis vor dir zu haben.«

Er gefiel mir, wie er da neben mir saß. Und eigentlich gefiel mir meine Situation ganz gut. Da spielte ich mal eine ganz unbekannte, neue Rolle. Als Nic mich umarmte und fragte, ob ihn trotzdem noch mag, wurde mir ganz warm ums Herz.

»Ja, ich mag dich trotzdem«, antwortete ich und erwiderte seine Küsse, die erst so zärtlich waren und dann leidenschaftlicher wurden. Plötzlich hatte ich so eine Sehnsucht nach seiner Nähe, seiner Liebe. Ich wollte ihm gehören. Wir gingen zusammen zum Hauseingang, durchs Treppenhaus und in mein Zimmer. Meine Knie wurden weich, als er mich in die Arme nahm. Ich leistete keinen Widerstand, als er mir den Pullover über den Kopf streifte. Er war so zärtlich, so lieb.

»Du bist wunderschön«, flüsterte er mir zu. Wie in einem Rausch vergaß ich die Welt um mich herum.

Stolz ging ich am nächsten Tag in die Firma. Oh, nein, ich ging nicht, ich schwebte wie auf Wolken dahin. Da spottete in der Firma einer, dass ich ein Verhältnis mit einem verheirateten Mann hätte. Er hatte ja recht, es stimmte und ich war darüber überhaupt nicht unglücklich. Ganz im Gegenteil, ich fühlte mich wunderbar. Ich fühlte mich nicht mehr wie ein Mädchen. Ich war eine Frau. Am Abend ging ich früh in mein Zimmer. Müde war ich, weil ich in der vorherigen Nacht kaum geschlafen hatte. Und ich wollte alleine sein. Eigentlich wollte ich an

Nic denken, meine Gedanken sollten ihm gehören. Ich schlief bald ein.

Am nächsten Abend ging ich aus, obwohl mich Nic abholen wollte. Lass es, sagte ich mir, lass die Finger von diesem Mann. Nic ist verheiratet. Es war schön mit ihm, besonders diese eine Nacht. Aber niemals will ich nur seine Geliebte sein. Niemals!

Nic holte mich am nächsten Tag von der Arbeit ab und ich sagte ihm klipp und klar: »Es ist vorbei, Nic, ich will nicht mehr. «

Er begriff. Ich lebte mein vergnügtes Leben weiter. Wirbelte an den Wochenenden von einem Tanzboden zum anderen, bis ... ja, bis ich in meiner Ehe Kummer und Leid erfahren musste.

## *Die große Liebe*
### *1961/62*

Mein Entschluss, nach Hamburg zu gehen, stand fest, seit meine Eltern kurz vor dem Mauerbau eine Ausreiseerlaubnis bekommen hatten. Ich war noch frei und ungebunden und es reizte mich sehr, mich zu verändern. Mein heimlicher Traum war es eigentlich immer gewesen, mich so oft wie möglich zu verändern. Bei meinem Bruder Kurt und seiner Frau Ursula, die ich oft von Krefeld aus besucht hatte, weil sie in der Nähe wohnten, kam ich einmal direkt ins Schwärmen: »Zimmermädchen möchte ich gerne sein. Im Sommer würde ich gerne die Saison auf den Nordsee-Inseln erleben. Im Winter würde ich mir dann eine Anstellung im Gebirge suchen. Das müsste doch herrlich sein! Stellt euch das einmal vor.«

Ursula lachte über meine Wünsche und Ideen: »Dann würdest du einen reichen Mann kennen lernen und nicht so einen armen Schlucker, wie ich ihn habe, heiraten.« Dabei boxte sie Kurt scherzhaft in die Rippen.

Als Kurt erkannte, dass ich ernsthaft daran dachte, Zimmermädchen zu werden, redete er auf mich ein: »Bist du verrückt? Hier weißt du, was du hast! Glaub ja nicht, dass das ein schöneres Leben ist. Als Zimmermädchen musst du schwer arbeiten. Die meisten Männer in den Hotels sind in Urlaubsstimmung. Sie würden versuchen, mit dir ein nettes Abenteuer zu erleben. Und das willst du in Kauf nehmen? Bloß um einen Blick aufs Wasser oder auf die Berge zu haben? Mach es wie bisher: Verbringe dort deinen Urlaub, solange du es noch kannst.«

Kurt überzeugte mich. Trotzdem stellte ich es mir noch immer schön vor, heute hier und morgen dort zu sein.

Als ich mich dann von ihm und seiner Familie verabschiedete, hatte er Verständnis, umarmte mich und wünschte mir, dass es mir niemals leid täte. Er wusste, wie glücklich und unbeschwert mein Leben in Krefeld gewesen war.

Mein unbekümmertes, sorgenfreies Dasein verdankte ich hauptsächlich meiner Tante Josefa. Kummer hatte ich ihr nur bereitet, weil ich ihrer Meinung nach viel zu wenig aß.

Kaum dass ich nach Feierabend zu Hause ankam, hastig ein paar Bissen in den Mund schob, wollte ich schon wieder aufspringen.

»Du musst ordentlich essen«, klagte Tante Josefa oft und dann legte sie mir noch eine Hähnchenkeule auf den Teller. Sehr zum Leidwesen der Tante hatte ich keinen Appetit.

»Ich mag nicht essen! Und ich mag es auch nicht, wenn mir etwas auf den Teller gelegt wird«, sagte ich böse. Ich nahm die Hähnchenkeule und legte sie auf ihren Teller. Tante Josefa aß mit guten Appetit auch noch diese Keule auf. Nur hatte sie extra meinetwegen so etwas Leckeres gekocht und so viel Zeit mit der Kocherei verschwendet. Für mich war es verschenkte Zeit, lange am Tisch zu sitzen und dann auch noch genüsslich zu essen, wo es doch im Schwimmband Trubel und Leben gab und junge Leute auf mich warteten. Onkel Heinrich sagte selten etwas dazu. Er schmunzelte nur still.

Als ich das letzte Mal bei meinem Cousin Josef und seiner Frau Helga war, dachte ich daran, wie oft ich nur auf einen Sprung hereingeschaut hatte, um meine neuesten Erlebnisse zu berichten. Sie hatten immer Zeit und hörten zu. Auch Waltraud, Helgas Schwester, die bei ihnen wohnte, nahm mich in die Arme. Ich wunderte mich darüber und fühlte mich bei der Umarmung ein wenig unbehaglich. Einige Male waren wir zusammen ins Kino gegangen, aber eine Unterhaltung mit ihr war anstrengend. Was sollte ich ihr auch erzählen? Dass ich von einem Tanzboden auf den anderen schwirrte? Dass es mir Spaß brachte, überall und nirgends zu Hause zu sein? Denn das eine Wochenende verlebte ich bei der einen Freundin, das nächste bei der anderen. Mal bei der einen Kollegin, mal bei der anderen.

Oh, was ich für ein lockeres Leben führte! Und das alles sollte ich der braven Waltraud erzählen, die nur ihre Arbeit kannte, nur ab und zu ein Buch las und am Wochenende ihren kranken Vater versorgte. Ich fand sie so langweilig in ihrer Anspruchslosigkeit. Ja, stinklangweilig! Nicht ahnend, wie nahe sie mir einmal stehen würde.

Dann stand mir der Abschied in der Firma bevor. Wehmütig ging ich am letzten Tag zur Arbeit.

»Versprich mir, dass du meine Schwester in Hamburg besuchst. Ich habe ihr schon geschrieben.« Elisabeth fiel nichts Besseres ein, um mich vom Abschiedsschmerz abzulenken, sie hatte mir schon vor einigen Tagen die Adresse ihrer Schwester gegeben und die gleichen Worte gesagt.

»Ganz bestimmt werde ich Ingrid besuchen«, beteuerte ich noch einmal.

»Sie wird sich freuen, Lilo.«

Elisabeth war die erste Kollegin gewesen, die mich damals, als ich vor über vier Jahren in dieser Firma zu arbeiten anfing, »Lilo von Drüben« genannt hatte. Zuerst hatte ich sehr empfindlich darauf reagiert, bis ich merkte, dass es liebevoll gemeint war. Elisabeth war eine lustige, junge Frau gewesen, bis sie von ihrem Mann betrogen und verlassen worden war. Sie litt sehr darunter und so manches Mal bekam sie bei der Arbeit regelrechte Weinkrämpfe. Es schien, als hätte sie sich allmählich von diesem Schock erholt, doch das fröhliche Lachen, ihr Übermut und die Ausgelassenheit waren seither verschwunden.

Sie nahm mich in ihre Arme und drückte mich, dann zog sie mich zu den anderen, die auf mich warteten.

»Weil wir Dich alle so lieben«

Groß und in Druckbuchstaben, stand es auf einer Karte mit leuchtendroter Rose, auf deren Blütenblätter silbrigglänzende Tautropfen schimmerten. Gerührt über diese Worte stand ich im Kreise meiner Kolleginnen und Kollegen, von denen ich Abschied nahm. Als mein Abteilungsleiter, Herr Vogel, den ich gar nicht als einen so gefühlvollen Menschen eingeschätzt hatte, mir ein silbernes Kettchen mit einem roten Anhänger überreichte, zuckte es um seine Mundwinkel.

»Vergiss uns nicht«, sagte er kurz mit heiserer Stimme und schluckte. Mehr konnte er nicht sagen.

Glück für mein weiteres Leben wünschten mir dann auch Tante Josefa und Onkel Heinrich. Eine große Lücke würde ich bei den beiden hinterlassen, das wusste ich, als ich mich verabschiedete.

Mama und Papa freuten sich, als ich wenige Tage später bei ihnen ankam. Sie hatten mit ihren 70 und 74 Jahren in der Ostzone alles aufgegeben, was ihnen in den zwanzig Jahren, die sie dort in der Altmark gelebt hatten, lieb geworden war. Das Haus, die Möbel, die Tiere und die Freunde. Alles! Aber sie hatten nun vier ihrer Kinder in der Nähe. Mama ging sogar noch zweimal in der Woche in ein Fischgeschäft und half dort beim Verkauf. Als sie die nötigsten Sachen angeschafft hatten, ging sie zu Geschäftsleuten Babysitten. Papa ging oft mit und schob den Kinderwagen. Die Leute führten einen Frisiersalon und Mama, mit ihrem schönen, weißen Haar, hatte fortan eine regelmäßig gepflegte Frisur.

Meine Eltern waren, so wie sie jetzt lebten, rundum zufrieden.

Ich nahm erst einmal eine Stellung in einem Villenhaushalt an. Arbeit fand man damals überall. Eine kleine Wohnung oder auch nur ein Zimmer zu finden, war aussichtslos. Um so toller fand ich es, dass mir mit der Köchin zusammen eine große Villa mit Park zur Verfügung stand. Herr und Frau Lehmann waren oft wochenlang auf Reisen. Ich durfte dann sogar meine Verwandtschaft einladen, so oft ich wollte. Mein Bruder Günther und seine Frau Rosi kamen gerne. Günther konnte diesen Luxus kaum fassen. Als er sich im Pavillon auf einer Liege räkelte und sich von mir bedienen ließ, lachte er von einem Ohr zum anderen. Auch meinen Bruder Jens mit seiner Frau und den Kindern hatte ich einmal eingeladen. Jens war zwar mein jüngster Bruder, aber noch fünf Jahre älter als ich. Er gehörte zu den wenigen Menschen, mit denen ich mich einfach nicht zu unterhalten wusste. Anscheinend hatten wir überhaupt nichts Gemeinsames.

Frau Lehmann freute sich, wenn ich von den Besuchern erzählte. »Das sehe ich gerne«, sagte sie. »Die Hauptsache ist, dass das Haus nicht leer steht.

Mit Ingrid, der Schwester von Elisabeth, traf ich mich inzwischen regelmäßig. Mal gingen wir ins Theater, mal machten wir eine Schiffstour auf der Elbe oder gingen in Blankenese spazieren und bewunderten dort die großen Villen der Reichen. Und selbstverständlich gingen wir zusammen tanzen. Ingrid konnte so fröhlich und ausgelassen sein wie früher ihre Schwester Elisabeth.

Es war Anfang Dezember, an einem Donnerstag, als Ingrid bei Lehmanns anrief und ich ans Telefon gerufen wurde.

»Lilo, kannst du heute Abend ins kleine Ballhaus kommen?«

»Nein, dazu habe ich keine rechte Lust«, erwiderte ich.

»Ach bitte, Lilo, ich möchte dir meinen neuen Freund vorstellen. Es wäre so toll, wenn du kommen würdest«, bettelte sie.

»Ach, ich weiß nicht.«

»Komm, sag schon ja, ich würde mich riesig freuen.«

»Also gut!«

Ich hatte mich bewusst kurz gefasst, denn Frau Lehmann saß im Nebenraum und hatte die Tür offen stehen lassen. Mit Sicherheit gefiel es ihr nicht, dass ich so viel unterwegs war.

Abends zog ich das enge, khakifarbene Kleid mit halbem Ärmel an und band einen breiten, schwarzen Gürtel um die Taille. Ich schlüpfte in die schwarzen Schuhe und war mit meinem Spiegelbild zufrieden. Meine langen, goldblonden Haare lagen locker und leicht, zu einer Innenrolle geformt, auf den Schultern. Mit der U-Bahn fuhr ich in die Innenstadt. Kurz nach acht Uhr war ich im Tanzlokal. Als ich die Tür aufschob, blickte ich in ein übervolles Lokal. Auf der Tanzfläche bewegten sich so viele Paare, dass wohl von Tanzen keine Rede sein konnte. Die Tänzer rührten sich kaum von der Stelle und wiegten nur ihre Schultern und Hüften leicht hin und her.

Ich sah in die andere Richtung, um Ausschau nach Ingrid zu halten und blickte in zwei dunkle Augen. Da stand ein junger Mann an einem großen Tisch und winkte. »Meint er vielleicht mich? Kennt er mich? Verwechselt er mich mit einer anderen?« Seine Augen ließen mich keinen Moment los. Sie zogen mich magisch an. Ich ging auf den Tisch zu, er streckte mir seine Hand entgegen und zog mich auf einen Stuhl an seiner Seite. Oh, Mann, dachte ich, ist der aber forsch und frech, obwohl er gar nicht wie ein Draufgänger aussieht.

»Ich habe auf dich gewartet«, sagte er und ich glaubte, nicht richtig gehört zu haben. Aber ich reagierte genauso kess, nahm sein Glas Wein, hob es hoch und lächelte ihn an: »Zum Wohl!«

»Wohl sein«, antwortete er vergnügt. Erst als ich das Glas abstellte, entdeckte ich Ingrid, die am gleichen Tisch saß und sich über die Szene, die sich da vor ihren Augen abspielte, köstlich amüsierte.

Als die Musik einsetzte, zog mich der Frechdachs auf die Tanzfläche, als wäre es das Selbstverständlichste der Welt. Er zog mich aber nicht ganz dicht an sich. Nein, er hielt Abstand und sah mich unentwegt an. »Ich habe wirklich auf dich gewartet«, sagte er.

»Das glaube ich dir, deshalb bin ich doch auch gekommen«, ging ich übermütig auf ihn ein. Er wirkte unwiderstehlich, überaus charmant.

»Du bist zauberhaft!« Seine dunklen Augen blitzten mich wieder an. Feuer hatte er in den Augen. Diese Augen waren so schwarz wie bei einem Südländer. Zum Flirten war er genau der Richtige! Ich flirtete und lachte mit ihm und wir tanzten. Wir tanzten jeden Tanz bis spät in die Nacht. Die letzte Bahn war längst weg und ich wusste, dass ich nun bis in die Morgenstunden bei ihm bleiben würde. Später landeten wir in der Bar und sein Kollege setzte sich zu uns.

Er erzählte mir: »Wir hatten in der Firma eine Weihnachtsfeier und Herbert überredete mich, noch irgendwo hinzugehen. Er wollte unbedingt noch tanzen. Er behauptete, dass er heute die Frau seines Lebens kennen lernen würde. Er sagte, dass er es fühle. Ja, dass er es sogar wüsste! Ich ließ mich also überreden. Und ich staunte nicht schlecht, als er mich vorhin mit seinem Ellenbogen anstieß und sagte: »Das ist sie!« Er sprang auf und winkte Ihnen zu.« Herberts Kollege schüttelte mit dem Kopf und grinste Herbert an, so als könnte er das, was er erzählt hatte, selbst nicht glauben.

Sollte ich es denn glauben? Herbert hatte es mir vorher genauso geschildert. Aber das war mir zu diesem Zeitpunkt noch egal. Herbert machte mir Komplimente und ich ließ mich von ihm umschwärmen.

Am frühen Morgen brachte Herbert mich zur U-Bahn.

»Morgen Abend sehen wir uns wieder! Ich freue mich jetzt schon auf dich«, sagte er beim Abschied und küsste mich.

In der Bahn musste ich erst einmal meine Gedanken ordnen. Du liebe Güte! Entweder hat es diesen Typ voll erwischt oder er kann gut schauspielern. Sein freches, forsches Wesen, seine draufgängerische Art gefielen mir gut. Ich überlegte, ob ich nicht doch zu der Verabredung gehen sollte. Ach nein! Ich werde es nicht tun. Oder doch? Ach, ich bin jetzt zu müde.

Freitag früh war ich sehr zeitig am Arbeitsplatz. Ich hatte genügend Zeit, um mich zu erfrischen und umzuziehen. In der großen Küche konnte ich mir dann eine Predigt der Köchin über die Jugend von heute anhören, und dass sie immer gewusst habe, was sich gehört, und dass sie anständig sei.

»Was Sie alles verpasst haben, Fräulein Deck, das wissen Sie gar nicht«, erwiderte ich und ließ mir das Frühstück an diesem Morgen ausnahmsweise gut schmecken. Gleich darauf gesellten sich der Gärtner und der Chauffeur dazu. Sogleich erzählte Fräulein Deck den beiden von meinem nächtlichem Ausflug.

»Lilo, amüsiere dich, solange du kannst«, meinte der Chauffeur. Herr Braacke, der Gärtner, dachte wohl anders darüber. Vor ein paar Wochen hatte er eine Gelegenheit genutzt und mir seinen Sohn vorgestellt. »Du wärst die richtige Schwiegertochter für mich«, sagte er oft. Seinen Sohn hatte ich auf einem Ausflug ins Grüne näher kennen gelernt. Nett war er. Sehr anständig. Für meine damaligen Begriffe zu anständig. Er war keiner, dem ich die Grenzen zeigen konnte. Er setzte die Schranken selber.

An diesem Freitag gab es nicht viel zu tun. Außerdem konnte ich mir die Arbeit einteilen, so wie ich es wollte. Abends war ich todmüde und ging rechtzeitig schlafen.

Am Samstag in der Früh war ich noch unentschlossen, ob ich zur Verabredung gehen sollte. Das Nein überwog. Überleg es dir am Nachmittag, dachte ich. Aber die Überlegung hatte Herbert mir abgenommen. Ich hielt am Vormittag einen Brief von ihm in den Händen. Ich wollte es kaum glauben. Meine Adresse hatte ich ihm nicht gegeben. Wieso erhielt ich trotzdem einen Brief von ihm? Ein sehr lieber Brief war es. »Du, kleine Zauberfee, bist ein so wunderbares Wesen und hast mich mit deiner Natürlichkeit so beeindruckt. Wenn du diese Zeilen liest, sind es nur noch wenige Stunden, bis wir uns wiedersehen. Ich freue mich sehr und ich weiß, dass du dort sein wirst. Bis dahin! Herbert.«

Ich muss schon sagen, das hat mich fast umgehauen. Am Abend machte ich mich fein und ging zur Verabredung. Herbert stand schon am vereinbarten Platz. Einen Moment zögerte ich. Sollte ich ihn doch stehen lassen? Noch konnte ich kehrtmachen. Bislang hatte er mich noch nicht gesehen. Doch dann ging ich auf ihn zu und er strahlte mich an. In einem Lokal vergaßen wir die Welt um uns herum und erzählten einander das Wichtigste aus unserem Leben.

»Danke für deinen Brief. Er war so lieb geschrieben«, sagte ich.

»Weil ich mich in dich verliebt habe. Nein, es ist noch viel mehr!« Er fasste nach meiner Hand.

»Das ist Liebe! Das kann nur die Liebe sein!«

Liebevoll und warm waren seine Augen auf mich gerichtet, die schon wieder von Dunkelbraun in Schwarz wechselten.

»Wieso kanntest du meine Adresse?«, wollte ich wissen.

»Die habe ich an deiner Nasenspitze erkannt.« Der Schalk sprühte aus seinen Augen.

»Nein, sag doch mal.«

»Du hast sie mir doch gesagt. Weißt du das nicht mehr?«

»Ich weiß es sogar ganz genau. Ich weiß, dass ich sie dir nicht gegeben habe.«

»Aus dem Telefonbuch habe ich sie. Du hast den Namen Lehmann erwähnt und so eine große Firma gibt es nur einmal.«

»Vor dir muss man sich ja in Acht nehmen. Das ist mir noch nie passiert.«

»Mir doch auch noch nicht. Du bist zauberhaft.« Ganz verliebt schaute Herbert immer wieder auf meinen Mund.

Am Dienstag kam der nächste Brief und der nächste dann am Freitag. Am Samstag trafen wir uns wieder und ich ging mit ihm in sein Zimmer. Er überrumpelte mich mit seiner Zielstrebigkeit. Er wusste genau, was er wollte. Zuerst einmal wollte er mich. Herbert führte mich mit einer Zärtlichkeit ins Land der Liebe, dass mir schwindelig wurde.

»Du bist die Frau, nach der ich immer gesucht habe. Du bist die Einzige, die ich immer lieben werde.«

»Das weißt du heute schon? Du weißt noch gar nicht, was ich für ein Biest bin.«

Er hörte wohl gar nicht zu, denn er fragte:

»Meinst du, dass wir uns verloben sollen, bevor wir heiraten?«

»Heiraten?« Ich war verblüfft. »Wie kannst du vom Heiraten reden? Du kennst mich doch kaum.«

»Das zählt für mich nicht. Ich liebe dich. Du bist wunderbar«, sagte er zärtlich und nahm mich in seine Arme. Ich spürte erneut sein Verlangen.

»Du bist verrückt«, sagte ich.

»Bin ich auch! Und wie verrückt ich bin. Ich bin verrückt nach dir und wir heiraten bald. Ja? Sag ja.«

Aber dazu ließ Herbert mir gar keine Gelegenheit. Weder zum Ja noch zum Nein und auch nicht zum Vielleicht. Mit seinen Küssen und Liebesschwüren raubte er mir fast den Atem.

Als Herbert mich zur Bahn brachte, blieb er an einem Briefkasten stehen und zog ein Kuvert aus der Tasche.

»Ich habe hier einen Brief für eine ganz besondere Frau geschrieben. Dabei zeigte er ganz kurz die Anschrift. Meinen Namen erkannte ich.

»Schon wieder ein Brief?«, lachte ich.

»Damit du an mich denkst«, sagte er und drückte noch einen Kuss auf den Umschlag. Dann verschwand der Brief im Briefkasten.

»So schnell werde ich dich nicht vergessen, jetzt doch nicht mehr«, sagte ich verliebt.

»Du kleine Zauberfee!«

Wie schnell sich bei mir Gefühle verändern konnten, davon hatte ich nichts erzählt. Meine Vergangenheit interessierte ihn nicht. Nur die Gegenwart zählte. Ich fand das gut!

»Wenn du möchtest, können wir nächsten Sonntag zu meiner Mutter fahren. Sie soll dich kennen lernen. Ich bin so stolz auf dich.«

Mir gefiel, wie er von seiner Mutter und seiner jüngeren Schwester Renate sprach. Renate wohnte an der holländischen Grenze und wollte bald heiraten. Mein Papa hatte mal gesagt, wenn der Mann eine gute Beziehung zu seiner Mutter hat, dann ist er auch gut zu seiner Frau. Merkwürdig fand ich, dass mir jetzt dieser Satz einfiel, denn an eine gemeinsame Zukunft mit Herbert hatte ich zu diesem Zeitpunkt noch nicht gedacht. Und Liebe auf den ersten Blick war es bei mir auch nicht. Bei mir hatte es nicht wie ein Blitz eingeschlagen wie bei Herbert. Ich mochte ihn. Ich mochte ihn sehr. Verliebt war ich! Sehr verliebt wie früher schon so oft.

Am Wochenende fuhren wir zu seiner Mutter nach Bramstedt. Sie empfing mich sehr freundlich. Im weiteren Gespräch erkannte ich, dass sie mit der Wahl ihres Sohnes zufrieden war. Sie war erst 44 Jahre alt, wirkte durch ihre Korpulenz aber viel älter. Ich fand sie auf Anhieb sympathisch und herzlich. Herbert erzählte und schwärmte von dem Abend, an dem er mich kennen gelernt hatte. Seine Mutter hörte zu und lachte mich an. Komisch, dachte ich, er ist der erste Mann, der sich so gut mit seiner Mutter versteht. Bisher hatten alle meine Verehrer keine Mutter oder eine, mit der sie sich überhaupt nicht verstanden.

Später habe ich noch manchmal daran denken müssen.

Meine Eltern mochten Herbert sofort. »Ja, Lilo, der gefällt uns«, sagte Mama glücklich. Sie hoffte, dass sich ihre Jüngste endlich für einen Mann entscheiden würde. Bei einer Familienfeier lernte Herbert auch meine Geschwister mit Anhang kennen. Wir saßen schon alle an der Kaffeetafel, als Herbert kam. Wie ein Mann von Welt trat er ein. Er war selbstsicher, gewandt und sehr charmant.

Aus dem Flirt wurde eine Liebelei und dann Verliebtheit und schließlich eine zarte Liebe, die mit jedem Tag größer wurde, bei jedem Zusammensein.

Ja, diesen Mann liebte ich! Das war die große Liebe.

Ende Februar zog Herbert mich bei einem Schaufensterbummel in ein Schmuckgeschäft.

»Die Herrschaften wünschen, bitte schön?«

Ich hätte wetten mögen, dass der Herr hinter dem Ladentisch schon vorher wusste, was wir wollten. Besser gesagt, was Herbert wollte, denn ich war ahnungslos.

»Verlobungsringe, goldene Ringe, schöne breite möchten wir haben.«

Ich sollte sie aussuchen. Wir ließen sie dort, damit unsere Namen eingraviert werden sollten. Beim nächsten Treffen steckte Herbert mir den Ring an den Finger, an einem normalen Wochentag. Sein Arbeitskollege, der im Dezember mit im kleinen Ballhaus war, als wir uns kennen lernten, war der Erste, der von unserer Verlobung erfuhr. Als Herbert mich an diesem Abend zur Bahn brachte, hatte es ein wenig gefroren und es fing leicht an zu schneien.

»Jetzt müssen wir uns eine Wohnung suchen, mein Schneeflöckchen. Ich war gestern beim Wohnungsamt und habe nachgefragt«, erzählte mir Herbert. »Aber Wohnungssuchende werden nur mit einer Heiratsurkunde eingetragen. Da müssen wir uns selber eine suchen.«

»Aber das wird schwierig sein, das kann dauern. Ich weiß, wovon ich spreche, denn Bruder Kurt und seine Ursula suchen seit Jahren nach einer Wohnung. Sie bekamen auch keine durch das Wohnungsamt. Wie das Warten und das Suchen an den Nerven zerren kann, habe ich miterlebt und die beiden haben Kinder.«

»Man müsste Beziehungen haben«, meinte Herbert. Wenige Tage später glaubte ich, wir hätten Glück. Mein Onkel hatte eine leerstehende Wohnung. Ich besuchte ihn und fragte ihn danach. Er lachte dröhnend und unsympathisch.

»Nein, die kannst du nicht haben. Die werde ich Sturmflutgeschädigten zur Verfügung stellen, dafür bekomme ich von der Stadt Hamburg Geld!«

Wir suchten nun intensiv nach einer Wohnung. Wenn wir uns trafen, sehnten wir uns nach einem gemeinsamen Zuhause. Besonders bei nasskaltem Wetter, wenn uns der eisige Wind um die Ohren pfiff. In Lokale gingen wir selten, weil wir nun jede Mark zusammenhielten. Hand in Hand machten wir Schaufensterbummel. Manchmal gingen wir in Möbelgeschäfte, verglichen Preise und zeigten uns gegenseitig, was uns gefiel und was wir hässlich fanden. Wir entschieden uns für diesen Schrank und jene Polstergarnitur und mussten oft über unseren Eifer lachen. Wir wussten jedoch, dass wir gar nicht viel kaufen könnten, selbst wenn wir bald eine

Wohnung finden würden. Trotzdem hielt uns nichts davon ab, Zukunftspläne zu schmieden. Wir waren so verliebt, dass wir beide fest davon überzeugt waren, dass so eine Liebe wie unsere einmalig ist. Herbert war so aufmerksam, zärtlich und lieb.

»Du bist einzigartig, mein Schnuckelchen. Dass es so etwas Wunderbares wie dich gibt.«

»Und es wird noch schöner werden«, sagte ich fest und überzeugt. »Meine Mutter hat mir oft gesagt, dass eine Ehe, ein gemeinsames Leben, das Allerschönste ist.«

»Ja«, erwiderte Herbert gerührt. »Ich kann es mir gut vorstellen. Gemeinsam aufwachen, immer für einander da sein, sich umeinander sorgen – sich miteinander freuen.« Seine Augen waren feucht vor lauter Glück.

Im August haben wir geheiratet, obwohl wir noch immer keine Wohnung gefunden hatten. Bei Lehmanns hatte ich gekündigt und in der Nähe von Herberts Zimmer eine Anstellung in einem kleinen Versandhaus bekommen.

»Bis ihr eine Wohnung gefunden habt, könnt ihr jedes Wochenende zu mir kommen«, hatte Mutti, wie ich meine Schwiegermutter nun auch nannte, uns angeboten. Uns blieb nichts anderes übrig, als dieses Angebot anzunehmen. Herbert hatte ein nur sechs Quadratmeter großes Zimmer mit einer Liege, einem Schrank, einem kleinen Tisch und einem Stuhl. Die Liege hatten wir ein wenig von der Wand weggezogen, dazwischen Koffer gestellt und mit Decken und Kissen gepolstert, sodass wir eine breitere Liegefläche hatten.

»Sieh mal Tubbi, was ich uns gekauft habe«, sagte er freudestrahlend, als er einmal von der Arbeit kam. Aus einem großen Karton holte er kurz darauf Einzelteile eines Regals heraus. Sofort baute er es zusammen.

»Schön ist das! Sieh mal, unser Zimmer sieht gleich etwas gemütlicher aus.« Ich hatte ein paar Bücher darauf gelegt und auch noch die schäbige Blumenvase darauf gestellt, die sonst auf der Fensterbank stand. Arm in Arm standen wir vor dem guten, neuen Stück. Unsere erste Anschaffung. Wie stolz wir darauf waren! Wir waren einfach glücklich. Und noch glücklicher waren wir, als wir endlich eine Einzimmerwohnung gefunden hatten. Zwar war die kleine Wohnung erst im Bau, aber die paar Wochen konnten wir nun auch noch warten. Wir hatten eine schriftliche Zusage in der Tasche – das war wichtig.

Am Wochenende konnten wir uns dann bei Mutti nützlich machen. Wir legten den Vorgarten an und hielten den Gemüsegarten sauber. Das Grab ihres Lebensgefährten pflegten wir regelmäßig. Herbert ließ sich alles von mir zeigen. Im Haushalt wurde geputzt und Ordnung geschaffen. Bevor wir Sonntagabend nach Hause fuhren, wickelte ich Mutti noch die Haare auf.

Aber je öfter wir dorthin fuhren, umso mehr nervten mich diese Wochenenden. Vor allen Dingen, weil bereits mittags der Fernseher eingeschaltet wurde, der dann ohne Pause bis Mitternacht lief. Mutti wollte keine Sendung auslassen. Wenn ich geglaubt hatte, dass nach einem besonders schönen Film der Fernseher ausgeschaltet würde, sah ich mich getäuscht. Auch der nächste Film wurde angesehen. Gingen wir dann schlafen, hatten wir mindestens fünf Filme gesehen.

»Ich hasse Fernseher«, sagte ich zu Herbert, als ich mich bei ihm einkuschelte.

»Ich wüsste auch was Besseres mit meiner Zeit anzufangen. Aber was sollen wir machen, Tubbi.«

»Ich freue mich auf unsere Wohnung.«

»Ich auch, Tubbi! Wir richten uns ein schönes Nest ein und du bist mein Vögelchen. Du darfst darin walten wie du willst. Nur wegflattern darfst du nicht.«

»Oh doch, ich flattere oft weg, was meinst denn du.«

»Die Hauptsache, du kommst wieder.«

»Aber ja doch!«

»Mit Mutti musst du Geduld haben.«

»Ja.«

## *Die ersten Ehejahre*
## *1962 – 1969*

Mutti hatte nach einer lieblosen Kindheit blutjung geheiratet. Als Herbert geboren wurde, musste sie schon um ihren Mann bangen, der an der Front war. Als nach vier Jahren Renate geboren wurde, bekam sie die Nachricht, dass ihr Mann schwer verletzt im Lazarett liegt. Bei Verwandten musste sie betteln, dass man ihre Kinder ein paar Tage in Obhut nahm, damit sie ihren Mann besuchen konnte. Nach fünf Tagen war er außer Lebensgefahr. Sie fuhr wieder zurück. Als sie aber zu Hause ankam, erhielt sie die traurige Nachricht, dass ihr Mann wenige Stunden nach ihrer Abreise gestorben war. Durch den Schock verlor sie in der folgenden Nacht alle Haare.

Sie war damals so alt wie ich jetzt bin, dachte ich, als sie es mir erzählte. Mit 24 Jahren war sie Witwe mit zwei kleinen Kindern.

Kurze Zeit später musste sie aus Ostpreußen fliehen. Als sie sich mit vielen anderen Flüchtenden in einen Zug zwängte, mit einem Kind auf dem Arm, Gepäck in der anderen Hand, verlor sie Herbert aus den Augen. Im überfüllten Zug drängte sie sich ans Fenster und schrie nach ihrem Jungen. Fremde Männer reichten ihr das Kind durchs Fenster, als sich der Zug bereits in Bewegung gesetzt hatte. Auch die Nachkriegsjahre waren schwer für sie. Sie wurden in verschiedenen Orten untergebracht, bis sie in einem Forsthaus eine Bleibe fanden. Dort wurden sie in einer Nacht von Plünderern überfallen, die alles Essbare mitgehen ließen. Ja, sie drohten sogar mit Gewalt. Auf den Tag genau ein Jahr später kamen sie wieder. Dann zog sie mit ihren Kindern nach Bramstedt. Sie lernte einen älteren Witwer kennen, dem sie den Haushalt führte, bevor sie zusammenzogen. Als ehemaliger Beamter bekam dieser Mann eine gute Pension. Er wollte sie heiraten und versorgt wissen. Aber Herbert lehnte sich – mit Erfolg – dagegen auf. Als der alte Herr später an Krebs erkrankte und starb, blieb sie unversorgt zurück. Seine Ersparnisse waren mit den teuren Behandlungen verbraucht und so suchte sich Schwiegermutter Arbeit in einer Fabrik.

Diese arme Frau hat so viel Schweres ertragen müssen. Ich konnte so viel Kummer, Sorge und Leid kaum fassen. Also nahm ich mir vor, viel Verständnis für sie aufzubringen.

Herbert und ich waren verliebt. Wir alberten oft wie die Kinder herum. Wenn Herbert sich zu mir setzte und meine Hand hielt, dann spürte ich bei ihr so etwas wie Neid und Eifersucht. Es fielen Bemerkungen, die nicht gerade liebevoll waren. Ich wusste nicht, ob sie unbeabsichtigt und unüberlegt waren oder mich gezielt treffen sollten. Ich überhörte sie einfach.

Wenn Herbert in der Badewanne lag, ging sie wiederholt an die Badezimmertür und fragte, ob alles in Ordnung sei. Na, immerhin ging sie nicht mehr hinein, seitdem wir verheiratet waren.

»Ja, ja, Mutti, es ist alles in Ordnung«, sagte Herbert jedes Mal. Ich fand das seltsam. Lag Mutti in der Wanne, ging Herbert an die Tür und fragte ebenfalls: »Ist alles in Ordnung, Mutti?«

Das wird sich schon geben, dachte ich und kämpfte meinen Unmut nieder. Sie strahlte, wenn sie aus dem Bad kam. Mir sah sie meinen Ärger sicher nicht an, denn die Zeit ihrer Abwesenheit nutzte Herbert zum Schmusen aus. Immer wieder zog er mich auf seinen Schoß oder in seine Arme und küsste mich.

Der Winter kam früh und war hart und die Fertigstellung des Hauses verzögerte sich. Unser kleines Zimmer war nur ein ausgebauter Hühnerstall mit dünnen Wänden. Das Eis am Fenster taute nicht mehr ab. Wir stellten Kataloge vor das Fenster, damit es nicht so zog. Als dann noch die Heizung ausfiel, glitzerten die Wände von der Eisschicht, die sich darauf gelegt hatte. Ich bekam eine Blasenentzündung und musste ständig zum Arzt. Aber der Weg zum Facharzt war so umständlich, dass ich mich beim Warten an der Haltestelle der Straßenbahn bei Kälte und eisigem Wind neu erkältete. Ich lernte Herbert nun von seiner sehr besorgten, liebevollen Art kennen.

Zwischen Weihnachten und Neujahr hatten wir alle Urlaub. Mutti fuhr zu Herberts Schwester Renate und Renates Ehemann Norbert, die zwei Monate vor uns geheiratet hatten. Die beiden hatten eine Dreizimmerwohnung und waren schon komplett eingerichtet.

Zum ersten Mal verlebten wir in unserer Ehe freie Tage für uns alleine. Wir waren rundum glücklich. Als Mutti am Neujahrstag zurückkam, schwärmte sie von der schönen Wohnung ihrer Kinder und erzählte, wie tüchtig Norbert sei. Ich spürte, dass es Herbert nicht so sehr gefiel, wie sie immer mehr ins Schwärmen kam. »Ob er wohl neidisch ist?«, fragte ich mich.

»Sieh mal, Mutti, Lilo hat mir diese Schuhe geschenkt. Sind sie nicht toll?«, lenkte er seine Mutter ab und zeigte sie ihr.

»Das ist nicht gut, dass du ihm Schuhe kaufst, Lilo«, sagte sie zu mir.

»Warum nicht?«, wollte ich wissen.

»Dann laufen die Männer zu einer anderen.«

Ich lachte gutgelaunt: »Aber dann hat er doch wenigstens warme und trockene Füße, wenn er bei der anderen ankommt.«

Herbert lachte nun auch übermütig über meine spontane Antwort. Er drückte mich an sich und gab mir einen Kuss. Mich traf ein bitterböser Blick meiner Schwiegermutter. Herbert hatte ihn nicht bemerkt. Als er seiner Mutter erzählte, dass die Feiertage himmlisch waren, wurde Muttis Stimmung dadurch nicht besser. Wir lernten langsam, dass sie bei uns so viel Glück nicht vertragen konnte. Bei Renate und Norbert war es alles ganz anders, ließ sie immer wieder durchblicken.

Wenig später wurde sie krank. Schmerzen in den Beinen hatte sie oft und dann waren sie auch angeschwollen. Jetzt hatte sie ein offenes Bein und es wollte und wollte nicht heilen. Der Arzt brachte Blutegel, ritzte einige kleine Stellen auf und ich half ihm, die Egel anzulegen. Es gelang mir so gut, dass der Arzt meinte: »Sie haben wohl Erfahrung damit und haben das schon öfter gemacht?«

»Nein«, sagte ich und legte wieder einen Blutegel an, der sich sofort festsaugte.

»Da sind Sie aber tapfer«, stellte er fest.

Ja, das war ich wohl. Um so eine Beschäftigung würde ich mich nicht gerade reißen. Aber ich wollte meiner Schwiegermutter zeigen, dass ich zu ihr halte, wenn es sein muss.

»Haben Sie aber eine nette Schwiegertochter«, hörte ich ihn sagen, als er sich von Mutti verabschiedete. »Da können Sie aber froh sein.«

Im Februar bezogen wir unsere Wohnung. Mama half mir beim Saubermachen, denn die Handwerker hinterließen eimerweise Schutt. »Ach, Lilo, was habt ihr für ein Glück. So eine schöne Neubauwohnung!«, freute sie sich mit mir. Sie bestand aus einem großen Wohnzimmer mit Balkon, einer kleine Küche, einem Bad und einem winzigen Flur. Unser Reich – unser Zuhause. Die neuen Möbel kamen gleich am ersten Tag.

Herbert hatte nun einen langen Weg zum Arbeitsplatz, was für ihn aber kein Problem war. »Ach mein Schätzchen, das macht mir überhaupt nichts aus. In der Bahn lese ich die Morgenzeitung, da vergeht die Zeit wie im Fluge und außerdem ist das doch reine Gewohnheitssache.«

Ich wechselte meinen Arbeitsplatz abermals und fuhr nun mit dem Fahrrad zur Arbeit. Ich war jetzt in einer Buchdruckerei beschäftigt. Die Arbeit lag mir sehr. Direkt neben der Druckerei hatte Bruder Günther seine Dreherei, er hatte vor ein paar Jahren den Sprung in die Selbständigkeit gewagt. Meine Eltern wohnten keine drei Minuten entfernt, deshalb hielt ich mich dort oft in der Mittagspause auf. Es ergab sich so, dass Mama dann gerade das Essen auf den Tisch stellte. Ich ließ mich noch immer gerne verwöhnen. Mir fiel auf, dass Papa mich genau beobachtete, wenn Mama montags fragte: »Na, Lilo, wie war denn das Wochenende bei Mutti?«

Ich erzählte begeistert, was wir alles unternommen hatten. Mama ließ sich täuschen und freute sich mit mir. Papa sah mich nur still an. Wenn Mama freitags fragte: »Fahrt ihr nach Bramstedt?« und ich antwortete, »Ja, morgen früh«, spürte ich wieder Papas nachdenklichen Blick. Er horchte auf meine Stimme, aber das erfuhr ich erst viele Jahre später.

Wir lebten sehr sparsam. Am Monatsende legten wir alles Geld auf den Tisch, teilten es ein und planten. Herbert hatte früher sein Geld nie eingeteilt. Er gestand mir, dass er immer von der Hand in den Mund gelebt hatte. Aber von Anfang an machte es ihm Spaß, es so zu machen, wie ich es mir angewöhnt hatte. »Dieses Geld ist für Strom, das für den Haushalt, das für die Fahrkarte und dieses ist fürs Sparbuch und für ein kleines Extra.« Hätte ich einen Wunsch geäußert, Herbert hätte mir alles, was übrig war, in die Hände gedrückt. Oft war ich übermütig und schwärmte von einem Kleid oder einer Bluse, die ich im Schaufenster gesehen hatte. Dann musste ich Herbert sofort bremsen, damit er es mir nicht kaufte.

»Ach, mein Herbert, ich will es doch gar nicht. Es gefällt mir nur und ich möchte es einfach sagen dürfen.«

»Tubbi, meine Maus, ich will dich doch glücklich sehen.«

»Das bin ich doch auch, dazu brauche ich kein neues Kleid.«

Was ich eigentlich brauchte, war Abstand zu meiner Schwiegermutter. Sie bestand darauf, dass wir sie jedes zweite Wochenende besuchten. Zwischendurch kam sie auch mal zu uns. Sie erwartete, dass Herbert ihr zweimal in der Woche einen Brief schrieb. Irgendwann fing ich an, mich dagegen aufzulehnen.

»Versteh Mutti doch. Sie hat ein so schweres Leben gehabt, zwei Kinder hat sie alleine großziehen müssen und nun ist sie alleine. Sie hat doch nur uns.«, versuchte Herbert, mich zu beschwichtigen.

»Dann fahr doch mal alleine zu ihr. Ich möchte mein Zuhause öfter mal am Wochenende genießen.«

»Ich will aber, dass du bei mir bist, mein Schmusekätzchen. Ohne dich mag ich nicht sein.«

Ich schmollte.

»Tubbi, bitte lass es gut sein, du musst mich auch verstehen.«

Also fuhr ich wieder mit. Aber verstehen konnte ich ihn nicht. War ich denn ungerecht, war ich egoistisch? Es hatte schon viel gekostet, dass ich durchgesetzt hatte, dass wir sonntags einen Zug früher zurückfuhren, damit wir noch etwas vom Sonntagabend hatten. Herbert hatte es mir nach einem Streit versprochen und es seiner Mutter beibringen müssen. Tränen kullerten und Herbert zerrann vor Mitleid. Er wischte ihr die Tränen ab und nahm sie in die Arme.

»Lass man, lass man, ich bin sowieso immer alleine«, schluchzte sie und schnäuzte in ihr Taschentuch. Genauso ein Theater war es gewesen, als ich nicht mehr bereit war, schon am Freitagabend zu ihr zu fahren. Auch um diesen Abend musste ich streiten und kämpfen. Auch die Briefe waren mir ein Dorn im Auge. Die Zeilen, die er jeden Montag und Mittwoch schrieb, waren meiner Ansicht nach viel zu übertrieben abgefasst, ja, ich fand sie mir gegenüber geradezu verletzend. Er schrieb von der Sehnsucht, die er nach ihr habe und dass er die Tage zähle, bis er wieder bei ihr sein könne. Es sei immer so schön bei ihr und wir seien so dankbar für diese Stunden.

»Das ist ja wie ein Liebesbrief!«, schrie ich ihn einmal an und riss den Brief in Fetzen. »Sie muss ja annehmen, dass du dich zu Hause nicht wohl fühlst!«

War es Eifersucht, was mich so wütend machte? Ich wusste es nicht. Ich war enttäuscht. Aber warum? Über diese enge, zu enge Beziehung zwischen Mutter und Sohn. Oder war es normal und ich verstand es nur nicht.

Herbert setzte sich hin und schrieb den Brief noch einmal. Irgendwann kam ich ihm zuvor und schrieb einen netten Brief an seine Mutter, sodass Herbert zufrieden sein musste. Dann schrieb ich noch einen. Herbert fand es in Ordnung, dass er nun nicht mehr schreiben musste. Er fragte aber immer nach, ob ich auch geschrieben hätte. Zuerst las er die Briefe noch, später unterließ er es und nahm sogar die Rüge seiner Mutter wortlos hin.

»Du hast es wohl nicht mehr nötig, mir zu schreiben. Ja so ist es, alles habe ich für dich getan.«

Was mich dann ärgerte, war Herberts Fragerei. Es störte mich nicht, dass er fragte, sondern wie er es tat. Kaum hatte er mich begrüßt, fragte er auch schon: »Hast du Mutti geschrieben?«

Hätte er einen Moment gewartet oder wäre er erst einmal ins Zimmer gegangen, dann hätte er den Brief gesehen. Seine Fragerei ließ mich vermuten, dass er wohl ständig an seine Mutter dachte.

Einmal verbrachten wir wieder ein Wochenende alleine. Nach einem ausgiebigen Frühstück unternahmen wir eine Fahrradtour. Ich fühlte mich frei und glücklich an diesem Tag. Beim Mittagessen seufzte Herbert auf einmal: »Was Mutti jetzt wohl macht. Die Ärmste, sie ist so alleine.«

Ich unterdrückte eine schnelle Antwort. Bleib ruhig, sage nichts Unüberlegtes, befahl ich mir. Wie schwer das aber war! Ich liebte diesen Mann und fühlte mich verletzt, wenn sich alles um seine Mutter drehte. Wenn wir schon mal alleine waren, wollte ich ihn wenigstens ganz für mich haben.

Ich weinte in mein Kissen, wenn Herbert auch direkt nach einer zärtlichen Stunde von seiner einsamen Mutter sprach. Ich hatte den Eindruck, dass er sogar bei der Liebe an sie dachte.

»Deine Mutter ist alleine, weil wir ihr gar keine Zeit geben, ihr Leben alleine zu gestalten«, sagte ich mal zu Herbert.

»Wieso das denn?«

»Sie verlässt sich doch ganz auf uns. Dabei ist sie noch so jung, sie könnte andere Leute kennen lernen.«

»Andere Leute? Wieso andere Leute?« Herbert sah mich verdutzt an.

»Sie könnte einen netten Mann kennen lernen. Warum soll sie alleine bleiben?«

Herbert sah mich an, als käme ich von einem anderen Stern. Ich ließ aber nicht locker.

»Erwartest du denn, dass sie deinetwegen alleine bleibt? Nur damit sie Zeit für uns hat, wenn wir kommen? So egoistisch wirst du doch nicht sein?«

Damit hatte ich wohl ins Schwarze getroffen, denn er war nachdenklich geworden. »Du behandelst sie immer, als wäre sie eine alte, gebrechliche Frau.« Bei meiner Behauptung, dass sie noch jung sei, horchte er erstaunt auf, als habe er das noch nie bemerkt.

»Du hast wohl recht«, antwortete er dieses Mal.

Aber an seinem Gesichtsausdruck bemerkte ich, dass er mehr auf meinen Mund sah um ihn zu küssen, als dass er noch richtig zuhörte.

»Was habe ich für ein liebes Frauchen. Ich liebe dich.«

An den Wochentagen und Wochenenden, die wir zu Hause verlebten, waren wir unbeschreiblich glücklich. Bei den Familienfeiern hielten uns meine Geschwister für Turteltauben. Häufig trafen wir uns mit meinem Bruder Günther und seiner Frau Rosi, die inzwischen zwei Kinder hatten. Viel Spaß hatten wir miteinander, wenn wir im Sommer an den Ostseestrand fuhren oder uns im Winter auf der Rodelbahn amüsierten. Wir unternahmen gemeinsame Waldspaziergänge oder luden uns gegenseitig zum Essen ein.

An einen einmaligen Ausrutscher glaubte ich, als Herbert das erste Mal seine Beherrschung verlor. Herbert kam mit einem Geschenk für mich nach Hause. Er hatte einen hübschen Pullover gesehen und ihn mir gekauft.

»Ist der aber schön! Danke!«, jubelte ich begeistert. »Nachher ziehe ich ihn an.«

Herbert ging ins Bad, um zu duschen. Ich wollte mich in der Zeit in den Sessel setzen und lesen. Die Radiomusik störte mich und so schaltete ich das Radio aus. Eine Sekunde später stand Herbert splitternackt vor mir und schlug mir ins Gesicht.

»Wage es nicht noch einmal, das Radio auszumachen!«, schrie er mich an.

»Ich wollte doch nur ....« Weiter kam ich nicht. Herbert war wütend und ich wusste nicht warum. Er schrie, ich griff zu meiner Jacke und war draußen. Meine Gedanken überschlugen sich. Lange ging ich im Dunkeln spazieren. Als ich zurückkam, lag Herbert im Flur auf dem Fußboden. Ich stieg über ihn hinweg und ging ins Zimmer. Jetzt spielt er auch noch den Ohnmächtigen, dachte ich wütend und kümmerte mich nicht um ihn. Nach einer Weile stand er auf und kam zu mir. Reumütig, sich tausendmal entschuldigend.

»Ich weiß nicht, warum ich so reagiert habe«, sagte er ganz zerknirscht. »Tubbi, es tut mir leid.« Hilfesuchend legte er seinen Kopf auf meine Schulter und weinte. Ich tröstete ihn. Irgendwann vergaß ich den Vorfall, denn Herbert war lieb wie immer.

Günther und Herbert gingen schon alleine vor zum Lindenhof, wo eine Maskerade stattfand. Rosi und ich verkleideten uns und kamen später nach. Ich hatte mich als Zigeunerin verkleidet und trug einen bunten Glockenrock mit schwarzen Fransen und dazu eine weiße Bluse mit großen Puffärmeln. Den gerafften Ausschnitt konnte ich mit der eingezogenen Kordel kleiner oder größer ziehen. An diesem Abend war der Ausschnitt so groß, dass die Schultern frei lagen. Eine schwarze Perücke und große Ohrringe machten das Kostüm komplett. Meine Augen verdeckte eine schwarze Maske. Ich war so fröhlich und ausgelassen, dass sogar Günther und Herbert auf mich aufmerksam wurden, ohne mich zu erkennen. Da ich aber wohl zu einer anderen Gruppe gehörte, konnte ich nicht Lilo sein, nach der sie suchten. Ich sah, wie sie immer wieder den Saal durchquerten. An allen Tischen blieben sie stehen, konnten mich aber nicht finden. Ob sie inzwischen Rosi entdeckt hatten, wusste ich nicht. Am Arm hatte ich einen flotten Mexikaner, der genauso ausgelassen war wie ich. Wir tanzten wie die Wilden. Anschließend setzte ich mich alleine an die Bar und bestellte ein Bier. Herbert und Günther schlenderten an der Bar vorbei. Ich winkte den beiden zu. Sie kamen zu mir und beobachteten jede meiner Gesten, sie lachten und rätselten.

»Die hat auch braune Augen! Ist sie das?«

»Ich weiß nicht«, sagte Herbert.

»Sieh doch mal die Figur! Das könnte sie sein.«

»Aber der Ring! Nein, den Ring kenne ich nicht!«

Ich ließ meine Handtasche fallen. Die beiden suchten alle meine Utensilien zusammen, unter anderem auch Zigaretten und ein Feuerzeug.

»Die raucht! Das ist eine unbekannte Schöne.«

»Nein das ist sie nicht!«

Beide waren nun davon überzeugt, dass ich nicht Lilo sein konnte und zogen ab. Ich hatte viel Spaß. Wie überrascht die beiden bei der Demaskierung waren, kann ich gar nicht beschreiben. Ich fand das Ganze herrlich.

Meine Eltern feierten ihre Goldene Hochzeit. Das erste Mal sollten alle Geschwister beisammen sein. Vormittags kam der Bürgermeister und beglückwünschte Mama und Papa. Wie sie strahlten, die beiden Glücklichen! In mir stieg eine Ahnung auf, was es heißt, so viele Jahre miteinander glücklich zu sein. Wie viel Liebe dazu gehört und wie viel Vertrauen. Bisher war es für mich immer selbstverständlich gewesen, Mama und Papa so glücklich zu sehen. Miteinander alt zu werden, was für ein Glück, was für ein Geschenk. Ob ich wohl auch so ein tiefes Glück erleben werde mit Herbert? Ob wir einmal unsere Goldene Hochzeit feiern werden?

Ich half in der Küche und hatte eine weiße Schürze umgebunden. »Wenn unser Franz kommt, stellen wir dich als Küchenhilfe vor«, entschieden meine Eltern und Geschwister. Ich sollte heute Franz wiedersehen. Er war das erste Mal seit Kriegsende wieder in Deutschland, mein Bruder, dem ich einst Briefe mit vielen Küsschen an die Front geschickt hatte. Ich freute mich riesig und mein Herz klopfte vor lauter Aufregung. Als Franz das Zimmer betrat, breitete er seine Arme aus und kam auf mich zu.

»Und das ist meine kleine Schwester«, begrüßte er mich und drückte mich.

»Das ist unsere Küchenhilfe«, sagte Eva lachend.

»Ach nein, diese Augen kann nur Vaters Tochter haben«, meinte er und ließ sich nicht irritieren.

Es wurde ein wundervoller Tag. Ich hatte zu Ehren meiner Eltern ein selbstgeschriebenes Gedicht an der Kaffeetafel vorgelesen. Auch der Pastor, der Herbert und mich getraut hatte, war gekommen. Manchmal besuchte er uns, einfach so. Vielleicht um das junge Glück nicht aus den Augen zu verlieren. Er nahm an dieser Feier teil, obwohl meine Eltern nie in die Kirche gingen. An diesem Tag wurde natürlich auch fotografiert. Es blieben die einzigen Bilder, auf denen alle Geschwister zu sehen sind. Da Franz nur wenige Tage Urlaub hatte, fuhr er schon am nächsten Tag in die Tschechoslowakei zurück. Erst viele Jahre später sah ich ihn wieder.

Herbert und ich fuhren das erste Mal zusammen in Urlaub, ins Kleine Walsertal. Für Herbert war es die erste Urlaubsreise überhaupt. Er freute sich wie ein Kind, als er aus dem Zugfenster die Berge in der Ferne entdeckte. Wir wanderten dort viele Stunden. Vorher suchten wir uns die Ziele auf der Wanderkarte aus. Wir bestaunten die Breitachklamm, stiegen aufs Nebelhorn und gingen durch das Tal am Wildbach entlang, in dem wir unsere heißen Füße kühlten und dabei vor Vergnügen quietschten. Wir mieteten uns ein Boot und paddelten auf dem Freibergsee. Alles war schön und wir lachten viel. Nur eines störte mich, Herbert wartete ständig auf Post von seiner Mutter. Hatte er zwei Tage keinen Brief von ihr bekommen, war er am dritten Tag sehr unruhig. Er unterbrach die Wanderung und es zog ihn in die Pension, um zu sehen, ob Post da sei. Das ging mir gewaltig auf die Nerven, aber die Urlaubslaune wollte mir nicht verderben lassen. Wenn erst ein Kind da ist, wird er sich ändern, dachte ich und es ist doch sein erster Urlaub.

Natürlich waren wir dann am Wochenende nach unserer Rückkehr gleich bei Mutti, braungebrannt und glücklich. Wieder spürte ich ihren Neid. Ich merkte sehr deutlich, dass sie selbst ihrem Sohn das Glück nicht gönnte. Ich strahlte um so mehr in meinem neuen Rock und der neuen Bluse. Aber ich erntete nur abfällige Blicke, als Herbert auch noch darauf aufmerksam machte.

Ein Kollege von mir feierte Polterabend und hatte uns alle eingeladen. Natürlich ging ich auch hin. Auf dem Heimweg lud uns der Chef zu einem Glas Sekt ein.

»Wenn wir schon keine Betriebsfeier machen, nehme ich jetzt die Gelegenheit wahr. Ich muss mich doch auch mal von der spendablen Seite zeigen. Ich schlage vor, dass wir in ein Lokal in der Nähe von Frau Kamper gehen, damit sie es nachher nicht so weit nach Hause hat«, sagte er. Ich fand das sehr nett und aufmerksam und sah keinen Grund, die Einladung auszuschlagen. Zwei Minuten von unserer Wohnung entfernt kehrten wir ein. Schon wenig später prosteten wir uns gutgelaunt zu. Mein Chef entpuppte sich als Alleinunterhalter. So vergingen noch fast zwei Stunden, bis ich mich verabschiedete. Obwohl es schon sehr spät war, fühlte ich mich noch wohl und munter. Ich freute mich schon auf zu Hause. Als ich die Tür aufschließen wollte, öffnete Herbert sie schon von innen. Er packte mich brutal am Arm, zog mich in die Wohnung und schlug auf mich ein.

»Was fällt dir ein, dich so lange rumzutreiben«, schrie er und er sah mich mit wutverzerrtem Gesicht an.

»Ich glaube, du spinnst«, schrie ich zurück.

»Wo warst du so lange?«
»Mein Chef hat uns noch zu einem Glas Sekt eingeladen.«
»Ach, was Besseres fällt dir wohl nicht ein, was?«
»Wir waren nebenan im Lokal. Du kannst ja nachfragen!«
Er fragte nicht nach. Der Wirt war nämlich auch unser Vermieter.
Herbert kam am nächsten Tag aufgelöst nach Hause.
»Bitte verzeih mir. Nie wieder, wirklich nie wieder, wird das passieren. Du bist die Einzige, die ich liebe. Ohne dich würde für mich die Welt untergehen. Bitte verzeih mir! Bitte! Ich liebe dich so sehr und ich glaube auch, dass ich nur deshalb ausgerastet bin. Ich habe solche Angst, dass ich dich verlieren könnte.« Er weinte und ich sah, wie er litt.
Als ich am Montag zur Arbeit ging, hatte ich noch immer ein blaues Auge. Es ging mir entsetzlich schlecht. In der Firma fühlte ich mich seitdem nicht mehr wohl. Ich hoffte sehr, dass ein solcher Vorfall nie mehr passieren würde.

Wir wurden von diesen Problemen abgelenkt, Herbert kaufte ein Auto, gebraucht und sehr günstig.
»Nun könnt ihr aber öfter kommen«, war Schwiegermutters Reaktion. Dieses Mal strahlte sie über unsere Anschaffung.
»Das ist ja prima! Etwas Besseres hättet ihr gar nicht machen können«, redete sie begeistert weiter. Bei mir klingelten sämtliche Alarmglocken. Ich überlegte, wie ich vorgehen sollte. Inzwischen hatte Schwiegermutter ständig etwas an mir auszusetzen: meine Röcke waren zu kurz, meine Haare zu lang.
»Du hast überhaupt keinen Hintern. Dass ein Mann an dir Gefallen hat, kann ich mir gar nicht vorstellen. An dir ist doch nichts dran.«
Sie verstand es gut, den passenden Augenblick für diese Bemerkungen auszunutzen. Herbert hatte gerade immer den Raum verlassen. Ich verstehe heute noch nicht, wieso ich nicht gekontert habe. Ich hätte sie ja als Dickmadam hinstellen können. Noch besser als fette Kuh, habe ich später oft gedacht. Aber sollte ich ihr die Beleidigungen mit gleicher Münze heimzahlen? Natürlich hätte ich es tun sollen! Später wusste ich es.
»Jetzt, wo wir einen Wagen haben, lohnt es sich, nur für einen Tag hinzufahren«, begann ich vorsichtig ein Gespräch mit Herbert.
Er sah mich verwundert an und rätselte wohl, was ich im Schilde führte.
»Ja, wir können nach dem Frühstück hinfahren und nachmittags nach dem Kaffee zurückfahren«, schlug ich vor.
»Ich weiß nicht, wie sie das auffasst? Damit wird sie nicht einverstanden sein«, gab Herbert zu bedenken.
»Waren wir denn immer damit einverstanden, dass wir sie sooft besuchen mussten? Übrigens macht sie oft so hässliche Bemerkungen über mich. Sie will mich regelrecht verletzen.«
»Ich weiß!«
»Vieles bekommst du gar nicht mit«, sagte ich.

»Sie hat mir sogar mal vorgeschlagen, mich von dir zu trennen«, erzählte Herbert.

»Was? Wann war denn das?«

»Es ist schon lange her. Weißt du noch, als du die Blasenentzündung hattest?«

»Da hat sie?«

»Ja, da hat sie zu mir gesagt: ›Wer weiß, was Lilo für eine Krankheit hat. Es ist besser, du trennst dich von ihr.‹ Ich war dann so stolz auf dich, als du ihr die Blutegel angelegt hast. Ja, ich platzte fast vor Stolz, als dich der Arzt noch lobte. Gut, dass du ihr Gesicht nicht gesehen hast.«

So einiges hatte ich meiner Schwiegermutter schon zugetraut – aber dass sie so etwas sagte!«

»Lass es mal gut sein! Du weißt, wie schwer sie es hatte, mein Federchen. Und wie alleine sie immer ist«, fügte er hinzu

Meine Abneigung gegen meine Schwiegermutter aber wuchs von Mal zu Mal. Wahnsinnig ärgern konnte ich mich, wenn ich mich im Bad aufhielt, mich kämmte oder schminkte und sie dann das Licht ausmachte. War sie bei uns, so war das Essen nicht genug gesalzen oder es stand 20 Minuten zu spät auf dem Tisch. Sie fand immer etwas an mir auszusetzen und ich fühlte mich ihr ausgeliefert, weil die Anschuldigungen und der Tadel so unverhofft und unerwartet kamen. Kopfschüttelnd erwähnte sie mal, dass Mädchen, die man im Tanzlokal kennen lernt, mit Sicherheit keine anständigen Mädchen seien. Ausnahmsweise hatte Herbert dieses Mal eine Antwort parat.

»Renate hat den Norbert doch auch beim Tanzen kennen gelernt.«

Sie schluckte und giftete ihn wütend an.

»Das ist etwas ganz anderes.«

Sie ließ sich auf kein Gespräch ein, nachdem wir wissen wollten, was daran anders sein sollte. Das Schlimmste aber war, dass ich ihrer Meinung nach viel zu wenig Alkohol trank.

»Stell dich nicht so an!« oder »Hab dich nicht so!«, bekam ich dann zu hören. Leider war das auch Herberts Meinung.

Jetzt fuhren wir also nur noch sonntags nach Bramstedt, dafür aber regelmäßig. Hin und wieder nahmen wir meine Eltern mit. Sie fanden eine Spazierfahrt mit dem Auto toll. Schwiegermutter zeigte sich in diesen Stunden von ihrer freundlichen Seite.

Als ich schwanger wurde, hatte ich auf einmal eine rücksichtsvolle und liebe Schwiegermutter. Sie freute sich riesig mit uns.

»Bei Renate klappt es nicht«, meinte sie traurig. »Sie wünschen sich so sehr ein Baby. Immerhin sind sie nun auch schon vier Jahre verheiratet.

In der Zeitung stand eine Annonce, die unser Leben verändern sollte: Eine Wohnungsbaugesellschaft in unserer Gegend suchte einen Verwaltungsangestellten. Bedingung: Kaufmännische Ausbildung. »Das wäre doch etwas für mich«, überlegte Herbert laut. Er faltete die Zeitung zusammen und vergaß es. Ich riss die

Anzeige heraus und legte sie in eine Schublade. Eine Woche später holte ich sie wieder hervor und meinte: »Schreib doch auf die Anzeige. Wenn es nicht klappt, macht es nichts.«

»Meinst du?«, fragte Herbert zweifelnd.

»Ja, warum nicht? Versuch es einfach!«

Herbert schrieb und ich erzählte es meinem Arbeitgeber.

»Den Herrn Rübsam kenne ich gut«, sagte er. »Wenn Sie möchten, lege ich ein gutes Wort für Ihren Mann ein.«

»Danke, das wäre nett.« Ich fand es besonders nett, weil ich ihm gerade vor ein paar Tagen mitgeteilt hatte, dass ich bald aufhören wollte zu arbeiten. Mein Chef sprach mit Herrn Rübsam. Herbert stellte sich vor und bekam den Job. Ich flachste rum. »Pass auf Herbert. Du wirst zuerst den Kollegen vorgestellt, dann fährt dich dein Chef durch die Wohngebiete, die der Gesellschaft gehören und ganz nebenbei sagt er noch: »Da ist eine Wohnung frei. Wenn Sie möchten, können Sie sofort einziehen.«

Herbert lachte: »Wäre das schön, mein Engel. Stell dir vor, wir bekämen eine Dreizimmerwohnung. Wir hätten gleich ein Zimmer für unser Kind.« Seine Augen leuchteten. Wir malten uns eine Zukunft aus, wie sie schöner nicht hätte sein können. »Ach, meine Tubbimaus, mein Frauchen! Du bist mein ganzes Glück.«

Als Herbert am 1. April, seinem ersten Arbeitstag in der neuen Firma, nach Hause kam, ließ er seine Aktentasche fallen, riss mich in die Arme und küsste mich, dass mir die Luft wegblieb.

»Mein Schätzchen, mein Goldhäschen! Es war genauso, wie du es ausgemalt hast. Um acht Uhr habe ich angefangen, um neun Uhr hatte ich eine Wohnung.«

Wir Glückspilze zogen einen Monat später in die neue Wohnung.

Kurz darauf wurde unser Töchterchen Marion geboren. Glückselig, ja andächtig schaute ich oft in den Kinderwagen und dachte: »So etwas Süßes. So ein kleines Etwas. Vollkommen hilflos. So etwas wurde mir anvertraut.« So viel Glück konnte ich kaum fassen. Herbert entwickelte sich zu einem liebevollen Vater. Selbst Schwiegermutter vergaß für ein paar Wochen ihre gehässigen Bemerkungen.

Nachdem sie mich in Ruhe ließ, war Herbert allein der Leidtragende. Herbert war bei jeder Anschaffung, egal ob groß oder klein, teuer oder preisgünstig, unheimlich stolz. Er musste immer alles gleich zeigen und wartete auf Bewunderung. Fanden meine Verwandten alles toll und freuten sich mit uns, so winkte seine Mutter mit den Worten ab: »Das haben Renate und Norbert schon lange und viel schöner.« Herbert war jedes Mal enttäuscht.

»Du hast doch selber Schuld!«, sagte ich dann. »Zeig ihr doch nicht alles und frag nicht danach, ob es ihr gefällt. Du kennst sie doch. Uns gefällt es. Das ist doch die Hauptsache.«

»Du hast so recht, Tubbi.«

Bei der nächsten Anschaffung bettelte er wieder förmlich um Lob und Bewunderung. Sie tat ihm den Gefallen nicht. Aber in unser Baby war sie vernarrt und doch erbrach die Kleine jedes Mal, wenn Oma ihr das Fläschchen oder später den Brei gab. Natürlich wollte Schwiegermutter in diesem Jahr das Weihnachtsfest bei uns erleben. Sie blieb bis zum neuen Jahr. Am Silvesterabend kamen Günther und Rosi zu uns. Ich merkte, wie angetan sie von Günther war, der sehr ausgelassen und fröhlich sein konnte. Sie lachte mit ihm über seine Witze. Wir lachten alle, bis Schwiegermutter ihre Hand vor ihrer Stirn hin- und herbewegte und Herbert laut tadelte: »Hast du sie noch alle?« Mir fiel ein, dass sie schon einmal so reagiert hatte, als Herbert fröhlich war. Gönnte sie ihrem Sohn das Lachen nicht? Warum hing er dann nur so an seiner Mutter. Am Neujahrstag hatte ich das Gefühl, dass er seiner Mutter regelrechten Hass entgegenbrachte. Dann wieder schien ihn das schlechte Gewissen zu packen und er überschüttete sie mit Liebe.

Einige Wochen später konnte ich mich wieder einmal als gute Gastgeberin beweisen, an Marions Taufe. Norbert und Renate kamen schon einen Tag früher. Abends saßen wir gemütlich zusammen. Es war das erste Mal, dass wir mit den beiden alleine waren. Nach lustigen und angeregten Gesprächen erzählte Herbert von unseren Schwierigkeiten, die wir mit Schwiegermutter hatten. »Das ist nicht einfach für uns, aber ihr habt es mit Sicherheit nicht leichter, wo ihr doch mit euren Schwiegereltern im gleichen Haus wohnt«, meinte Herbert vorsichtig.

»Wir haben mit Norberts Eltern überhaupt keine Probleme. Sie besuchen uns, wenn wir sie einladen. Ansonsten spielen wir einmal in der Woche Karten. Es passiert nie, dass meine Schwiegermutter einfach mal in der Tür steht. Wir haben im Sommer sogar die Terrassentür auf, die zum gleichen Garten führt. Sie kommen nicht ungebeten herein. Wir sind total ungestört.« Renate berichtete das, als wäre es das Selbstverständlichste der Welt. Wir waren verblüfft. »Ich mag meine Schwiegereltern schon alleine deshalb sehr«, fügte Renate noch hinzu.

»Habt ihr ein Glück! Da sieht es bei uns anders aus, das kann ich euch sagen. Wir haben überhaupt keine Chance, mal aus freien Stücken zu Mutti zu fahren. Sie erwartet es von uns. Sie zwingt uns regelrecht dazu.« Ich staunte über Herberts Offenheit, denn ich wusste, dass Renate sehr an ihrer Mutter hing. Deshalb wunderte ich mich darüber, dass Herbert ihr sein Leid klagte.

»Ihr habt doch selber Schuld, wenn ihr euch das gefallen lasst. Mit uns hätte sie das nicht machen können, wir hätten es von Anfang an unterbunden«, behauptete Renate. Damit war das Thema beendet.

Am Tag der Taufe kamen auch meine Eltern, Schwiegermutter, Günther, Rosi und unser Pastor. Meine selbstgebackene Torte und der Kuchen wurden gelobt und es war ein gemütlicher Nachmittag. Der Pastor war immer sehr unterhaltsam und witzig, als wäre er ein guter Freund. Er erzählte Schwiegermutter von seinen Besuchen bei uns, wenn er mit Herbert zusammen ein Bier trank und sich mit ihm über Autos oder Fußball unterhielt.

»Es war immer sehr nett bei Ihren Kindern. Sie haben wirklich eine nette Schwiegertochter«, hörte ich ihn sagen.

Also, so einen Pastor habe ich noch nicht kennen gelernt«, sagte sie einen

Abend später, als Norbert und Renate schon abgereist waren.
»Ja, der ist wirklich nett«, antwortete Herbert.
»Nett? Nett nennst du das? Da stimmt doch was nicht. Wer weiß, was Lilo für ihn macht, dass er sie leiden mag!«
Ich dachte: Wie kann diese Frau nur so gehässig sein? Wieso sage ich nichts dazu? Warum wehre ich mich nicht? Auch Herbert sagt nichts dazu? Warum verteidigt er mich nicht? Es ist der Gipfel!

Es blieb alles beim Alten. Wir besuchten sie oft, und bevor wir zurückfuhren, kamen Klagen oder Tränen.
»Komm, wir trinken noch einen Schnaps!«, forderte sie Herbert auf.
»Nein, ich will nicht«, lehnte er ab.
»Ach, komm, nur einen zum Abschied.« Dabei goss sie die Gläser voll.
»Ich will nicht, ich muss Auto fahren«, lehnte Herbert ab.
»Ach, hab dich doch bloß nicht so, du bist doch kein Schlappschwanz. – Prost!«
Beide tranken und schon goss sie die Gläser wieder voll.
»Nicht noch einen, Mutti, nein.«
»Meine, Güte, du bist doch ein Mann, komm schon. Prösterchen!«
»Prost!«
Nach dem dritten war er dann endlich ein Mann. Er konnte klipp und klar, deutlich und entschieden »Nein!« sagen.
Herbert aber fühlte sich anscheinend so schwach, dass er zu Hause weiter trank.
Am nächsten Tag kam Herbert strahlend nach Hause.
»Du, Tubbi, ich habe unser Auto verkauft. Jetzt ist Schluss mit dieser ewigen Fahrerei. Jetzt haben wir eine glaubhafte Entschuldigung, dass wir sie nicht mehr so häufig besuchen können. Jetzt ist Schluss. Endgültig!«
Es klang wie Musik in meinen Ohren.
Zwei Wochen später stellte man Herbert einen Geschäftswagen zur Verfügung und sein Stolz war so groß, dass er sofort zu seiner Mutter fuhr und sie abholte.

Meine Mutter wurde krank. Papas Zustand verschlechterte sich dadurch zusehends. Die beiden, die noch vor Monaten weite Spaziergänge unternommen hatten, uns Jungen noch etwas vormachen konnten, wurden von einem Tag zum anderen alt. Meine Geschwister und ich versorgten die Eltern abwechselnd. Ich nur abends, weil Herbert dann auf die Kleine aufpassen konnte.
»Muss Lilo denn da hin, können denn nicht die anderen die Eltern versorgen?«, fragte Schwiegermutter einmal im Nebenraum.
»Und wenn du später einmal Hilfe brauchst und sie denkt dann auch so wie du jetzt?«, war Herberts Entgegnung.
Sie erwiderte nichts darauf. Wie stolz ich war, dass Herbert zu mir hielt.
Meine Eltern erholten sich etwas.
Es folgten, mit den üblichen Unterbrechungen, wunderschöne Tage und Wochen. Wir gingen mit unserer kleinen Süßen ins Schwimmbad, gingen viel

spazieren, fuhren in den Ferien an den Ostseestrand. Wir lachten viel und Herbert strömte über vor Glück.

»Was bin ich stolz auf euch«, sagte er so gerührt. »Ich liebe euch beide.«

Ein Schatten auf sein Glück fiel immer dann, wenn er merkte, dass seine Mutter ihm nicht einmal einen Ausflug ins Schwimmbad gönnte.

Einmal in der Woche kamen meine Geschwister zu uns. Dann ging es beim Karten- oder Monopolyspiel sehr vergnügt zu.

Plötzlich baute Papa sehr ab. Er saß mir gegenüber in einem Sessel und sagte: »Ich kann das Wasser nicht mehr halten und habe in meinem Schoß deswegen ein Handtuch liegen. Nein, das wird nichts mehr mit mir.« Leise hatte er das gesagt und sah mich groß und ernst an. Ich konnte nicht antworten. Ich konnte ihm auch nichts Tröstendes sagen. Hilflos war ich und dachte nur, ist denn das der Anfang vom Ende? Papa war 80 Jahre alt. Traurig fuhr ich nach Hause.

Einige Tage später hatte Papa einen Schlaganfall. Ich besuchte ihn im Krankenhaus. Als ich ging, drehte ich mich noch einmal um. Papa sah mir mit einem Blick nach, den ich nie vergessen werde. Ein Blick, als gehöre er schon in eine andere Welt. Ein Blick, der Abschied nahm. Oder wollte er mir noch etwas sagen? Aber was nur? Vielleicht: Pass gut auf Mama auf oder: Tschüss, mein Mädchen?

Als wir ein paar Tage später ins Krankenhaus gerufen wurden, war Papa ohne Besinnung. Ich hielt seine Hand, bis der Atem langsamer, dann stockender wurde und er für immer einschlief. Er war mir ein guter Vater.

Zur Beerdigung meldeten sich unter anderem auch Tante Josefa und ihr Sohn Josef an. Für alle war es selbstverständlich, dass sie bei mir übernachteten. Auch für mich, denn ich hatte mich bei ihnen in Krefeld sehr wohlgefühlt.

»Aber natürlich nehmen wir die beiden auf«, sagte ich zu meiner Schwester Eva. Abends erzählte ich es Herbert. Er rastete aus.

»Was fällt dir ein? Hast du hier zu bestimmen? Ist das hier deine Wohnung? Und ich werde nicht einmal gefragt. So weit kommt das noch.«

»Für mich ist es eine Selbstverständlichkeit, sie bei uns aufzunehmen, wo ich jahrelang bei Tante Josefa gewohnt habe«, verteidigte ich mich.

»Das interessiert mich überhaupt nicht. Nicht die Bohne, interessiert mich das.«

»Deine Mutter kommt seit Jahren zu uns und sie übernachtet hier, wann immer sie will.«

»Das ist etwas ganz anderes.«

»Natürlich ist es etwas anderes. Diesmal ist es mein Besuch und das aus einem traurigen Anlass. Nur weil sie an Vaters Beerdigung teilnehmen wollen.«

Ich war schrecklich enttäuscht. Ich konnte nicht begreifen, dass ich mit Herbert um so etwas streiten musste, während meine Gedanken und Gefühle ganz von der Trauer um Papa besetzt waren.

»Sollen sie hingehen, wohin sie wollen. In meine Wohnung kommen sie nicht. Basta! Aus!«, schrie Herbert und knallte die Tür hinter sich zu, als er die Küche verließ.

Automatisch kochte ich das Süppchen für Marion und abwesend fütterte ich sie. Ich machte sie für die Nacht fertig und brachte sie ins Bettchen.

In mir war alles wie gelähmt. Ich konnte nicht weinen, nicht überlegen. Dieser Zustand umklammerte mich noch, als am nächsten Tag der Besuch kam. Mein Bruder Kurt, der bei Eva übernachten wollte, war auch dabei. Ich hatte Kaffee aufgeschüttet, aber ich glaube, dass Tante Josefa darum gebeten hatte. Genau weiß ich noch, dass sie um einen Teller bat, damit sie die eingewickelten Butterbrote darauf legen konnte, die sie unterwegs nicht gegessen hatten. Irgendwann fragte Kurt mich: »Hat dir denn niemand gesagt, dass wir kommen?« Ich schüttelte den Kopf, setzte mich auf den Teppich und beschäftigte mich mit Marion. Wäre mir das peinlich gewesen, wenn ich zu diesem Zeitpunkt hätte klar denken können. Tante Josefa, die großen Wert aufs Essen legte und ich, ausgerechnet ich, die sie so lange liebevoll bekocht hatte, bot ihr nichts an als einen leeren Teller. An diesem Tag konnte ich nicht einmal Scham empfinden. Warum setzte ich mich nicht einfach über die Dinge hinweg? Warum war ich nicht dazu fähig, so zu handeln, wie ich es für richtig hielt. Ich wusste es nicht. Meine Gäste saßen am Tisch und ich sah ihnen ihre Gedanken über mein merkwürdiges Verhalten an. Ich aber saß auf dem Teppich und rührte mich nicht von der Stelle. Dann hörte ich den Schlüssel, die Tür, die Schritte und Herbert begrüßte freundlich unsere Gäste.

»Aber das ist doch selbstverständlich, dass ihr hier bleibt«, hörte ich ihn sagen. »Wie war die Fahrt? Gut? Na, das ist ja fein.«

Am Abend löste sich meine Verkrampfung. Ich hatte mich wieder unter Kontrolle. Liebevoll deckte ich den Abendbrottisch und wir erzählten von Papa und Mama und von früher. Vielleicht haben sie gedacht, dass mich Papas Tod so geschockt hatte und ich deshalb so betroffen war.

Am Tag nach der Beerdigung fuhren sie wieder zurück, nachdem Herbert ein paar Mal geäußert hatte, wie sehr er sich freuen würde, wenn sie noch einen Tag bleiben könnten. Ich sah ihm an, dass er es ehrlich meinte. Bei mir entschuldigte er sich immer und immer wieder.

»Es tut mir so leid, glaube mir. Ich verstehe mich selber nicht.«

Und weil er sich nicht verstand, trank er erst mal einen Schnaps und ein Bier. Er verstand sich immer noch nicht, also noch ein Gläschen.

Innerlich aber konnte ich Herbert nicht verzeihen. Ich fühlte mich in einer Situation in Stich gelassen, in der ich ihn besonders gebraucht hätte.

Gleich am Samstag, als Schwiegermutter bei uns war, fühlte ich mich schon wieder in Stich gelassen.

Ich putzte das Treppenhaus. Nachbarn, die das Treppenhaus verlassen wollten, blieben stehen und wir wechselten ein paar belanglose Worte.

»Du weißt wohl auch nicht, was sich gehört«, muffelte mich meine Schwiegermutter an.

»Was gehört sich denn nicht?«

»So ein Getratsche im Treppenhaus.«

»Wieso soll ich nicht mit den Nachbarn reden? Außerdem liegt mir Getratsche überhaupt nicht. Ganz im Gegenteil. Ich hasse Getratsche.«

»Du hast ja gewöhnliche Manieren«, bemerkte sie und sah mich dabei abfällig an.

»Du sprichst doch auch mit deinen Nachbarn«, stellte ich fest.

»Das ist etwas ganz anderes. Für so eine junge Frau wie dich gehört sich das eben nicht.«

Herbert war der gleichen Meinung. Ich dachte, jetzt schlägt die Uhr dreizehn. Was durfte ich eigentlich? Ach ja, kochen. Das Essen musste pünktlich auf dem Tisch stehen. Schwiegermutter und Herbert tranken wie üblich Bier und Schnaps. Ich wusste, dass ihre Meinung über das Gerede im Treppenhaus absurd war. Sprach man mich aber zukünftig an, packte mich so etwas wie ein schlechtes Gewissen. Ich vermied es, soweit ich es konnte.

Ich gewöhnte mir an, trotzdem zufrieden zu sein. Vor allen Dingen, wenn Schwiegermutter da war. Längst hatte ich erkannt, dass sie sich maßlos ärgerte, wenn wir glücklich waren. Also spielte ich die Glückliche, um sie zu ärgern. Es gab mir Kraft, meine Schwiegermutter ertragen zu können. Ich lernte zu lächeln, wenn ich am liebsten heulend hinausgerannt wäre vor Wut und Enttäuschung. Die Rolle spielte ich immer öfter so gut, dass ich zeitweise vergaß, dass ich nicht glücklich war. Mach weiter so, befahl ich mir, sie wird die Letzte sein, die erfahren wird, dass ich nicht mehr glücklich bin.

Meine Mama aber, diese fröhliche, tapfere Frau, brauchte nun meine Hilfe. Sie glaubte, ihre Jüngste, die sich schon so viele Jahre um die Schwiegermutter kümmerte, würde ihr nun auch Beistand leisten. Ich musste sie enttäuschen. Beim Saubermachen half ich ihr zwar mal, ging auch öfter zu ihr, und wenn sie uns besuchte, gingen wir gingen zusammen zum Friedhof. Aber mehr konnte ich ihr nicht geben. Ihre Worte von Einsamkeit wollte ich nicht wahrhaben. Oder vielleicht fühlte ich mich damals auch schon einsam?

## *Herberts Geliebte*
### *1969/70*

In der Firma wurde Herbert ein Fernkurs angeboten, in dem er eine Ausbildung zum Wohnungswirt machen konnte.

»Dann habe ich bessere Aufstiegsmöglichkeiten und verdiene besser. Das Lernen fiel mir noch nie schwer.«

»Ja, wenn du es für richtig hältst?«, antwortete ich.

»Sonntags muss ich sicher manchmal lernen, dann musst du alleine mit Marion spazieren gehen.«

»Das macht doch nichts, dann gehe ich zu Mama.«

Vielleicht werden wir nun seine Mutter nicht mehr so oft sehen, dachte ich, und wenn Herbert am Tage ein paar Stunden lernt, haben wir sogar den Abend für uns alleine. Hoffnung keimte auf. Aber leider brauchte Herbert im ersten Jahr kaum einen Sonntag zu lernen. Er hatte für uns und seine Mutter wie immer Zeit.

Dann war ich wieder schwanger und immer krank. Eine Erkältung jagte die andere.

Herbert kam nun oft später nach Hause, weil er mit einer Kollegin im Büro lernen wollte. »Sie schafft die Prüfung sonst nicht«, meinte er. Ich fand es in Ordnung. Herbert aber wurde launisch und aggressiv. So war es mir nicht gerade recht, als Herbert diese Kollegin mit ihrem Mann zu uns einlud. Meiner Schwester Eva vertraute ich meinen Verdacht an und sie versprach, mich an diesem Abend unerwartet zu besuchen. Sie war kurz vor Marions Geburt Witwe geworden. Seitdem war sie oft bei uns, hatte aber niemals eine Unstimmigkeit zwischen uns bemerkt. Sie kam und auch Frau Fehlhaber mit ihrem Mann. Wir tranken, wir unterhielten uns, wir aßen ein paar Schnittchen und tranken zu später Stunde einen Kaffee. Sicher fühlte ich mich, weil Eva da war.

»Ja, Lilo«, sagte sie mir am nächsten Tag, »immer wenn du in der Küche beschäftigt warst, hielten die beiden Händchen und duzten sich.«

»Und ihr Mann?«, fragte ich.

»Der saß daneben und guckte zu, genau wie ich.«

Ich konnte es nicht glauben. Am nächsten Tag kam Eva abermals.

»Herr Fehlhaber hat bei mir angerufen. Ganz verzweifelt war er. Er erzählte, dass seine Frau dieses Spiel schon seit Jahren treibt. Sie verliebt sich und immer nur in verheiratete Männer. Und er muss dann zusehen.«

»Was? Wie hält er das aus?«

»Das habe ich ihn auch gefragt und er erwiderte, dass er sie liebt und nicht von ihr lassen kann. Er hofft, dass sie sich eines Tages ändert. Ja, Lilo, und nun steht sie zwischen euch. Du musst es schlau anfangen und sie austricksen.«

Herbert lud die beiden wieder ein. Ich kaufte Stoff und nähte mir ein ganz schickes Kleid, in dem meine Schwangerschaft überhaupt nicht auffiel. Eva kam auch diesmal wieder ganz zufällig vorbei und ich spielte die Ahnungslose so perfekt, war ausgelassen und fröhlich, dass Herbert keinen Blick von mir ließ. Frau Fehlhaber zog später enttäuscht ab. Herbert war am nächsten Tag sehr verliebt in mich, aber am Montag hatte die andere wieder Macht über ihn. Am kommenden Wochenende fühlte ich mich hundeelend und ging früh ins Bett, obwohl meine Schwiegermutter darüber empört war. Vorher schon hatte sie sich über mich geärgert, weil ich keinen Alkohol anrühren wollte.

»Die soll sich nicht so anstellen, ich habe auch Kinder bekommen«, nörgelte sie laut, damit ich es hörte. Ich reagierte nicht und legte mich ins Bett. Irgendwann hörte ich laute Stimmen. Sie schienen miteinander zu streiten oder empfand ich es nur im Halbschlaf so. Sie werden wieder viel getrunken haben. Herberts Stimme wurde noch lauter, die Wohnzimmertür ging auf und er schrie: »Hättest du dich doch damals umgebracht, du ahnst nicht, was du mir damit erspart hättest.« Dann hörte ich Schwiegermutters Stimme, die wohl beruhigend auf ihn einreden wollte.

Und dann wieder Herbert: »Mein ganzes Leben hast du kaputtgemacht. So etwas nennt man Mutter! Du hast das Wort Mutter überhaupt nicht verdient!«

Erst knallte die Wohnzimmertür, dann fiel die Wohnungstür zu und ich hörte seine Schritte im Treppenhaus verhallen. Ich beruhigte Marion, die wach geworden war. Schwiegermutter hörte ich im Wohnzimmer hantieren, sie räumte wohl auf und brachte die Gläser in die Küche. Als Herbert zurückkam, war es still in der Wohnung. Er weinte, als er sich zu mir aufs Bett setzte. Ich fragte nichts, aber ich überließ ihm meine Hand, nach der er gefasst hatte. Und dann erzählte er.

»Du glaubst gar nicht, wie sehr ich meine Mutter hasse. Ich weiß nicht, ob ich mich dessen schämen muss. Immer hat sie Renate bevorzugt und hat es mich fühlen lassen. Dich wollte ich nicht haben, hat sie oft gesagt. Wenn ich etwas nicht richtig gemacht hatte, schimpfte sie. – Und ich machte immer alles verkehrt. Als kleiner Junge sollte ich mich wie ein Mann verhalten. Arbeiten, aufräumen, kochen, die Verantwortung für Renate übernehmen. Aber das war nicht das Schlimmste ...« Er weinte und konnte nicht weiter sprechen.

»Ich durfte nie einen Freund haben. Sie hielt sich das Messer an die Kehle und drohte – ja, sie drohte mir, sich umzubringen, wenn ich spielen gehen wollte. Aber meine kleine Schwester brauchte doch ihre Mutter. Ich wäre so gerne mal zum Fußballspielen gegangen. Hätte sie sich doch damals umgebracht. Immer hat sie mich mit diesem Messer erpresst. Wenn sie sich umgebracht hätte, dann wären wir zwei glücklich, aber sie steht zwischen uns und ich kann es nicht ändern. – Ich sehe das Bild ständig vor mir, wie sie sich das Messer an die Kehle hält. Später, als ich erwachsen war, wollte sie einen kleinen Jungen aus mir machen. Einen, den sie noch baden und liebkosen kann. Einen, der am besten nicht heiratet. Einen, der am besten immer bei ihr bleibt. Aber als ich bei der Bundeswehr einen schweren Unfall hatte und Angst haben musste, dass man mir mein Bein amputiert, da stand keine Mutter an meiner Seite. Sie besuchte mich nicht ein einziges Mal. Wie ich diese Frau hasse! Sie hat mich immer erpresst, immer. Sie brauchte nur auf ihre Tränendrüsen zu drücken, dann kullerten die Tränen. Sie weinte auf Kommando und ich machte alles, was sie wollte. Fast alles. Ach, Tubbi.« Er schluchzte. Er weinte. «Ich musste einfach gehorchen, ich konnte nicht anders, obwohl ich wusste, dass ich nicht richtig handelte. Als kleiner Junge und auch später habe ich oft mitbekommen, wenn sie Männerbesuche hatte. Sie hatte viele Männerbekanntschaften. Ich hörte die Geräusche und das Gestöhne dieser fremden Männer. Wir schliefen ja alle in einem Raum. Renate schlief. Ich ... ja, ich habe alles mitbekommen unter meiner Bettdecke, die ich mir über den Kopf gezogen hatte. Später, als sie heiraten wollte, habe ich mich, glaube ich, dafür rächen wollen. Jähzornig bin ich geworden, wütend, und habe es damit verhindert. Sie hat weiter gedroht, dass sie sich umbringen würde, wenn ich sie alleine ließe. Sie hat mich kaputtgemacht und unsere Ehe.«

Über das Gehörte war ich erschüttert. Wir waren über sieben Jahre verheiratet und er hatte niemals etwas davon erzählt, auch nicht angedeutet. Er wusste also, dass sein Verhältnis zu seiner Mutter unnatürlich war, und mir wollte er die ganzen

Jahre weismachen, dass ich eine komische Einstellung habe. Mich packte Mitleid, wie er so vor mir saß. Aber wie er sich nun seiner Mutter gegenüber verhallten sollte, musste er alleine wissen. Jedes Wort von mir legte er als Feindseligkeit aus.

Eine Woche später meinte Herbert:

»Am Wochenende möchte ich gerne meinen Kameraden in der Lüneburger Heide besuchen. Er und seine Frau waren es, die zu mir hielten, als ich im Lazarett lag.«

»Mach das, dann hast du mal eine Abwechslung.«

»Und du, ich meine, was machst du?«

»Ich werde Weihnachtsplätzchen backen. Es wird Zeit.«

Unruhig war ich an diesem Wochenende und unglücklich. Herbert kam am Sonntag spät zurück und erzählte von Ulrich und Christina.

»Sie haben sich so gefreut, als sie mich sahen.«

Herbert trank regelmäßig in den nächsten Tagen und Marion zog sich immer mehr von ihrem geliebten Papa zurück.

Auch am ersten Weihnachstag trank er mit seiner Mutter wie üblich. Nach dem Mittagessen schmeckte der Schnaps noch besser. Als ich in der Küche war, stritten die beiden schon wieder und meine Mama, die den Streit schlichten wollte, schmiss Herbert kurzerhand raus. Ich brachte Mama, die so hinfällig wirkte, zu meinem Bruder Jens, der in der Nachbarschaft wohnte.

»Was ist denn nur mit Herbert?«, fragte Mama fassungslos. Ich beruhigte sie.

»Mama, Herbert hat nur zu viel getrunken, weißt du, er lernt so viel, da hat er wohl durchgedreht. Mach dir keine Sorgen.«

»Wirklich? Ist bei euch alles in Ordnung?

»Aber ja, wirklich, Mama. Bei uns ist alles in Ordnung.«

Sie glaubte mir, denn Herbert fuhr nach Weihnachten zu ihr und entschuldigte sich.

Ich aber hatte inzwischen erfahren, dass Herbert an dem bestimmten Wochenende zwar bei Ulrich und Christina war, aber seine Freundin mitgenommen hatte. Nun konnte ich mir meine Unruhe erklären. Herbert hatte Eva besucht und bei ihr sein Herz ausgeschüttet. Sie hatte die verständnisvolle Vertraute gespielt und sagte nun zu mir: »Glaub mir Lilo, nur so kann ich euch helfen. Soll er sich doch alles von der Seele reden. Wenn er Vertrauen zu mir hat, kann ich ihn im richtigen Moment beeinflussen und vor allen Dingen werde ich dann beurteilen können, ob es nur eine vorübergehende Beziehung ist.«

Vielleicht hat sie recht, dachte ich. Kam ich auch nie gegen seine Mutter an, gegen eine Geliebte kann ich es aufnehmen. So ging ich Silvester auch mit zu Fehlhabers, die uns eingeladen hatten. Herbert verhielt sich mir gegenüber anständig und rücksichtsvoll und blieb an meiner Seite. Frau Fehlhaber aber wich ebenfalls keinen Schritt von seiner Seite. Herbert blieb zurückhaltend. Kurz nach dem Jahreswechsel wollte ich nach Hause. Ohne zu zögern stand Herbert auf, um die Mäntel zu holen. Da sprang Frau Fehlhaber wie von der Tarantel gestochen auf, riss Herbert die Jacke aus der Hand, warf sie ihm vor die Füße und schrie ihn wütend an: »Die soll doch ihre Kinder zu Hause kriegen, was wollte die hier überhaupt!« Herbert hatte mir in den Mantel geholfen. »Komm«, sagte er, fasste mich am Arm und führte mich zum Auto. In den nächsten Tagen hatte ich wieder den liebevollsten Ehemann, der mich vergötterte. Er war aufmerksam und rücksichtsvoll, ich konnte nicht begreifen, dass ihm eine andere Frau den Kopf verdrehen konnte. Auch um Marion bemühte er sich liebevoll, aber sie blieb bei ihrer Zurückhaltung ihm gegenüber. Mein Gesundheitszustand verschlechterte sich und statt zuzunehmen, nahm ich ab.

»Kannst du mich heute Nachmittag zum Frauenarzt bringen?«, fragte ich Herbert einige Tage später am Telefon.

»Ich glaube nicht, dass ich es schaffen werde, wir haben viel zu tun.«

»Na gut, dann ich fahre mit dem Fahrrad.«

Nachmittags musste ich ganz langsam fahren, denn die Straßen und Gehwege waren voller Schneematsch, der anfing zu gefrieren. Zeitweise schob ich das Fahrrad, vorne auf dem Kindersitz saß Marion. Da mein Frauenarzt in Urlaub war, musste ich seinen Vertreter aufsuchen. Dort musste ich lange warten. Als ich endlich die Praxis verlassen konnte, war es dunkel und spiegelglatt. Die Kleine setzte ich aufs Fahrrad und schob es langsam über den Bürgersteig. Im selben Augenblick fuhr Herbert mit dem Wagen vorbei, neben ihm saß Frau Fehlhaber. So ist das also. Dieses junge Ding brachte er nach Hause und ich musste mit dem Rad fahren. Langsam ging ich weiter. Schritt für Schritt. Dann kam ich an dem Haus von Frau Fehlhaber vorbei. Das Auto stand in der Einfahrt, ich sah ihre Köpfe dicht beieinander. Einen Moment blieb ich hinter der Hecke stehen. Meine Augen brannten. Am liebsten hätte ich mich fallen lassen und geweint. Es müsste jetzt jemandem geben, der mich in die Arme nimmt, an dessen Schulter ich weinen dürfte. Ich zupfte an Marions Mütze und Schal, denn der Wind war schneidend kalt. Meine Kleine, sie tat mir so leid. Als ich zu Hause ankam, kam mir meine Nachbarin entgegen, nahm mir das Fahrrad ab und brachte es in den Keller. Sie zog mich mit dem Kind auf den Arm in ihre Wohnung. Im warmen Zimmer war der Abendbrottisch für uns gedeckt, sie hatte auf uns gewartet. Sie fragte nichts, schimpfte nur mal auf den Mann, der seine schwangere Frau bei so einem Wetter mit dem Rad fahren ließ. Ich fühlte mich für eine kurze Stunde behütet und geborgen.

Als ich unsere Wohnung betrat, kam Herbert gerade nach Hause.

»Du hattest also keine Lust, mich zum Arzt zu bringen«, stellte ich wütend fest.

»Wer sagt denn das? Ich habe gearbeitet.«

»Ich habe dich vor zwei Stunden gesehen. In der Lindenallee.«

Herbert riss den Kopf herum, blieb aber ruhig, als er fragte: »Was machst du in der Lindenallee?«

»Ich sagte dir doch, dass ich zu einer Vertretung musste und die Praxis ist in der Lindenallee. Ein paar Häuser von Frau Fehlhaber entfernt.«

»Ja und?«

»Da habe ich dich gesehen.«

»Was hast du gesehen?«

»Dass du Frau Fehlhaber nach Hause gebracht hast.«

Mir kam das Gespräch auf einmal so dumm vor.

»Ach so, das meinst du.«

»Ja, das meine ich. Wieso bringst du sie nach Hause?«

»Ich kann sie doch unmöglich bei diesem Wetter zu Fuß nach Hause gehen lassen, weißt du, wie glatt es draußen ist?«

»Oh ja, das weiß ich wohl!« Mit diesen Worten ging ich ins Kinderzimmer. Herbert kam hinterher.

»Wenn du meinst, dass da noch etwas läuft, dann irrst du dich gewaltig. Ich habe das Verhältnis abgebrochen, aber sie ist nach wie vor meine Kollegin und ich wüsste keinen Grund, warum ich sie nicht nach Hause bringen sollte.«

»Ist gut!«, sagte ich müde. Ich wollte ruhig bleiben und mit Marion ins Bad gehen. Es war spät geworden, sie musste ins Bett. Herbert kam mit und sah zu, wie ich sie wusch und für die Nacht anzog. Er nahm sie auf den Arm, drückte und küsste sie und mit den Worten »Papi hat dich ganz dolle lieb« brachte er sie ins Bettchen. Meine Süße, wie ängstlich sie mich ansah. Ich streichelte sie noch und gab ihr ein Küsschen.

Herbert kam zu mir in die Küche und fasste mich von hinten um den Leib.

»Du brauchst dir keine Gedanken zu machen, Tubbi. Wirklich nicht. Da ist nichts mehr. Du brauchst keine Angst zu haben. Ich weiß, wo ich hingehöre. So etwas Liebes wie dich gebe ich nicht auf und so etwas Süßes wie nebenan im Bettchen auch nicht.«

Ich war erschöpft und erwiderte nichts darauf. Gerne hätte ich mich an ihn gelehnt und noch lieber hätte ich ihm geglaubt. Mein Gefühl aber sagte mir, dass es noch nicht zu Ende war.

»Leg dich hin, ich mache die Küche fertig«, sagte Herbert liebevoll und zog mich ins Wohnzimmer zum Sofa. Mit der Wolldecke deckte er mich fürsorglich zu.

»Ich mache mir Sorgen, meine Maus. Was hältst du von einen Urlaub – traust du dir das zu?«

»Ich weiß nicht ... doch, sprechen wir morgen darüber, ja, Herbert?«

Am nächsten Tag verabredete ich mich mit Eva. Wir beschlossen, eine Woche in den Harz zu fahren. Meine Bedenken räumte sie aus dem Weg.

»Mache dir keine Gedanken um Herbert. Denk mal an dich und vor allen Dingen an das Baby«, beruhigte Eva mich.

So fuhr ich mit Eva in den Harz. Wir machten wunderschöne Spaziergänge in der weißen Landschaft. Marion zog ich warm an und wickelte sie in Decken, so konnten wir sie im Schlitten hinter uns herziehen, wenn sie nicht mehr laufen wollte. Ich gewann dort in der Natur ein wenig Abstand von den Geschehnissen der letzten Wochen und mein kleines Töchterchen war so lieb und anschmiegsam. Damit half sie mir sehr. Zwei Tage vor der Rückreise rief ich zu Hause an. Herbert tat erfreut. Aber ich fühlte durch den Draht, dass er nicht alleine war. Enttäuscht legte ich auf. Es ist noch nicht vorbei, dachte ich.

Mit einem unguten Gefühl fuhr ich nach Hause. Den besorgten Ehemann, den ich vor meiner Abreise hatte, fand ich nicht wieder.

»Was hältst du von einer Karnevalsfeier?«, fragte Herbert mich am Abend. »Günter und Rosi gehen auch hin. Wollen wir Eva auch fragen?«

Ich wusste nicht, ob ich zu- oder absagen sollte. Eigentlich könnte eine Abwechslung für uns beide nur gut sein.

»Ich dachte auch nur«, meinte Herbert. »Ich dachte, es wäre schön für dich, wenn wir alle zusammen dort hingehen würden. Aber natürlich nur, wenn du möchtest.«

Bei diesen Worten schwand mein Misstrauen. Er meint es ehrlich, dachte ich, sonst würde er mir nicht alleine die Entscheidung überlassen. Und was soll schon passieren, meine Geschwister werden auch dort sein.

»Ja, gut. Wenn Mama auf die Kleine aufpasst. Rufst du mal bei Eva an, damit sie Bescheid weiß?«

Herbert rief sofort an. Sie sprachen kurz miteinander. Sie verstanden sich wirklich blendend.

Richtig wohl fühlte ich mich auf dieser Tanzveranstaltung nicht. Irgendwie fühlte ich mich fehl am Platze. Herbert wirkte sehr unruhig und stand immer wieder auf, obwohl das bei so einer Feier nichts Ungewöhnliches war. Auch Günther war ständig auf Wanderschaft. Als ich zu späterer Stunde von Günthers Freund zum Tanz aufgefordert wurde und wir uns nach einem etwas langsameren Tanz drehten, sah ich Herbert. Eng umschlungen tanzte er mit Frau Fehlhaber. Sie hatte ihre Arme um seinen Nacken gelegt und seine Hände lagen auf ihrem Hinterteil. Ich konnte keine Notbremse mehr bei mir ziehen, ich machte mich aus dem Arm meines Tänzers frei und drehte mich um. Im gleichen Moment schob Herbert seine Freundin etwas von sich ab und sah mich an. Ich schlug ihm ins Gesicht, wandte mich zu meinem Tänzer und bat ihn: »Bringen Sie mich hier weg, bitte!«

Er zog mich in die Bar und wir setzten uns in eine dunkle Ecke. Ich merkte, dass ich am ganzen Körper zitterte. »Ich kann nicht mehr, ich will nicht mehr«, wimmerte ich, mein Kavalier versuchte vergebens, mich zu trösten. Günther kam dazu und war wütend auf Herbert. Er verschwand und kam wieder zurück. »Lilo, Herbert will nach Hause fahren. Ich weiß, dass er viel getrunken hat. Ich ruf jetzt bei der Polizei an. Ja, die sollen ihn schnappen. Soll ich anrufen?«

»Nein, Günther, lass ihn fahren, es ändert nichts an der Sache«, schluchzte ich.

»So ein Schwein«, schimpfte Günther, »ich möchte ihn zusammenschlagen. Ich habe so eine Wut. Eine Wut habe ich.« Und ich sah sie ihm an.

»Komm, mein Schwesterherz, komm, ich bringe dich nach Hause.«

Die nächsten Tage waren entsetzlich. Marion entwickelte eine erschreckende Abneigung gegen ihren Vater, obwohl er sie gar nicht beachtete. Herberts Laune war miserabel. Die Kleine klammerte sich an mich oder wollte auf meinem Schoß sitzen, wenn Herbert da war. Sie ließ ihre Spielsachen fallen, wenn sie den Wagen hörte und kam zu mir gerannt. Hörte sie seine Schritte, fing sie an zu weinen und versteckte ihr Gesichtchen in meinem Kleid. Um ihr ein wenig Angst zu ersparen, ging ich nachmittags zu Eva. Sie schlug mir vor, jeden Tag um diese Zeit zu ihr zu kommen und dann auch bei ihr zu schlafen.

»Vormittags gehst du dann nach Hause und erledigst deine Hausarbeit.«

Ich nahm das Angebot sofort an.

»Herbert muss sich wie ein Schwein fühlen, dass er seine schwangere Frau mit dem Kind aus dem Hause treibt. Soll er! Vielleicht bringt ihn das zur Besinnung. Lilo, ich will Herberts Vertrauen trotzdem weiter behalten. Deshalb werde ich manchmal Verständnis heucheln. Ich will dir nicht weh tun, ich möchte nur weiterhin versuchen, euch zu helfen«, erklärte sie.

Ich ging jetzt also nach dem Frühstück nach Hause und nachmittags zurück zu Eva, dabei war mir zu Mute, als hätte ich keine Heimat mehr. Ich dachte oft an Trennung in dieser Zeit. Allerdings konnte ich mir auf der anderen Seite nicht vorstellen, wie das laufen sollte. Zwei Kinder und ich alleine? Wie soll das gehen? Ich war in dieser Zeit überhaupt nicht fähig, richtig zu denken. In mir war nur Trostlosigkeit und Traurigkeit. Ich muckte nur kampfbereit auf, als Eva mich tadelte: »Du hast die Kleine zu sehr verwöhnt. Herbert sagt das auch. Sie hängt nur an deinem Rockzipfel, meint er und ich sehe es jetzt auch.«

Es stimmte. Marion war, auch wenn wir bei Eva waren, nur an meiner Seite. Am liebsten saß sie auf meinem Schoß. Aber sie war still und weinte nicht mehr.

»Das hat mit Verwöhnen nichts zu tun. Soll ich sie von mir wegschieben?«

»Nein, aber du kannst energischer sein. Sie muss alleine spielen können.«

Sollte ich meiner Schwester jetzt erklären, dass Marion sich stundenlang alleine beschäftigen konnte, dass sie sogar quengelig wurde, wenn sie nicht mindestens eine Stunde alleine in ihren Bilderbüchern blättern konnte und darauf bestand, dass die Tür geschlossen war und dass sie sich erst veränderte hatte, als unser Familienleben im Eimer war? Diese Kleine brauchte jetzt meine Nähe, weil sie spürte, dass ihre kleine Welt in Unordnung geraten war. Wie soll sie das verkraften, wo ich als Erwachsene nicht einmal damit fertig wurde. Jetzt hätten tausend Menschen Evas Meinung vertreten können. Ich, die Unsichere, die Verzweifelte, ich wusste, dass ich meinem Mädchen Nähe geben musste, wenn sie danach verlangte. Vorher hatte sie mir genauso deutlich zu verstehen gegeben, dass sie nicht umarmt und nicht geküsst werden wollte.

In meiner Verzweiflung schrieb ich meiner Schwiegermutter einen ausführlichen Brief und bat um ihre Hilfe. »Dein Sohn hat immer auf dich gehört, du könntest ihn beeinflussen. Tust du es auch nicht für mich, so tu es für deine Enkelkinder.« Sie reagierte nicht, und als ich sie darauf ansprach, sagte sie nur: »Eure Probleme interessieren mich nicht. Übrigens habe ich den Brief nie erhalten.«

Eva fragte eines Tages: »Sag mal, Lilo, wie sieht es denn bei euch überhaupt mit der Liebe aus? Ich meine, nicht jetzt. Wie es sonst war? Lass uns ruhig mal darüber reden. Vielleicht liegt da das Problem. Stößt du ihn zurück, wenn er dich umarmen will und Verlangen hat?«

»Nein, ganz im Gegenteil. Ich bin diejenige, die Zärtlichkeit sucht und geliebt werden möchte. Er geht aber nicht darauf ein.«

Ich atmete schwer. Es war mir peinlich, darüber zu reden. Aber ich redete weiter.

»Deshalb wollte ich auch nicht so oft bei seiner Mutter sein. Ein paar Mal ertappte ich sie vor unserer Tür, als ich noch mal aufstand.«

»Was?«

»Ja. Und wenn wir alleine zu Hause waren, bedauerte Herbert danach sofort seine Mutter, die so alleine ist. Das war für mich wie ein Schlag in Gesicht. Und überhaupt, da fehlt irgendetwas. Ich weiß nicht, ob es normal ist ...«

»Was meinst du denn?«

Ich wagte nicht mehr weiter zu reden. Eva wurde nun ganz deutlich.

»Weißt du, Lilo, es gibt Männer, da kann der Liebesakt eine Stunde dauern und es ...«

»Du meinst eine Minute«, unterbrach ich sie.

»Aha, da liegt also das Problem. Ich habe es mir schon gedacht.«

»Wie meinst du das?« Ich sah sie fragend an.

»Wenn Herbert so schnell zum Höhepunkt kommt und er sich nicht zurückhalten kann, dann kann es mit Liebe wenig zu tun haben. Er befriedigt sich und das ist alles. Dabei kann keiner von euch glücklich sein.«

Ich war ganz verwirrt. »Und daran soll alles liegen?«

»Natürlich, daran liegt vieles. Vielleicht lernt er nun bei der anderen, wie es im Bett zugeht. Sie hat ja Erfahrung.«

Für mich schob sich sofort wieder die Gegenwart in den Vordergrund, das Gespräch war im Augenblick unwichtig. Und die Gegenwart war grässlich, weil ich nichts begreifen konnte. Aber es war trotzdem gut, bei Eva zu sein. So ging ich diesen ewigen Streitereien aus dem Wege, in denen ich doch nur die Verliererin war.

Nach drei Wochen bat mich Herbert um eine Unterredung. Ich brachte Marion ins Bett und zog bewusst alles in die Länge. Innerlich war ich sehr erregt. Als ich nach unten ging, saß Herbert schon im Wohnzimmer, neben ihm seine Geliebte. Ich setzte mich ihnen direkt gegenüber und sah Herbert ins Gesicht.

»Na«, grinste er mich schief an, »gefällt es dir bei deiner Schwester?«

Er hatte getrunken. Weil er in einem Ton zu mir sprach, der ironischer nicht hätte sein können, antwortete ich nicht. Eva kam hinzu und fragte, was sie anbieten könne.

»Danke, Eva, ich habe schon viel getrunken, viel zu viel«, sagte Herbert und grinste mich wieder unverschämt an. Eva stellte mir ein Glas Saft hin und setzte sich. Herbert legte seine Hand auf Frau Fehlhabers zartbestrumpften Oberschenkel, der durch den besonders kurzen Rock unbedeckt war. Sie streichelte seine Wange und flüsterte ihm etwas ins Ohr. Herbert lachte, sah mich aber unentwegt an. Anscheinend fühlte er sich wie ein Held vor mir. So als wollte er mir deutlich zeigen: Sieh mal, was ich für Chancen habe.

»Wie hast du dir die weitere Zukunft vorgestellt?«, fragte er mich.

»Solange du dein Leben nicht veränderst, werde ich hier bei Eva bleiben«, entgegnete ich ganz ruhig, obwohl ich mit so einer Frage nicht gerechnet hatte. Genauso wenig hatte ich erwartet, dass er seine Geliebte mitbringen würde und schon gar nicht, dass sie mir gegenüber, dicht aneinander geschmiegt, sitzen würden.

Bleib jetzt bloß ruhig, ganz ruhig, redete ich mir ein.

»Was verstehst du unter verändern? Meinst du vielleicht, ich soll mich von ihr trennen?« Er wendete sein Gesicht Frau Fehlhaber zu und küsste sie.

»Ja, das meine ich«, sagte ich fest. Herbert streichelte ihre Oberschenkel und sie kuschelte sich noch näher an ihn. Dabei rutschte ihr enger, kurzer Rock noch höher. Herberts Hand folgte dem Rocksaum.

Bleibe ganz ruhig, verliere bloß nicht die Nerven, die wollen dich provozieren, sagte ich mir.

Ich bemerkte Evas besorgte Blicke, die mich fragen wollten, hältst du das durch?

»Und genau das werde ich nicht!«, wurde Herbert lauter.

»Denkst du dabei auch an deine Kinder?«, fragte Eva nun.

Herbert geriet außer sich.

»Kinder, ich höre immer nur Kinder? Ja, Marion ist mein Kind. Aber das da, das ist nicht mein Kind.« Bei diesen Worten zeigte er auf meinen Bauch und sein Gesicht wurde vor Wut feuerrot. Seine andere Hand lag noch immer auf ihren Schenkeln und seine Fingerspitzen schoben sich unter ihren Rocksaum. Nach Frau Fehlhabers Meinung hatte er wohl die richtigen Worte gewählt, denn sie himmelte ihn an, sagte aber dicht an seinem Ohr: »Nicht so laut.«

Fassungslosigkeit breitete sich in mir aus. War das der Mann, den ich liebte? Ich begriff nicht, wie er so etwas sagen konnte, wie er sich so hässlich verhalten konnte. So gemein, so geschmacklos! Selbst wenn er mich nicht mehr liebte, müsste er mir doch auf anständige Art und Weise erklären, wie er sich die Zukunft vorstellte. So viel müsste ich ihm doch wert sein. So viel Achtung sollte er mir doch entgegenbringen!

Eva sah mich mitleidig an. Auf einmal war ich ganz ruhig, auch innerlich. Meine rechte Hand legte ich schützend auf meinen gewölbten Leib. Diesen Mann, der nicht mehr weiß, was Anstand ist, den liebe ich nicht mehr. Gut, dass er sich so verhielt. Mit diesem Bild vor meinen Augen werde ich die Kraft haben, mich von ihm zu trennen. Morgen, ja, gleich morgen, gehe ich zu einem Anwalt, dachte ich entschlossen. Laut sagte ich aber nur: »Dann ist wohl jedes weitere Wort überflüssig.« Mit ruhiger Stimme hatte ich das gesagt und war aufgestanden.

Herbert aber blitzte mich an. »Du wirst dich noch wundern, was auf dich zukommt. Dir gönne ich nicht das Schwarze unterm Fingernagel«, höhnte er.

Frau Fehlhaber stand bei diesen Worten auf und ich sah, dass sie leicht torkelte. Da erhob sich auch Herbert.

»Ich gehe nach oben«, sagte ich zu Eva und ließ mich durch Herberts Worte keinesfalls zurückhalten. Mit aufrechtem Gang und festen Schritten ging ich an den beiden vorbei, als hätte ich die letzten Worte gar nicht gehört.

»Eine Hundehütte ist noch zu schade für dich. Du sollst mit deinen Kindern verrecken«, hörte ich ihn schreien, als ich die Treppe nach oben ging.

Ich legte mich ins Bett und spürte neben mir ein warmes Körperchen. Für dieses Kind und für das noch Ungeborene musste ich leben. Weiterleben. Ich hatte in der letzten Zeit öfter an Selbstmord gedacht, aber niemals hätte ich mein kleines Mädchen alleine zurückgelassen, ich hätte sie mitgenommen. Aber Angst hielt mich zurück. Ich malte mir aus, dass man mich finden und retten würde. Und die Kleine? Nein, nicht weiterdenken. Damit hätte ich nicht leben können. Jetzt dachte ich nicht an Selbstmord. Jetzt wusste ich, was ich zu tun hatte. Jetzt dachte ich nur an Trennung. Mein ganzer Körper vibrierte mit einem Mal. Meine Gedanken überschlugen sich, weil ich nicht wusste, wie es weitergehen sollte. In meinem Leib bewegte sich mein Kind. In welch eine Welt wirst du hineingeboren, du kleines Wesen, das schon so viel Kummer mit mir geteilt hat. Oder habe ich nur schlecht geträumt? Ist das alles gar nicht wahr? Gleich wache ich zu Hause auf und neben mir steht ein liebevoller Mann.

Am nächsten Morgen vereinbarte ich einen Termin bei einem Anwalt.

»Ich muss dich ja bewundern, wie ruhig und überlegen du das durchgestanden hast«, sagte Eva, als wir frühstückten.

»Wie ein Schwein hat er sich benommen«, stellte sie fest.

»Ja«, sagte ich kurz.

»Er wollte gestern noch zu seiner Mutter fahren, in dem Zustand und dann mit dieser Frau. Die müssen viel getrunken haben, bevor sie zu uns kamen.«

Der Anwalt war ein freundlicher, väterlicher Mann, zu dem ich sofort Vertrauen hatte.

»Ich werde erst Ihren Mann vorladen, und wenn er dazu bereit ist, ein ausführliches Gespräch mit ihm führen. Vielleicht kommt es dann noch zu einem gemeinsamen Gespräch mit Ihnen und Ihrem Mann. Erst dann bringe ich das Scheidungsverfahren ins Rollen, wenn es nötig ist.«, erklärte er mir. Nachdem Herbert mit dem Anwalt gesprochen hatte, bat er Eva, vorübergehend bei ihr wohnen zu dürfen. Das Wochenende wollte er bei seiner Mutter verbringen.

Unsere Wohnung gehörte jetzt mir. Ich führte wieder ein einigermaßen geordnetes Leben. Das war vor allen Dingen für Marion gut und wichtig. Dann wurde ich zum Anwalt gebeten.

Herbert sprang höflich auf, als ich den Raum betrat, er rückte mir zuvorkommend den Stuhl zurecht und setzte sich erst, nachdem ich Platz genommen hatte. Ruhig und freundlich sprach der Anwalt von dem Gespräch mit Herbert, der sich hier wohl alles von der Seele geredet hatte.

»Ich sehe gar keinen Grund, Ihre Ehe als gescheitert anzusehen. Ihr Mann hat mir von seinem Fehltritt erzählt. Es tut ihm aufrichtig leid und es tut ihm auch leid, dass er sich Ihnen gegenüber so miserabel benommen hat. Er möchte Sie nicht verlieren. Er liebt Sie über alles und ich glaube ihm.«

Mit allem hatte ich gerechnet, aber nicht damit. Endlich hatte ich mich dazu durchgerungen, meine Ehe zu beenden, endlich war ich entschlossen, keine Demütigungen mehr hinzunehmen, da sprach ein gebildeter, studierter Mann auf mich ein und gab unserer Ehe noch eine Chance. Es darf nicht wahr sein! Ich war sprachlos. Aber dieser Anwalt machte auf mich so einen sympathischen Eindruck, er würde mich doch nicht belügen. Geld würde er auch nur bei einer Scheidung verdienen. Herr Drenckhahn erkannte meine Unsicherheit und sprach weiter:

»In jeder Ehe kommt es mal zu Streitigkeiten oder Beziehungsproblemen, glauben Sie mir. Es gibt keinen Grund, deswegen auseinander zu gehen. Frau Fehlhaber war nichts weiter als ein Abenteuer und für diese leichtfertige Frau will Ihr Mann Sie nicht hergeben.« Er machte eine Pause und Herbert nutzte die Gelegenheit und ergriff das Wort:

»Jetzt, in Anwesenheit von Herrn Drenckhahn, bitte ich dich um Verzeihung und ich schwöre dir, dass so etwas nicht wieder vorkommt. Mir ist, als erwache ich aus einem Rausch, ich verstehe mich selbst nicht mehr. Bitte überleg dir die nächsten Schritte gut. Du sollst aber wissen, dass ich dich und die Kinder nicht verlieren möchte. Bitte, Lilo, lass es uns noch einmal miteinander versuchen.«

Bittend schaute er mich an und wartete auf eine Antwort.

»Du hast mich so enttäuscht. Ich kann jetzt nichts dazu sagen«, erwiderte ich schließlich und fühlte mich wie eine Marionette, die mal hin- und mal hergeschoben wird.

»Ich kann dich gut verstehen, dass du mir jetzt nicht glaubst. Ich möchte dich nur darum bitten, dir deine Entscheidung reiflich zu überlegen«, ergriff Herbert noch einmal das Wort.

Der Anwalt sprach verständnisvoll auf uns ein.

»Es wäre jetzt das Beste, wenn Sie erst einmal zur Ruhe kommen. Bis zur Geburt des Kindes lassen Sie es so, wie es jetzt ist. Ihr Mann hat ja eine andere Bleibe. Lassen Sie sich beide Zeit. Sie können auch zu mir kommen, wenn Sie Rat und Hilfe brauchen, wenn Sie sich aussprechen möchten. Auch gemeinsam können Sie kommen. Dann sehen wir weiter. Den Scheidungsantrag lasse ich ruhen, bis Sie sich entscheiden.«

So beließen wir es erst einmal bei dem alten Zustand.

Herbert war jetzt zurückhaltend und rücksichtsvoll, wenn er uns besuchte. Er spielte geduldig mit Marion. Aber meine Kleine machte mir Sorgen. Ich wollte sie so gerne mal wieder lächeln oder ausgelassen toben sehen. Sie blieb sehr still und ernst, spielte aber mit ihrem Vater und lief nicht mehr vor ihm weg, war aber sehr auf einen gewissen Abstand bedacht.

Ich wurde wieder ruhiger, verdrängte aber jeden Gedanken an die Zukunft. Eine Wohltat war vor allen Dingen, dass ich meine Schwiegermutter nicht sehen musste, und in den kurzen Stunden, in denen Herbert bei uns war, war sie kein Thema. Nach drei Wochen kam Herbert unerwartet mit einem Rosenstrauß und bat noch einmal um Verzeihung.

»Jetzt weiß ich erst, wie sehr ich dich liebe. Bitte, gib mir noch eine Chance, alles wieder gutzumachen, was ich dir angetan habe. Du bist und bleibst mein Ein und Alles, ich möchte dich nicht hergeben. Ich will dich nicht verlieren. Lass uns wieder ein normales Familienleben führen.«

»Und wenn es nicht klappt?«, wandte ich unsicher ein.

»Bitte lass es uns versuchen, ich fasse dich vorläufig auch nicht an und du kannst zu jeder Zeit zum Anwalt gehen. Und ich gehe auch sofort wieder, das verspreche ich dir.«

Er fasste nach meiner Hand und küsste sie. Er schluchzte auf, dann hatte er sich wieder in der Gewalt. Ich zog ihn ins Kinderzimmer, er nahm Marion auf den Arm, setzte sie aber sofort wieder zurück, als er ihren Widerstand spürte.

»Was habe ich unserer Kleinen angetan, ich werde alles wieder gutmachen.«

Es war einen Versuch wert. Ich sah es ein. Herbert blieb und er machte keinen Versuch, mich in die Arme zu nehmen.

## *Neuer Versuch*
### *1970/71*

Am nächsten Tag, es war ein Sonntag, fuhren wir in die Stadt und machten einen Schaufensterbummel. Ich fühlte, dass irgendetwas mit mir nicht in Ordnung war. Hatte ich mir die Blase erkältet? Mein Höschen war nass und jeder Schritt wurde mir lästig. Nun gingen wir endlich wieder zusammen spazieren, da sollte gleich wieder etwas dazwischen kommen? Das Kind erwartete ich erst in vier Wochen. Also nicht jammern. Bei jedem Schritt kniff ich meinen Po zusammen, in der Hoffnung, damit alles zusammen- und zurückhalten zu können. Auch das Wasser. Aber ich konnte diesem Nachmittag nichts Schönes abgewinnen.

»Ich möchte nach Hause«, sagte ich schließlich

»Hast du etwas?«, fragte Herbert.

»Nein, nichts, ich möchte nur nach Hause.«

Zu Hause war wieder alles in Ordnung. Vielleicht hatte beim Gehen das Kind auf meine Blase gedrückt, dachte ich. Mit Herbert sprach ich nicht darüber, er war mir fremd geworden. Eine tiefe Kluft mussten wir überwinden, um wieder zueinander zu kommen, dass fühlte ich.

Am Montagmorgen spürte ich ein Ziehen im Rücken, dann im Leib. Die ersten Wehen setzten ein. Das Kind kam viel zu früh. Ich rief Herbert im Büro an, sagte aber, dass noch etwas Zeit sei.

»Warte auf den nächsten Anruf. Ja?«

Ich wusch noch ein paar Sachen und packte mein Köfferchen. Herbert hatte meinen nächsten Anruf gar nicht erst abgewartet und wir fuhren Richtung Klinik.

»Lass uns noch ein wenig spazieren gehen, es ist noch Zeit«, bat ich Herbert.

»Lieber nicht, ich mache mir Sorgen.«

»Es ist noch Zeit.«

Wir gingen ein paar Schritte, dann bekam ich Durst.

»Komm, Herbert, lass uns in die Wirtschaft gehen, ich möchte ein Alsterwasser trinken.«

»Bist du verrückt, nachher kommt unser Kind in der Wirtschaft zur Welt.«

Ich lachte ihn aus.

»Ach was, ich habe schrecklichen Durst. Hier sind wir keine drei Minuten von der Klinik entfernt, komm!«

Wir gingen in die Wirtschaft und bestellten die Getränke. Herbert rutschte unruhig auf dem Stuhl hin und her.

»Tubbi, ich mache mir Sorgen, trinke einen Schluck und lass uns gehen.«

Ich war auf einmal so übermütig.

»Bestimmt wird es ein Junge, weil er schon vor der Geburt in eine Wirtschaft will«, lachte ich.

»Du hast Nerven!« Herbert zog ein Taschentuch aus der Tasche und tupfte sich die Stirn ab, obwohl er nicht einmal im Hochsommer so schwitzte, dass er Schweißperlen im Gesicht hatte.

»Lass uns gehen!«

»Willst du mich schon wieder loswerden?«, witzelte ich.

»Mach keine Scherze. Herr Wirt, bitte zahlen.«

»Herr Wirt, bitte noch ein Bier.«

»Nein, nein. Meine Frau ist so ausgelassen, obwohl sich unser Baby angemeldet hat«, sagte Herbert aufgeregt.

»Es ist wohl soweit?«, fragte der Wirt und kassierte.

»Ja, ja. Wir sind auf dem Weg in die Klinik.«

»Na, dann alles Gute.«

Ich war in guter Stimmung und freute mich über alles. Über Herberts Sorgen um mich, über mich selbst, dass ich so vergnügt sein konnte, über das Kind, das gleich geboren würde, dass wir in einer Wirtschaft waren. Wer geht schon in eine Wirtschaft, wenn er auf dem Weg ins Krankenhaus ist. Ich fand in diesem Moment alles herrlich.

In der Klinik musste ich mich sofort auf eine Trage legen und wurde in den Entbindungsraum geschoben.

»Es wird gleich kommen«, sagte die Hebamme.

»Darf ich noch einmal zur Toilette gehen?«

»Eigentlich nicht, das Baby könnte jeden Moment kommen.«

»Ich muss dringend, ich habe gerade noch ein Alsterwasser getrunken, bitte.«, sagte ich immer noch übermütig.

»Wenn ich dabeibleiben darf?«

»Oh, danke, Sie dürfen«, erwiderte ich erleichtert.

Als ich wieder lag, überkam mich das heulende Elend.

»Weinen Sie nur, weinen Sie sich aus«, sagte die Hebamme. Hier weinen die Frauen oft. Meistens, weil die Männer eine Freundin haben.«

Ich schluchzte.

»Mein Mann hatte auch eine.«

»Das hört sich doch gut an, wenn Sie sagen, hatte, dann ist es also vorbei?«

»Ich weiß nicht.«

Die nächste Wehe kam. Die Schwester ging ans Telefon und rief nach einem Frauen- und einem Kinderarzt.

»Wissen Sie, hier bekam eine Frau das fünfte Kind und klagte, dass ihr Mann bei jeder Schwangerschaft eine Freundin hatte«, erzählte sie mir.

»Wie hält eine Frau das aus?«

Freundin hin oder her. Aber eine Schwiegermutter, wie ich sie habe, ist doch viel schlimmer, als wenn Freundinnen auftauchen und wieder gehen, dachte ich. Die Ärzte kamen und mit der nächsten Wehe erblickte mein kleiner Sohn mit einem Schrei das Licht der Welt. Er war kräftig genug und brauchte nicht in den Brutkasten. Hübsch sah er aus mit seinen dunklen, langen Haaren. Ich küsste ihn vorsichtig auf die Wange. Mein kleiner Sohn. Ich weinte noch immer, aber ich bemerkte es erst, als sich der Arzt über mich beugte und fragte: »Haben Sie Schmerzen?«

Ich schüttelte den Kopf.

Mein kleiner Michael nahm in den nächsten Tagen 500 Gramm ab, bekam eine Gelbsucht und war in Lebensgefahr. Ich durfte ihn nur durch eine Glasscheibe betrachten und musste mit ansehen, wie sich sein hübsches Puppengesicht in ein Greisengesicht verwandelte. Nun musste ich um sein Leben bangen. Herbert kam mich nur am ersten Tag nach der Geburt besuchen. Alle anderen Frauen bekamen täglich Besuch von ihren Männern. Warum Herbert wohl nicht einmal am Sonntag kam? Ich musste viel weinen, wenn ich an mein Töchterchen dachte. Die Sehnsucht nach ihr zerriss mir fast das Herz. Nach acht Tagen holte Herbert mich nach Hause. Michael durfte erst zu uns kommen, wenn er sein Geburtsgewicht erreicht haben würde. Der Kleine hatte es so eilig gehabt, auf die Welt zu kommen! Nun gefiel sie ihm gar nicht. Er verweigerte die Nahrung und wollte nur schlafen.

»Wir versuchen hier alles, um ihn durchzubringen. Er ist hier unser kleiner Liebling.«, versuchte mich eine Schwester zu beruhigen.

Zu Hause umschlangen mich zwei Ärmchen, die mich nicht mehr loslassen wollten. »Mami, Mami«, weinte Marion und ich war über so viel Kummer erschüttert.

»Sie hat kein Wort mehr gesprochen, nachdem du in die Klinik gegangen bist. Deshalb habe ich dich auch nicht besuchen können. Ich wollte sie nicht auch noch alleine lassen.«

»Und die Omi?«, fragte ich.

»Sie hat sich wirklich um Marion bemüht, aber die Kleine war wie versteinert und hat auf nichts reagiert«, erzählte mir Herbert und streichelte über ihren Kopf.

Meine Süße, sie tat mir so leid. In den nächsten drei Wochen kümmerte ich mich nur um Marion und um das Nötigste im Haushalt. Keinen Augenblick ließ mich Marion aus den Augen, zu groß war ihre Angst, das ich wieder weggehen könnte. Herbert half mir, wo er nur konnte und ich gewann ein wenig Hoffnung auf eine bessere Zukunft.

Dann holten wir den kleinen Michael aus der Klinik. Vom ersten Tag, an dem er zu Hause war, trank er seine Flaschenportion leer. Es folgten anstrengende Nächte, in denen ich wenig Schlaf fand.

Als Schwiegermutter am Wochenende kam, strahlte sie übers ganze Gesicht, als sie den Kleinen in ihre Arme nahm.

»Du kleiner Schatz, für dich habe ich meine Arbeit gekündigt, damit ich dich oft sehen kann, nicht nur am Wochenende.« Sie wiegte das Baby in ihren Armen hin und her, legte es dann behutsam ins Körbchen zurück. Bei ihren Worten blieb mir fast das Herz stehen. Nun, wo ich auf ein gleichmäßigeres Familienleben hoffte, wollte sie noch öfter kommen? Das darf doch nicht wahr sein! Andererseits, wäre sie so lieb wie jetzt, hätte sie mich nicht gestört.

Gleich am anderen Morgen hörte ich, dass sie sich bei Herbert beklagte. Ich schüttelte im Schlafzimmer die Betten auf und durchs offene Fenster hörte ich sie auf dem Balkon sagen:

»Lilo hat ja eine lange Leitung heute Morgen, wann gibt es denn endlich Frühstück?«

Warum verteidigte Herbert mich nicht? Aber er war lieb und aufmerksam und die Stunden zu viert waren schön. So gab ich mich zufrieden. Wir waren vor allen Dingen froh, dass sich Michael gut entwickelte.

»Ich bin so stolz auf meine Familie. Wie konnte ich so ein Glück aufs Spiel setzen? Ich begreife es nicht. Du ahnst nicht, wie sehr ich dich und die Kinder liebe«, sagte Herbert und gab mir einen Kuss. Bisher hatte er sein Versprechen gehalten und mich noch nicht berührt. Nach dem monatelangen Kummer, der Geburt und den Sorgen um Michael tat mir seine Rücksichtnahme gut. Ich hatte keinen Wunsch nach Zärtlichkeit und körperlicher Liebe. Aber ich spürte Herberts Sehnsucht und das Verlangen, mich wieder als seine Frau in den Armen zu halten. Doch die vielen Wochen mit zu wenig Schlaf zerrten an meiner Gesundheit und an meinen Nerven.

Ich fühlte mich total erschöpft, als Schwiegermutter bei uns war und ich den Kleinen abends spät ins Bettchen legte. Schwiegermutter bestand noch auf einem Glas Sekt, und weil ich Geburtstag hatte, sollte ich natürlich dabei sein. Ich ging ins Schlafzimmer. Eva, die auch noch da war, kam mir nach.

»Ich kann nicht mehr«, weinte ich.

»Ich bin so übermüdet, dass ich nicht einmal mehr einschlafen kann. In drei Stunden muss ich wieder aufstehen. Ich bin einfach fertig.«

»Komm, zieh dich aus und leg dich hin.«

»Seht ihr eigentlich nicht, wie erschöpft Lilo ist. Ihr solltet euch schämen, so rücksichtslos zu sein«, hörte ich Eva sagen. Und Herbert verteidigte sich.

»Ich muss auch früh aufstehen, wenn ich zur Arbeit muss.«

Dann war es leise in der Wohnung, ich hörte nichts mehr. Am nächsten Tag wurde kein Wort darüber erwähnt, und als Mama unerwartet kam und sich ein Mittagessen bei mir erhoffte, bat ich sie, nach Hause zu gehen. Ich hasste mich dafür, aber ich wollte Herbert zeigen, wie man auch eine Mutter um etwas bitten kann. Natürlich hätte ich am liebsten auch seine Mutter nach Hause geschickt, noch besser nur seine Mutter. Meine schlechtes Gewissen versuchte ich mit meiner Erschöpfung zu entschuldigen. Schwiegermutter saß im Wohnzimmer und wartete darauf, bedient zu werden. Sie trommelte mit den Fingern unruhig auf der Tischplatte und sah zur Uhr. Sie trommelte weiter. Ein tiefer Seufzer unterstrich ihre Sorge, weil das Essen noch nicht auf dem Tisch stand. Es war halb eins. Diese Frau bediene ich, meine Mutter, die 25 Jahre älter ist, schicke ich nach Hause, sagte eine Stimme in mir. Mich erfasste Abscheu vor mir selbst. Schämen müsste ich mich. Ich hasste mich und ich hasste diese Frau dort im Sessel. Warum schlage ich nicht um mich? Warum schreie ich nicht? Warum schmeiße ich sie nicht raus? Warum fordere ich sie nicht wenigstens auf, das Haus zu verlassen? Entschlossener und energischer müsste ich sein.

Nach dem Essen brachte ich die Küche in Ordnung und fütterte und wickelte das Baby. Es lohnte sich kaum, spazieren zu gehen, weil Madame dann Kaffee trinken möchte. Wie unproblematisch es bei uns sonst mit den Mahlzeiten war. Herbert war nie anspruchsvoll. Ich hätte ihm Weihnachten eine Erbsensuppe hinstellen können, es wäre ihm egal gewesen. Jetzt aber ärgerte ich mich maßlos, weil ich nicht energisch und entschlossen handeln konnte. Bald aber schlief der Kleine bis morgens durch und ich erholte mich zusehends.

Die Scheidungsklage nahm ich zurück und Herbert war froh, dass die schwere Zeit hinter uns lag. Er bereitete sich auf die Abschlussprüfung vor und ich hatte Zeit, mit Mama spazieren zu gehen.

Die Spielabende fanden seit den Eskapaden von Herbert nicht mehr statt. Zu meinen Geschwistern hatte wir nur noch wenig Kontakt. Eva hatte einen neuen Lebensgefährten und kam selten zu uns. Und ich? Ich fühlte mich neuerdings in keiner Gesellschaft mehr wohl. Zu Mama ging ich nie, wenn ich wusste, dass sie Besuch von meinen Geschwistern hatte, obwohl ich nie böse Worte mit ihnen gewechselt hatte. Ich suchte nach Ausreden, wenn ich eine Einladung bekam. War ich bei der Nachbarin, so war ich bei jedem Gespräch unkonzentriert. Ich horchte auf Geräusche und erschrak, wenn ich etwas hörte. Unterhaltungen waren für mich nur noch zu verkraften, wenn ich mich mit der Nachbarin alleine in der Wohnung wusste. Aber selbst dann war ich auf dem Sprung, denn Angst machte sich in mir breit, dass ein Familienmitglied von ihr nach Hause kommen könnte. Ich legte mir Worte zurecht, die ich dann sagen wollte: »Ach, ich habe ganz vergessen, dass ich da und da anrufen wollte. Wie spät ist es denn?« oder »Meine Mutter wollte um diese Zeit anrufen.« oder »Ich habe etwas auf den Herd gestellt.« Ich erfand die unmöglichsten Dinge, um mich schnell und ganz plötzlich verabschieden zu können. Ich verstand es, diese Gespräche immer kürzer zu halten, trotzdem war ich nach ein paar Worten so durcheinander, dass ich gar nicht mehr wusste, was sie mir erzählt und ob ich geantwortet hatte. Schreckliche Situationen waren das für mich. In diesen Minuten fühlte ich mich obendrein wie eine Lügnerin oder Diebin, die jeden Moment ertappt werden könnte.

Einmal war Herbert auf dem Sofa eingeschlafen, als ich einen Spaziergang machen wollte. Eigentlich sollte er mir helfen, den Kinderwagen runterzutragen. Marion lief zu ihrem Papa und schüttelte ihn. »Aufwachen, Papa«, piepste sie. Herbert wurde wütend, nahm ein Sofakissen und warf es seiner Tochter nach. Sie fiel so unglücklich gegen eine Kante vom Wohnzimmerschrank, dass sie ihre Lippe aufschlug. Sie blutete entsetzlich und wir fuhren ins nächste Krankenhaus. Die Lippe war durchgetrennt und musste von innen und außen genäht werden. Mir war schlecht und meine Angst groß, dass eine entstellende Narbe zurückbleiben könnte, denn tage-, ja wochenlang hatte Marion ein ganz entstelltes Gesicht.

Herbert machte sich wieder einmal bittere Vorwürfe. Ich mir auch, hätte ich ihn doch nur schlafen lassen.

Nach diesem Vorfall zog ich mich von allen noch mehr zurück. Ich wollte nicht reden. Ich wollte nicht lügen.

Dann änderte sich unser Leben schlagartig. Herbert hatte die Prüfung bestanden, den freiwerdenden Posten, den er sich dadurch erhoffte und den sein Chef ihm halbwegs versprochen hatte, bekam er nicht. So besorgte er sich Fachzeitschriften und schrieb Bewerbungen.

»Ich weiß, was ich kann, und ich werde in einer großen Wohnungsbaugesellschaft anfangen. Hast du etwas gegen einen Umzug in eine andere Stadt?«, fragte er eines Abends.

»Nein, ganz und gar nicht«, antwortete ich.

»Ich würde am liebsten ins Rheinland ziehen, wenn ich es mir schon aussuchen kann«, meinte Herbert.

»Mir ist es gleich, wo wir hinziehen, ich werde mich überall einleben«, entgegnete ich und sah mich in einer anderen Stadt, weit weg von Schwiegermutter und all meinen Problemen. Meine bösen Erinnerungen werde ich dann ebenfalls zurücklassen. Ich freute mich. Herbert hielt mich für tapfer und war gerührt über so viel Aufopferung.

»Womit habe ich das verdient? Du bist ein so liebes Frauchen.«

Eine Firma aus Köln sagte ihm am meisten zu und er entschied sich sofort nach dem Vorstellungsgespräch. Inzwischen ergab es sich, dass Schwiegermutter die Wohnung von Renate und Norbert haben konnte, weil sie sich selber ein Haus gebaut hatten. Konnte sie nicht ein paar Jahre früher dort hinziehen? Ach, was wäre mir da alles erspart geblieben.

Im März trat Herbert die neue Stellung an. Wir drei mussten warten, bis Herbert eine passende Bleibe für uns gefunden hatte. Wenige Wochen später kam der

Möbelwagen. Am letzten Abend nahm ich Abschied von Mutter und Schwester.

»Mach es gut, meine kleine Schwester, und lerne aus den Erfahrungen, die du gemacht hast. Du weißt nie, was kommt. Lege jede Woche ein paar Mark zur Seite und spare dir das heimlich. Herbert hat dir gezeigt, wie er sein kann. Spare das Geld zu deiner eigenen Sicherheit. Ich wünsche dir, dass du es nie anrühren musst.« Eva nahm mich in den Arm und drückte mich.

Später habe ich oft an ihre Worte denken müssen. Ich habe leider nicht auf sie gehört.

»Mein Mädchen, wann sehen wir uns wieder?«, fragte Mama traurig und ich umarmte sie. Im Augenblick konnte ich ihr nichts versprechen. Ich sah ihr nach, als sie in den Wagen stieg und ahnte, dass ich sie nicht wiedersehen würde.

Nach einer Woche in meiner neuen Heimat schrieb ich ihr einen ausführlichen Brief. Sie hat ihn nicht mehr lesen können. Auch Mama hat mir noch einige Zeilen geschrieben.

»Jetzt gehe ich schlafen, morgen früh beende ich den Brief, damit du ihn bald in deinen Händen hältst. Ich denke so viel an dich.« Sie hat ihn nicht zu Ende schreiben können, denn in der Nacht bekam sie einen Schlaganfall und eine Woche später starb sie.

Kurt rief bei mir an: »Nimm den Zug um zehn Uhr vierzig, wir steigen in Duisburg dazu.«

»Ja, natürlich. Wie nett, dass du daran denkst«, antwortete ich.

Herbert wurde wütend und wir hatten in Köln unseren ersten Streit.

»Ich habe dir einen anderen Zug ausgesucht, einen viel besseren«, schimpfte er.

»Aber wenn ich diesen Zug nehme, kann ich die weite Strecke mit Ursula und Kurt zusammen sein, unterwegs können wir uns dann unterhalten.«, entgegnete ich und wusste nicht, wieso er sich so aufregte.

»Und was hast du davon, kannst du mir das sagen?«, sagte er mit erhobener Stimme. Ich empfand diesen Streit so überflüssig, ja total unpassend. Ich wollte zur Beerdigung meiner Mutter und Herbert fing einen Streit an. Ich fand das so rücksichtslos.

»Ich sehe sie einfach mal wieder. Ich habe mich immer gut mit den beiden verstanden«, erklärte ich und war von seinem Verhalten unendlich enttäuscht.

»Wenn ich es schon mal gut mit dir meine!« Die Tür knallte hinter ihm zu.

Als bei der Beerdigung meine geliebte klassische Musik erklang, weinte ich und hatte auf einmal meine Gesichtsmuskeln nicht mehr unter Kontrolle. Es zuckte und bebte in meinem Gesicht, als wollte es nie mehr aufhören.

Gleich nach der Kaffeetafel zog ich mich zurück. Ich überstand das Ganze auch nur in dem Bewusstsein, bald aufstehen zu können, weil ich mit dem nächsten Zug nach Hause wollte. Ich hatte es ganz bewusst so geplant. Die Verwandtschaft, die vielen Menschen, sie machten mir Angst. Ich mochte nicht mit so vielen Menschen zusammensitzen. Ich wollte es nicht. Wenn mich jemand anspräche. Ich fühlte mich dann ausgeliefert und total eingeengt. Ich mochte es nicht. Nein, ich wollte es nicht. Ich hatte ja eine plausible Ausrede: Zu Hause warteten meine kleinen Kinder. Ich hatte Angst, und wenn ich konnte, würde ich mich davor schützen. Ich verabschiedete mich nur von meinen Geschwistern und glaubte, keiner merkte mir meine Angst an. Das war mir wichtig, denn ich schämte mich maßlos.

Als ich auf dem Weg zum Bahnhof war, atmete ich tief durch. Geschafft! Trotzdem kam ich mir vor wie auf der Flucht.

Zu Hause war ich abgelenkt. Es gab keine Gelegenheit, in der ich Angst oder Unsicherheit spürte. In unserer Freizeit erkundeten wir erst einmal unsere neue Umgebung. Da der kleine Michael überall schlief, wenn er müde war, konnten wir den ganzen Sonntag unterwegs sein. Unsere Ausflüge in die Natur waren wirklich herrlich und Herbert empfand den Abstand von seiner Mutter als Wohltat. Wir sahen in der ersten Zeit kein dunkles Wölkchen am Ehehimmel. Mit unseren neuen Nachbarn verstanden wir uns sofort. Gegenüber wohnte eine junge Familie mit zwei Jungen in Marions Alter, so hatte sie gleich Spielkameraden. Über uns wohnte ein nettes, älteres Ehepaar. Frau Fritzke kam manchmal zu uns und bewunderte unsere Wohnung, meinen Haushalt, die hübschen Kinder und meine selbstgehäkelten Kleider. Sie blinzelte Herbert an und sagte lachend: »Was haben Sie für eine fleißige Frau und noch eine so hübsche dazu. Na ja«, fügte sie hinzu, »Sie sind ja auch ein stattlicher Mann.«

Nach ihrer Meinung habe sie noch nie ein glücklicheres Paar gesehen.

Das waren Worte, die Herbert gerne hörte, sie hätte viel öfter kommen können.

Eine nette, junge Frau mit zwei kleinen Mädchen lernte ich auf einem weit von unserer Wohnung gelegenen Spielplatz kennen. Sie war sehr aufgeschlossen, genau wie ich, wenn ich mit Fremden ins Gespräch kam. Sie fand unsere Gespräche so interessant, dass sie mich unbedingt anrufen wollte.

»Geben Sie mir Ihre Telefonnummer und Ihre Adresse, wir müssen uns öfter treffen und besuchen«, meinte sie.

Wir trafen uns schon am nächsten Tag, denn sie wohnte in der gleichen Straße wie wir. Am Samstag kam sie mit ihrem Mann und von nun an trafen wir uns häufiger. Mit Hans und Bettina entwickelte sich eine tiefe Freundschaft, die im Laufe der nächsten Jahre immer wieder auf eine harte Probe gestellt wurde. Hans und Bettina waren sehr anhänglich und hätten am liebsten alles mit uns gemeinsam unternommen. Aber unsere Ausflüge in die Natur wollten wir mit unseren Kindern alleine machen. Wir füllten unseren Picknickkorb und waren damit zufrieden. Bettina aber zog es in die Lokale, sie wollte fein Essen gehen und sich nachmittags im Cafe die Sahnetorte schmecken lassen. Dafür wanderte sie nicht so gerne wie wir. Abends schaffte sie es auch nicht, uns aus der Wohnung zu locken, weil wir unsere Kinder nicht alleine ließen. Besuchten wir uns aber am Tage, hatten wir uns viel zu erzählen. In ihrer Gegenwart fühlte ich mich wohl und ich merkte keine Spur von Unsicherheit. Außerdem hielt ich sie beide für sehr klug und taktvoll. Sie würden, falls sie meine Angst bemerkten, versuchen, mich abzulenken. Schon alleine damit schenkten sie mir Sicherheit. Sie führten, so wie ich es erkennen konnte, eine gute Ehe und Treue war ihnen das Wichtigste überhaupt. Wir konnten viel mit ihnen lachen und rumalbern, niemals wurde Hans auch nur eine Spur anzüglich. Dadurch fasste ich auch zu ihm Vertrauen.

Sorgen kamen. Unser Mädchen wurde sehr krank. Sie erbrach sich tagelang, jede zwanzig Minuten. Die Kleine behielt keinen Tee bei sich, was sehr wichtig gewesen wäre.

»Acetonämisches Erbrechen«, sagte der Arzt.

»Wir warten noch einen Tag ab, wenn sie bis morgen den Tee wieder erbricht, müssen wir sie ins Krankenhaus bringen, aber die Kleine braucht die Mama. Händchenhalten ist ganz wichtig.«

Wir saßen am Bett und warteten auf Besserung. Am nächsten Tag behielt Marion den Tee bei sich. Am übernächsten Tag verlangte sie schon nach einem Stück Knäckebrot. Sie war über den Berg, aber sie war schrecklich abgemagert Meine kleine Marion war so schwach, dass sie nicht alleine auf der Toilette sitzen konnte, sie kippte einfach zur Seite. Ich musste sie hintragen und festhalten. Die Leute sahen uns nach, wenn wir unsere viereinhalbjährige Tochter im Buggy spazieren fuhren. Michael dagegen saß munter und vergnügt in seinem Sportwagen und machte auf dem Spielplatz die ersten Kletterversuche an der schützenden Hand seines Vaters, während seine große Schwester sich mit dem Zusehen begnügte. Unser kleiner Michael war ein richtiger Kasper geworden, der uns mit seiner drolligen Art oft zum Lachen brachte.

Marion erholte sich, aber schon nach vier Wochen wiederholte sich alles. Blass und apathisch lag sie in ihrem Bettchen.

Das Gesicht der Nachbarin erschien im Küchenfenster:

»Da hängt schon wieder so viel Bettwäsche an der Leine, ist die Kleine wieder krank?«, fragte sie. »Wenn ich Ihnen helfen kann?«, bot sie sich an.

»Danke, Sie sind sehr nett. Ich höre Marion, ich muss zu ihr. Danke!«

Ich lief zu ihr und ich sah gerade, dass Michael, dieser kleine Schlingel, aus seinem Laufgitter heraus ein Spielauto in Marions Bettchen warf und sie am Kopf traf. Sie wimmerte und übergab sich. Ich brachte sie ins Ehebett. Wieder saßen wir voller Sorge an ihrem Bett und wieder übergab sie sich alle zwanzig Minuten. Ich konnte die Uhr danach stellen. Am fünften Tag wünschte sie sich ein Stückchen Tomate, wir waren selig.

Im Herbst fuhren wir das erste Mal zu Schwiegermutter. Die einzigen gemütlichen Stunden verbrachten wir an einem Abend bei Norbert und Renate, als sie anbot, auf die Kinder aufzupassen. Renate ließ durchblicken, wie angenehm das Leben jetzt für sie sei, seit ihre Mutter dort wohnte. Wir sagten nichts dazu und damit war das Thema beendet. Es war ja auch ihre Mutter, an der sie sehr hing. Waren wir aber alle zusammen, hatte Schwiegermutter nur böse Bemerkungen über ihren Sohn auf Lager. Nichts machte er richtig, nichts sagte er richtig. Vor allen Dingen hatte sie Spaß daran, ihn mit Gehässigkeiten zu überschütten, wenn er mit Norbert und Renate lachte.

»Sieh mal Mutti, hat die Marion nicht ein hübsches Kleidchen an? Das hat Lilo ihr vor kurzem selbst genäht!«, sagte Herbert bei einem Spaziergang, um mit ihr ein nettes Gespräch anzufangen.

»Ihr werdet schon sehen, was ihr davon habt, die wackelt doch jetzt schon mit ihrem Hintern«, antwortete sie gehässig.

Waren wir mit ihr alleine in der Wohnung, empfand ich es als wahres Glück, dass der Fernseher lief. Das, was ich früher so gehasst hatte, verschonte uns vor Anfeindungen. Wir fuhren früher als geplant nach Hause und hatten das Gefühl, dass sie ganz vergessen hatte, dass wir erst einen Tag später fahren wollten.

»Da fahren wir vorerst nicht wieder hin. Hast du gehört, was sie über unsere Marion gesagt hat? Stell dir das einmal vor, so etwas Hässliches sagt sie von einem kleinen Mädchen. Ich schäme mich, dass ich so eine Mutter habe. Was geht nur in ihr vor, dass sie so etwas sagen kann? Und wie sie mich vor Norbert erniedrigt und wie hasserfüllt sie mich angesehen hat. Weißt du, Tubbi, wir hätten gleich am nächsten Tag zurückfahren sollen, wahrscheinlich wäre sie sogar froh gewesen.«

»Sie versteht sich aber gut mit den beiden, sie ist auf jeden Fall nicht mehr alleine«, meinte ich.

»Wie lange das da gut geht, möchte ich wissen? Sie geht da ein und aus, sogar einen Schlüssel hat sie. Sie steht dann sicher manchmal abends plötzlich im Wohnzimmer. Ich sag dir, dagegen hatten wir beide es noch gut. Aber das müssen sie ganz alleine wissen, uns hat auch keiner geholfen. Ich bin gespannt, wie das weitergeht.« Herbert konnte sich nicht beruhigen.

Von seiner Mutter wollte er ein paar Tage nichts mehr wissen, dann war sein Ärger verflogen und er wartete voller Ungeduld auf einen Brief von ihr. Dass am Samstag keiner eintraf, konnte er gerade noch verkraften. Als auch am Montag keiner kam, rief er an.

»Ich mache mir so große Sorgen um dich, weil du nicht geschrieben hast. – Ja, natürlich war es schön bei dir. – Doch, wirklich, es hat uns gut gefallen. – Wir danken auch für deine Mühe. – Ja, ja wir kommen bald wieder. – Demnächst kommst du uns besuchen, ja? – Ja, wir würden uns freuen.«

Diese Worte hörte ich ihn sagen und ärgerte mich dermaßen darüber, dass wir in Streit gerieten. Ihre Briefe kamen, jetzt immerhin nur noch einmal pro Woche, wieder pünktlich auf den Tag.

Ich machte mit Marion einen Ausflug nach Krefeld. Die Kleine war begeistert, dass sie mit ihrer Mama auf Reisen gehen konnte und der kleine Michael kreischte vor Vergnügen, als ihn sein Papa in die Luft wirbelte und sagte: »Und wir beiden Männer machen uns ohne die Weiber ein schönes Wochenende.«

Tante Josefa freute sich sehr, als sie mich mal wieder bei sich hatte. Onkel Heinrich war schon vor vielen Jahren gestorben.

»Fühlst du dich denn wohl, dort in Köln?«, fragte sie.

»Oh ja, Tante Josefa, ich habe mich schon gut eingelebt.«

»Sei froh, dass du einen guten Mann hast, und dein Töchterchen ist ja eine ganz

Süße. Ach, Kinder sind so goldig«, meinte sie, zog Marion auf den Schoß und gab ihr einen Bonbon aus der Schale, die auf dem Tisch stand.

»Weißt du übrigens, dass Waltraud in Köln wohnt?«

»Waltraud in Köln?«, fragte ich verblüfft.

»Ja, sie ist dort verheiratet. Sie hat schon mal nach dir gefragt. Warte, ich gebe dir die Telefonnummer.«

»Ruf doch mal bei ihr an, sie wird sich riesig freuen.«

»Ja, mache ich.« Doch in diesem Moment war ich gar nicht so davon überzeugt, dass ich es wirklich wollte, denn ich sah wieder die langweilige Waltraud vor mir, mit der ich mich nicht zu unterhalten wusste. Trotzdem rief ich schon in den nächsten Tagen an. Sie freute sich wirklich so sehr, dass sie mich einige Tage später besuchte.

»Du bist ja noch hübscher geworden. Meine Güte, was siehst du gut aus! Ach, deine Kinder, die sind ja niedlich, na bei so einer schönen Mama.«

Es gab nichts, was sie nicht bewunderte. Sie spielte mit den Kindern, wir tranken zusammen Kaffee, wir sprachen von Krefeld, von unserem Leben jetzt und die Zeit verging im Fluge. Sie wollte bald wiederkommen. Danach kam sie regelmäßig zu mir. Sie mochte meine Kinder und wir verstanden uns immer besser. Sie wurde mir eine treue und ganz liebe Freundin.

Schwiegermutter kam uns das erste Mal in Köln besuchen und es war ein paar Tage ungewohnt friedlich. Sie freute sich, dass sie ihre Enkelkinder wieder sah, wir zeigten ihr die Umgebung von Köln. An einem Tag gingen wir zusammen in den Zoo und sie schien vergessen zu haben, dass sie ihren Sohn und ihre Schwiegertochter neben sich hatte. Sie zeigte sich freundlich und aufgeschlossen. Als Hans und Bettina mal kurz bei uns vorbeischauten, war sie so liebenswürdig, dass man mich sogar um so eine nette Schwiegermutter beneidete.

»Tubbimaus«, fragte Herbert mich, »du könntest doch die Gelegenheit ausnutzen und deinen Bruder in Duisburg besuchen, die Omi passt ganz bestimmt auf die Kinder auf.«

»Oh ja, das ist eine tolle Idee.« Ich war begeistert.

Die Omi schien jedoch nicht so begeistert zu sein.

»Weißt du, Mutti, Lilo hat anstrengende Wochen hinter sich. Immer wieder ist unsere Marion krank. Tagelang muss die Kleine sich übergeben, obwohl sie keine Nahrung zu sich nimmt. Lilo hat wirklich mal eine Abwechslung verdient, und da du schon mal hier bist, sollte sie die Chance nutzen.«

Herbert sah mich liebevoll an und ich war ihm für diesen Vorschlag dankbar.

Dass Schwiegermutter nicht so von meiner Reise angetan war, störte mich keineswegs. Ich tat, als bemerkte ich es gar nicht. Sie hatte mir schon so viel Kummer gemacht, nun sollte sie ruhig mal etwas für mich tun.

Ich fuhr zu Kurt und Ursula, die inzwischen fünf Kinder hatten und in ein eigenes Haus gezogen waren. Ich staunte nicht schlecht, als ich sah, wie schön sie es hatten. Kurt, der handwerklich sehr begabt war, zeigte mir mit Recht voller Stolz jeden Winkel seines neuen Hauses und wir erinnerten uns lachend an die enge Wohnung, wo jeder auf die Uhr sehen musste, wenn er den Tisch brauchte, weil nur einer vorhanden war. Aber die langen, unruhigen Jahre hatten bei Kurt und besonders bei Ursula sichtbare Spuren hinterlassen. Sie waren früh gealtert und Ursula war ein Nervenbündel geblieben.

Auf der Rückreise freute ich mich auf mein ruhiges Zuhause, denn bei Kurt und Ursula kam es mir vor wie in einem Bienenhaus. Wie halten die beiden das nur aus? Keine ruhige Minute, kein ruhiges, ausführliches Gespräch. Meine Probleme erschienen mir auf einmal so winzig klein. Was sind schon Schwiegermutterprobleme! Die Affäre von Herbert war längst vergessen, selbst an Herberts gemeines Verhalten erinnerte ich mich kaum noch. Und meine Angst? Nicht so schlimm. Ich werde ihr ausweichen und irgendwann werde ich sie genauso vergessen. Ganz zufrieden konnte ich doch jetzt mit meinem Leben sein. Herbert dachte sich oft eine Überraschung für mich aus. Wie oft brachte er mir Blumen mit nach Hause, wie oft hatte er irgendwo einen Liebesbrief für mich versteckt. Einmal lag einer auf dem Frühstückstisch, den ich fand, als er morgens schon das Haus verlassen hatte, ein anderes Mal lag ein Zettelchen auf meinem Kopfkissen oder im Kochtopf, den ich jeden Tag benutzte. Manchmal fand ich beim Einkauf, wenn ich an der Kasse stand und bezahlen wollte, ein paar ganz liebe Worte auf einem Zettel in der Geldbörse. Er war so einfallsreich! Und wenn es kein Briefchen mit einer Liebeserklärung war, so waren es Süßigkeiten. Nun saß ich im Zug zurück nach Köln und schmunzelte, als mir auf einmal einfiel, dass Herbert mir aus Köln eine Karte geschickt hatte, als ich noch in Hamburg wohnte. Auf dieser Karte stand nur: Ich liebe Dich.

Am nächsten Abend saßen wir mit Schwiegermutter im Wohnzimmer, Herbert war rausgegangen.

»Wo bleibt denn Herbert so lange?«, fragte Schwiegermutter.

»Er hat sich in die Badewanne gelegt.«

»Herbert hat sich aber verändert«, sagte sie.

»Wieso das denn?«, fragte ich.

»Ich finde es schon merkwürdig, dass er so einfach ins Bad geht und nichts sagt.«

»Was soll er denn sagen? Soll er sich abmelden?«, fragte ich und wusste genau worauf sie hinauswollte.

Weil ich merkte, dass es sie irritierte, war ich stolz darauf, dass Herbert das alte Ritual nicht mehr ausführte.

Sie fand auch komisch, dass ich einfach so zu meinem Bruder gefahren war. Man wüsste ja nicht, wo ich mich in den Nächten herumgetrieben hätte. Ihre Gehässigkeit und Bosheit verschlug mir wieder einmal die Sprache.

Als Herbert zurückkam, sah er mich kurz an und wusste, dass irgendetwas in der Luft schwebte. Aber er fragte nicht nach. Bei diesem Besuch schaffte es seine Mutter endlich mal nicht, einen Keil zwischen Herbert und mich zu setzen. Auch darüber schien sie sich am nächsten Tag zu ärgern. Ich war zufrieden.

Aber der nächste Besuch war wieder eine furchtbare Enttäuschung. Wieder war sie nicht bereit, den Fernseher auszumachen, obwohl Herbert sie darum bat.

Erniedrigungen und dumme Bemerkungen lösten sich ab, dass Herbert einen so heftigen Streit mit ihr bekam wie an dem Abend, als er mir von seiner furchtbaren Kindheit erzählte. Es fielen wieder Worte wie: Hättest du dich doch damals umgebracht, tu es jetzt! Tu es jetzt! Nicht eine Träne werde ich dir nachweinen.

Auf der Rückfahrt hörte ich die gleichen Worte wie bei der letzten Rückreise. Diesmal dauerte seine Wut ein paar Tage länger an. Dann schlug sie wieder in Reue, Verständnis und übermäßige Liebe um. Weil ich kein bisschen Verständnis dafür aufbringen konnte, gab es wieder Streit zwischen uns.

Ihre Briefe wurden bald wieder eine Belastung für unsere Ehe. Sie schrieb von der Einsamkeit und den Sonntagen, die sie alleine verbringen musste, dass sie nicht wüsste, ob es sich noch zu leben lohnte. Herbert hielt nun an jedem Samstag so einen Brief in den Händen und damit gab es keine schönen Sonntage mehr für uns. Herberts Launen wurden immer unerträglicher, sodass ich irgendwann den Briefträger abfing und mit zitternden Händen den Brief versteckte.

»Mutti hat ja gar nicht geschrieben«, sagte Herbert, nachdem er schon einige Male vergebens zum Briefkasten gegangen war. Unruhig lief er in der Wohnung hin und her und ich war froh, dass ich mit der Wäsche beschäftigt war und Herbert vor lauter Sorgen keinen Blick für mich übrig hatte. Ich zitterte noch immer und es tat mir schon leid, dass ich den Brief abgefangen und versteckt hatte. Ich fühlte mich für diese Tat hart bestraft.

Herbert rief wenig später bei seiner Mutter an und war erleichtert, als er hörte, dass es ihr gut ging.

»Sie hat uns aber geschrieben«, sagte Herbert anschließend zu mir. Ich nahm meinen Stapel Wäsche und brachte ihn ins Schlafzimmer. Ich glaubte, dass meine Stimme nicht anders als sonst klang und meinte: »Dann wird der Brief am Montag da sein.«

Weil dieses Wochenende wieder einmal richtig schön war, ließ ich die Briefe nun öfter an einem Montag ankommen und Herbert gewöhnte sich daran. Die Zeilen von der Trostlosigkeit in ihrem Leben verfolgten ihn aber immer mehr. Seine Mutter, die so viele Kilometer von uns entfernt wohnte, stand zwischen uns – immer noch. Es war zum Verzweifeln.

Zum Verzweifeln war aber auch meine psychische Verfassung. Bei der kleinsten Anspannung fühlte ich ein Vibrieren in mir und das Zittern meiner Hände.

Es konnte unmöglich so weitergehen, deshalb rief ich bei der Telefonseelsorge an. Ich erzählte von den Schwierigkeiten in unserer Ehe und meiner Enttäuschung. Am anderen Ende hatte ich eine geduldige Zuhörerin, die mir vorschlug, mich an eine Eheberatung zu wenden. Sie gab mir eine Telefonnummer. Ohne zu zögern rief ich dort an und ließ mir einen Termin geben. Herbert fiel aus allen Wolken, als ich ihm davon erzählte. Er polterte gleich wieder los.

»Denkst du vielleicht, ich bin anormal?«, schrie er mich an.

»Dein Verhalten halte ich auf jeden Fall nicht für normal. Wenn es nicht so ist, umso besser für dich«, schrie ich zurück.

»Glaube ja nicht, dass ich dort hingehe, ich bin doch nicht bescheuert.«

Er beruhigte sich wieder und fragte nach einigen Tagen:

»Wann sollen wir denn zu dieser Beratung kommen?«

»In drei Wochen.«

»Wieso erst in drei Wochen?«, fragte Herbert schon wieder gereizt.

»Wir sind nicht die Einzigen, vorher haben sie keinen Termin frei. Außerdem soll ich erst einmal alleine kommen und du einen Tag später. Danach werden dann gemeinsame Gesprächstermine vereinbart.«

Ich sah Herberts erstauntes Gesicht.

Am Abend schauten Hans und Bettina herein und wir waren abgelenkt. Wir ließen uns nie etwas von unseren Problemen anmerken.

Ganz überraschend bekamen wir auch an einem Samstagvormittag Besuch. Herbert freute sich riesig. Ein ehemaliger Nachbar von Schwiegermutter verbrachte seine Kur in Bad Neuenahr. Bei dieser Gelegenheit wollte er Herbert unbedingt einmal besuchen, weil sich die beiden Männer immer gut verstanden hatten. Wir luden ihn zum Essen ein. Karl schmeckte meine Hausmannskost hervorragend, wie er sagte. Er blieb zum Kaffee und ließ sich überreden, noch bis zum Abend zu bleiben.

»Ja, ich bleibe gerne. Ihr habt es so gemütlich. Ich freue mich so, dass ich hier bin.«

Als ich zwischendurch in der Küche beschäftigt war, hörte ich Herberts Stimme:

»Nein, Karl, das darf doch nicht wahr sein. Nein, Karl, ich schäme mich, dass ich so eine Mutter habe.«

Was Karl ihm erzählt hatte, weiß ich nicht, ich habe nie danach gefragt.

Als Karl sich verabschiedete, sagte er: »Macht es gut ihr beiden, es war schön bei euch.«

Er ging, dann drehte er sich noch einmal um, kam einen Schritt zurück und sagte: »Bei dir, Lilo, muss ich mich tausendmal entschuldigen. Niemals hätte ich nur ein Wort glauben dürfen, was mir deine Schwiegermutter über dich erzählt hat. Wie konnte ich nur.« Als er ging, drehte er sich noch einmal um und winkte uns zu.

Herbert ging sofort aus dem Raum. Er wollte wohl mit sich und seinen Gedanken alleine sein.

## *Hilfesuche bei der Eheberatung*
## *1972*

Wir gingen zusammen zur Eheberatung, nachdem jeder zuerst ein Einzelgespräch gehabt hatte. Frau Weimer war eine sehr nette, mütterliche Frau, zu der Herbert und ich sofort Vertrauen fassten. Nachdem sie uns freundlich begrüßt und uns gebeten hatte, ihr gegenüber in einer wohnlichen Atmosphäre auf einem Rundsofa Platz zu nehmen, legte sich bei mir die Anspannung. Frau Weimer las kurz in den Notizen, die sie sich bei den Einzelgesprächen gemacht hatte. Dann sah sie uns einen Moment schweigend an.

»Fangen wir doch erst einmal mit den guten Dingen an. Zählen Sie einfach alles auf, was Sie aneinander besonders mögen«, sagte sie.

Da war Einiges aufzuzählen: die Liebe zueinander, die Anhänglichkeit, die Zärtlichkeit, die wir für einander empfanden, die Liebe zu unseren Kindern, die vielen gemeinsamen Interessen.

»Und was haben Sie für gemeinsame Interessen?«, wollte sie genau wissen.

Wir zählten auf.

»Da stimmt ja so vieles bei Ihnen und Sie strahlen dabei, wenn Sie erzählen. Ist Ihnen das bewusst?«

Herbert und ich konnten darauf nichts erwidern und sahen uns an. Die erste Stunde verging im Nu und wir gingen mit einem guten Gefühl nach Hause. Dieses Gespräch erinnerte uns an die ersten verliebten Jahre. Wir hatten das Gefühl, dass unsere Liebe etwas Besonderes hätte sein können, wenn der Störenfried Mutter nicht gewesen wäre.

Davon erzählten wir auch gleich bei der nächsten Sitzung in der nächsten Woche.

»Warum konnten Sie sich nicht von Ihrer Mutter lösen?«, fragte sie Herbert.

»Ich hatte immer Mitleid mit ihr, sie hatte es schwer, sie hat zwei Kinder alleine großziehen müssen, nachdem unser Vater im Krieg gestorben war.«

»Dieses Schicksal hatten viele Frauen, ich übrigens auch.«

Herbert sah sie einen Moment irritiert an und zögerte, bevor er weitersprach. Er redete ohne weitere Fragen abzuwarten, es war, als käme ein riesengroßer Stein ins Rollen.

In mehreren Sitzungen wurden einzelne Ereignisse aus seiner Kindheit besprochen.

»Es ist sehr klug von Ihnen, Hilfe anzunehmen«, sagte Frau Weimer.

Ihre Abhängigkeit zur Mutter sitzt sehr tief, befreien Sie sich davon, solange sie noch lebt. Sonst schaffen Sie es nie.«

»Warum das denn nicht?«, fragte ich erstaunt.

»Weil man nicht gegen eine tote Mutter kämpfen kann, das können Sie nur, wenn sie lebt.«

Wir hörten das erste Mal von Hass-Liebe, einer abhängigen Liebe, die in Hass umschlägt, und erkannten, wie anormal und verzwickt seine Beziehung zu seiner Mutter ist.

Vieles war ihm unangenehm, aber auch mir, so zum Beispiel wenn Frau Weimer von uns wissen wollte, was wir von einander erwarteten, und wir klipp und klar erklären sollten, warum wir es für so wichtig hielten. Es wurden Fragen gestellt, die uns äußerst peinlich waren. Wenn wir auszuweichen versuchten, hakte sie erbarmungslos nach oder formulierte die Frage anders. In den Sitzungen wurde unser Liebesleben auseinander genommen und durchdiskutiert und durch behutsame

Fragen offengelegt, dass Herbert nicht in der Lage war, den Liebesakt hinauszuzögern, sodass wir beide zufrieden sein konnten.

»Ja, bei Männern, die sich nicht von ihren Müttern lösen, ist das ein großes Problem«, erklärte sie. »Was empfinden Sie denn danach?«, fragte sie Herbert weiter. Er weinte fast, als er antwortete. »Ich fühle mich nicht so gut – ich fühle mich schlecht – ich weiß nicht.«

»Was fühlen Sie? Versuchen Sie es in Worte zu kleiden.«

»Ich denke an meine Mutter. Mir ist, als hätte ich etwas Verbotenes getan, so, als hätte ich ein schlechtes Gewissen. Ja, ich habe ein schlechtes Gewissen. Ich habe etwas getan, was verboten ist.«

»Was Ihre Mutter Ihnen verbieten würde.«

»Ja.«

Mir wurde ganz schlecht. Was hatte diese Mutter ihrem Sohn angetan. Ungeheuerliches! Unbegreifliches! In diesem Moment erkannte ich, welch ein Geschenk mir meine Eltern mit ins Leben gegeben haben. Herbert war etwas Lebenswichtiges genommen worden, etwas, was nie wieder gutzumachen war.

Prüfend sah Frau Weimer uns am Anfang jeder Gesprächsstunde an, als ob sie in unseren Gesichtern lesen wollte, wie uns wohl die letzte Stunde gefallen oder ob sie uns missfallen hatte, wie jeder von uns das letzte Gespräch verarbeitet hatte. Ansonsten warteten wir nur auf ihr Startzeichen, das nächste Problem anzusprechen. Ich hatte das Gefühl, dass in meinem Innern noch so viel Unausgesprochenes gärte und ich es rauslassen musste. Die Stunden erschienen mir oft viel zu kurz, erst viel später erkannte ich, dass eine Stunde mehr als genug war. Es gab so viel zu verarbeiten.

Herbert wurde mit Fragen bombardiert: »Warum fahren Sie nicht alleine zu Ihrer Mutter?« – »Warum meinen Sie denn, dass Ihre Frau dabei sein muss?« – »Warum lassen Sie sich selber von Ihrer Mutter beleidigen?« – »Warum lassen Sie sich von ihr so erniedrigen?« – »Warum geben Sie Ihrer Mutter überhaupt Gelegenheit, Sie zu erniedrigen?« – »Warum laden Sie sie zu sich nach Hause ein?« – »Was empfinden Sie dabei, wenn Sie beleidigt werden?« – »Was möchten Sie dann am liebsten machen?« – »Fühlen Sie sich wie ein Mann dabei?« – »Aber wie denn? Etwa wie ein kleiner Junge?« – »Ja, wollen Sie sich denn so fühlen?«

»Sie müssen jetzt kämpfen. Sie müssen um etwas kämpfen, was eigentlich Aufgabe jeder Mutter ist. Sie müssen frei werden. Die Freiheit, die Ihnen Ihre Mutter nicht gab, müssen Sie sich erkämpfen!«

Die Fragen quälten ihn so, dass er nach den meisten Gesprächen erschöpft, gereizt und aggressiv, ja, auch richtig wütend war. Ich wusste nicht, wie ich ihn beruhigen konnte, also schwieg ich, solange er mich nicht angriff. Ich verstand, dass er viel zu verarbeiten hatte, dass er Zeit brauchte, um mit diesen aufreibenden Gesprächen fertig zu werden. Ich konnte verstehen, dass er sich schämte. Gerne hätte ich ihm geholfen, aber er ließ es nicht zu. Meine vorsichtigen Versuche, ihm zu zeigen, dass ich zu ihm hielt, wehrte er ab.

Herbert war nur noch unzufrieden, regelrecht schlecht gelaunt. Er war so schlecht drauf, dass er nicht einmal mehr auf die Briefe seiner Mutter wartete. Er las sie und legte sie ohne Kommentar beiseite.

Ich stellte mir vor, wie es wäre, wenn ich seine Probleme hätte. Ich glaubte, stark genug zu sein, sie zu bekämpfen. Ich könnte daran arbeiten, es wäre einfacher, als zusehen und abwarten zu müssen. Wie lange wartete ich schon auf eine Besserung. Jetzt war alles viel schlimmer als vorher. Ich war enttäuscht. Aber ich tröstete mich mit den Gedanken, dass wir etwas taten, um unsere Ehe zu retten. Wir sahen nicht tatenlos zu, dass sie zerbrach. Wir kämpften.

Über ein Jahr zog sich diese aufreibende, unglückliche Zeit der Eheberatung hin, dann meinten wir, dass es genug sei und wir verabredeten, dass wir jeder Zeit wieder Termine vereinbaren konnten, wenn wir es für angebracht hielten.

Wir planten einen Umzug in eine größere Wohnung und beide waren wir begeistert von dieser Idee. Herbert quoll über vor Stolz, als die Firma ihm eine passende anbot. Wir waren froh, dass wir von den letzten zermürbenden Monaten abgelenkt wurden. Herbert wurde ruhiger. Wenn wir am Wochenende hinaus in die Natur fuhren, hörte ich meine Familie fröhlich und ausgelassen lachen. Ich schöpfte Hoffnung, dass nun endlich alles besser würde. Marions Erkrankung wiederholte sich noch viele Male, aber sie war nicht ganz so hinfällig wie früher und sie erholte sich schneller.

Hans und Bettina waren auch umgezogen, aber sie erschienen nach wie vor auf der Bildfläche und wir freuten uns darüber. Von unseren Problemen erwähnten wir nie etwas und schon gar nicht, dass wir bei der Eheberatung waren. Nicht, dass wir uns dessen schämten, wir wollten einfach mit niemandem darüber reden.

Ganz andere Dinge beschäftigten uns jetzt. Renovierungsarbeiten, Neuanschaffungen, planen, Umzug und Marions Einschulung standen auf dem Programm. Wir waren glücklich und glaubten, unsere Probleme ein für alle Mal gelöst zu haben. Schwiegermutter war neugierig und wollte uns besuchen. Herbert war ganz erwartungsvoll und hoffte nun sehr auf die Bewunderung seiner Mutter, denn nun hatten wir eine größere Wohnung als Norbert und Renate.

»Dieses Mal wird sie staunen, wie schön wir uns eingerichtet haben.«, meinte er.

Ich kam mir schlecht vor, als ich für Michael beim Arzt einen Krankenhaustermin vereinbarte, genau für den Tag, an dem seine Oma uns besuchte. Er hatte einen Leistenbruch und eine Operation war auf jeden Fall erforderlich. Ich erzählte auch Herbert, dass kein anderer Termin frei wäre. Mein schlechtes Gewissen beruhigte ich damit, dass ich mir sagte, Schwiegermutter hat mir genug angetan, sie hat selber Schuld, wenn ich ihr ausweiche.

Sie kam und bewunderte die Wohnung und Herbert strahlte. Enttäuscht war sie natürlich, weil Michael nicht anwesend war. Aber ich war froh, ihr ausweichen zu können. Abends war ich traurig, weil mein kleiner Sohn mir zu Hause sehr fehlte. Am Tage aber saß ich lange an seinem Bettchen in der Klinik.

Am Abend vor Schwiegermutters Abreise erzählte sie uns, dass Else ihr einen ausführlichen Brief geschrieben habe. Else war die Frau von Karl, der uns aus der Kur besucht hatte.

»Ja, dann hat sie doch sicherlich auch von Karls Besuch bei uns berichtet«, fragte Herbert sofort und war ganz gespannt, was die gute Else berichtet hatte, nachdem es ihrem Mann bei uns so gut gefallen hatte. Schwiegermutter setzte eine wichtige Miene auf, als sie von dem Brief erzählte.

»Lilo fand er ja sehr nett. Er hat regelrecht von ihr geschwärmt, schrieb sie.«

Sie schwieg einen Moment lang, dann fragte sie mich direkt:

»Was hast du denn gemacht, dass er dich so gut leiden mag?«

Ich verstand nicht, was sie meinte und sah zu Herbert.

»Was soll Lilo denn gemacht haben?«, fragte er genauso erstaunt.

»Na, ich weiß nicht«, sagte sie und sah mich hasserfüllt an.

»Da muss doch was gewesen sein, vielleicht hat sie die Beine breit gemacht.«

Mir verschlug es die Sprache und ich meinte, mich verhört zu haben.

»Das darf doch nicht wahr sein, kannst du nicht einmal etwas Gutes denken?«, schnaufte Herbert und sein Gesicht lief rot an.

»Bist du so schlecht, dass du nur Schlechtes denken kannst?« Herbert ging mit diesen Worten raus und knallte die Tür hinter sich zu. Schwiegermutter machte einen ganz zufriedenen Eindruck, als sie ihre Finger auf der Sessellehne auf und nieder trommeln ließ.

Welch eine Beleidigung von einer Frau, die mir meine Ehe kaputtmachte, die nie verstand, dass mich jemand mochte oder sympathisch fand. Ich war bisher kaum einem Menschen begegnet, der mich nicht mochte. Außer ihr und dieser Else, obwohl sie immer nett mit mir gesprochen hatte, wenn ich bei Schwiegermutter den Garten pflegte.

Herbert kam wütend ins Zimmer zurück und schrie seine Mutter an: »Jetzt ist Schluss, ein für alle Mal, das schwöre ich dir. Hier kommst du nicht mehr rein. Treib du dein Unwesen, wo du willst, aber nicht mehr bei uns.« Herbert wurde noch lauter: »So etwas habe ich Mutter genannt, eine, die mein ganzes Leben kaputtgemacht hat. Jetzt ist Schluss.«

Schwiegermutter fing an zu jammern: »Alles habe ich für dich getan und das ist nun der Dank.«

»Deine Krokodilstränen kannst du dir sparen, sie rühren mich nicht. Nicht mehr. Jetzt ist Schluss, endgültig Schluss.«

Am nächsten Tag brachte er seine Mutter zum Bahnhof.

Michael holten wir drei Tage später aus der Klinik.

Herbert schien erleichtert zu sein und überraschte mich wieder wie früher mit Blumen und kleinen Liebesbriefen.

## *Ehehölle*
### *1973/74*

Wir hätten jetzt glücklich sein können, wenn Herbert nicht so pedantisch geworden wäre. In der neuen Wohnung legte er größten Wert auf Ordnung. Plötzlich störten ihn die Kinderschuhe, die nicht ganz gerade nebeneinander an ihrem Platz standen und auch die Malstifte, die auf der Schreibtischplatte lagen, wenn er nach Hause kam. Ich versuchte mich durchzusetzen:

»Herbert, wir leben hier, die Kinder spielen und malen hier, es kann nicht wie in einem Museum aussehen, wenn du nach Hause kommst.«

Er verstand es nicht. Am nächsten Tag ging er gleich ins Kinderzimmer und fegte mit einer Handbewegung Papier und Malstifte vom Schreibtisch.

»Was soll das?«

»Ich möchte, dass hier Ordnung herrscht, wenn ich komme. Warum hat Marion nicht aufgeräumt, bevor sie nach draußen ging?«

»Ich habe die Kinder nach draußen geschickt, damit sie ein wenig an der frischen Luft sind. Vorher hat es geregnet, und wenn die Kinder wieder reinkommen, können sie weiter malen und später aufräumen.«

Wenn Herbert von der Arbeit nach Hause kam, kontrollierte er zuerst die Kinderzimmer. Oft fand er etwas, worüber er schimpfen konnte. Um des lieben Frieden willen gewöhnte ich mir an, die Kinder rechtzeitig zu ermahnen oder räumte schnell selbst das Spielzeug zusammen, weil ich sie nicht im Spiel mit ihren Freunden unterbrechen wollte. Dadurch entwickelte sich in mir, bevor Herbert nach Hause kam, eine gewisse Nervosität. Im Laufe der Zeit entstand daraus Angst. Ich konnte nicht absehen, nicht erkennen, wie sich diese schleichende Angst, der ich tagtäglich ausgesetzt war, in mir festkrallte. Durch einige Erlebnisse und Beleidigungen saßen die Wurzeln der Angst schon so tief, dass sie sich mehr und mehr ausbreiten konnten.

Hans und Bettina waren zu einer Karnevalsfeier eingeladen und sollten noch ein Paar mitbringen.

»Ihr kommt doch?«, fragte sie uns an einem gemütlichen Abend bei ihnen. Wir waren in den letzten Monaten häufiger bei Bettina und Hans gewesen. Wenn wir dort waren, beobachtete ich Herbert, wie er in den Kinderzimmern über das verstreute Spielzeug stieg. Auch im Wohnzimmer lag häufig einiges auf dem Boden. Hans bückte sich kurz, legte es zur Seite und verlor kein Wort darüber.

Bei der Karnevalsfeier saßen wir mit weiteren Freunden von Hans und Bettina an einer langen Tafel. Wir waren alle in bester Stimmung, tranken und schunkelten, sangen, lachten und tanzten. Herbert tanzte mit einer Blondine und Hans lud mich an die Bar zu einem Glas Sekt ein. Bettina stand neben uns und flirtete mit einem Unbekannten.

»Das mag sie«, sagte Hans und lachte ein wenig.

»Ich muss aber ein bisschen auf sie aufpassen, ich mache mir Sorgen, weil sie heute so viele Tabletten geschluckt hat.«

Ich wusste, dass sie seit ein paar Wochen eine Trigeminus-Neuralgie hatte und ohne Tabletten höllische Schmerzen hatte. Ich sah zu Bettina hinüber. Sie lachte ihren Kavalier an und zwinkerte zu uns rüber.

»Bist du nicht eifersüchtig?«, fragte ich Hans.

»Nein, sie hat schon immer gerne geflirtet, sie braucht diese Komplimente auch von anderen. Dann ist sie bis zur nächsten Party restlos glücklich und der Nutznießer bin ja ich«, meinte er dazu lachend und prostete mir zu.

Manchmal beneidete ich Bettina. Wie selbstsicher sie war! Je mehr Leute um sie herum waren, umso besser. Sie genoss es, im Mittelpunkt zu stehen. Es schien, als könnte niemand sie verunsichern. Ich wäre zufrieden, wenn ich nur ein Viertel von ihrem Charme besäße.

»Zum Wohl Lilo!«

»Zum Wohl Hans.«

Eine herrische, laute Stimme ließ mich herumfahren.

»Hier bist du! Ich suche dich überall und du stehst hier bei den Kerlen und lässt dich aushalten.« Herbert packte mich hart am Arm.

»Du Hure! Du Miststück!«, schrie er und zog mich von der Bar.

Es ging alles so schnell, ich konnte mich nicht wehren. Mein Arm tat weh, ich wollte mich aus dem harten Griff befreien. Ich sah in Herberts wutverzerrtes Gesicht. Er packte noch fester zu, schob mich an den Rand der Tanzfläche und brüllte mich an:

»Warte hier, ich hole unsere Sachen.«

Er ging und ich stand dort einige Sekunden wie versteinert. Weg hier! Bloß weg! Wo ist nur der Ausgang? Dort drüben! Ich drängelte mich durch tanzende, lachende Paare, schob sie zur Seite. Einige sahen mich an und machten Platz. Raus hier! Raus! Vorbei an diesen fröhlichen Menschen. Da ist der Ausgang.

Endlich – endlich! Ich stürzte nach draußen, lehnte mich an die Hauswand und fing an zu weinen. Ein Schluchzen erfasste meinen ganzen Körper. Es schüttelte mich. Wohin jetzt?

Kein Taxi zu sehen, kein Geld bei mir. Würde jetzt jemand in sein Auto einsteigen, würde ich hinlaufen und um Hilfe bitten. Dicht an dicht standen dort auf dem riesigen Parkplatz die Autos, aber nirgendwo ein Besitzer. Und was würde mir das nützen? Ich muss nach Hause zu meinen Kindern. Ich gehöre zu ihnen. Ich zitterte. Es war eisig kalt, aber die Kälte empfand ich nicht. Ich zitterte vor Enttäuschung, vor Schreck, vor Angst. Aus meiner Kehle kamen heisere Laute. Ich konnte sie nicht zurückhalten.

»Ich bin Arzt, kann ich Ihnen helfen?«, hörte ich eine Stimme vor mir und ich sah in das Gesicht eines jungen Mannes.

Ich schüttelte den Kopf und er reichte mir ein Taschentuch. Dann standen Hans und Bettina neben mir.

»Komm rein, Lilo, du holst dir eine Lungenentzündung.« Bettina legte ihren

Arm um mich.

»Geht ihr rein, geht rein, bevor Herbert kommt«, schluchzte ich.

In dem Augenblick kam er mit den Mänteln überm Arm und zog mich mit der freien Hand zum Auto.

»Mensch, Herbert, da ist bei dir wohl die Sicherung durchgebrannt.«

Hans versuchte die Situation zu retten. Herbert reagierte nicht darauf.

Und ich saß neben diesem Mann und fuhr mit ihm nach Hause.

Am nächsten Tag versuchte ich vergebens, mich zu verteidigen. Aber es gab ja eigentlich nichts, was ich verteidigen müsste. Es gab auch nichts zu erklären. Es gab nichts, wofür ich mich entschuldigen müsste. Ich hatte lediglich mit unserem Freund ein Glas Sekt getrunken. Ich hätte allen Grund, beleidigt zu sein. Herbert ließ sich nicht auf ein Gespräch ein. Den Kindern erklärte er: »Eure Mutter ist eine Schlampe.«

Am Nachmittag kamen Hans und Bettina. Ein kurzer Wortwechsel fand im Flur statt. Ich blickte vom Wohnzimmer aus zu Bettina, sie machte ein fassungsloses Gesicht.

»Euch will ich hier nicht mehr sehen.«, waren Herberts Worte, dann machte er die Wohnungstür hinter ihnen zu.

»Lass dir doch erklären, lass dir doch erklären ...«, äffte er die beiden nach.

Ich stand auf und setzte mich in eines der Kinderzimmer. Marion und Michael waren völlig verängstigt. Sie sagten nichts und fragten nichts. Sie nahmen mich auch nicht in den Arm. Sie wollten ihren Vater wohl nicht unnütz reizen. Er kam alle paar Minuten ins Zimmer, sah nur rein, guckte und war wieder weg. Das machte er immer nach einem Streit, nach diesem Streit noch häufiger.

Es klingelte an der Tür, ich fühlte mein Herz klopfen. Ich hörte, wie Herbert im Nebenzimmer aufsprang und zur Tür jagte, als ob er Angst hätte, dass ich schneller an der Tür sein könnte. Hans und Bettina werden es wieder sein. Oh weh, dachte ich. Nein, unsere Nachbarn wollten uns nur kurz sprechen.

»Dürfen wir kurz reinkommen?«, hörte ich sie fragen.

Dann Herberts Stimme: »Selbstverständlich. Bitte, kommen Sie rein. Bitte, nehmen Sie Platz. Warten Sie, ich hole meine Frau.«

Was wollten sie von uns? Wollten sie sich beschweren, weil Herbert oft so laut war? Auch heute Morgen hatte er mal wieder rücksichtslos mit den Türen geknallt. Ich ging ins Wohnzimmer, begrüßte Herrn und Frau Nolden und setzte mich. Überaus freundlich fragte Herbert:

»Darf ich Ihnen was zu trinken anbieten?«

»Nein Danke. Wir verreisen morgen früh und wollten Sie höflichst bitten, für uns das Treppenhaus zu putzen und die Post aus dem Briefkasten zu nehmen«, bat Frau Nolden.

»Aber natürlich«, antwortete ich erleichtert.

»Wie nett Sie es hier wieder haben, immer ist es so gemütlich bei Ihnen«, lobte Herr Nolden.

»Das kann nur das Werk einer liebenden Frau sein«, sprach er weiter. Er brachte mich in Verlegenheit. Immer fand er ein freundliches Wort für mich. Herbert war es sichtlich peinlich, dass ich so ein Kompliment bekam und das ausgerechnet heute. Wir wechselten noch ein paar Worte über die geplante Reise und sprachen über ihre Kinder, die schon lange das Elternhaus verlassen hatten.

»Genießen Sie jeden Tag, an dem Sie gesund sind und die Kinder noch bei sich zu Hause haben«, sagte Herr Nolden.

»Oh ja«, meinte Herbert, »das tun wir auch.«

Sie verabschiedeten sich und wir wünschten ihnen eine gute Reise.

Herbert ging zum Kühlschrank und trank erst einmal einen Schnaps. Der kurze Besuch unserer höflichen Nachbarn hatte ihn wohl sehr angestrengt.

Auch ich fühlte eine bleierne Müdigkeit und war froh, als es Abend wurde und der Sonntag zu Ende ging. In der Nacht konnte ich kaum schlafen. Gedanken quälten mich und ein brennender Schmerz in der Magengegend.

Am Montagmorgen rief Bettina an.

»Ich kann es nicht fassen, du hast nichts getan, du hast nicht einmal geflirtet. Du tust uns so leid. Sag doch, wie wir dir helfen können!«

»Ihr könnt mir nicht helfen! Wenn ich nur zu euch kommen kann, wenn es mal notwendig ist.«

»Das ist doch überhaupt keine Frage. Jederzeit kannst du mit deinen Kindern kommen.«

»Danke Bettina.«

»Sag mal, Lilo, ist Herbert schon öfter so ausfallend geworden?«

»Nein, noch nie. – Doch, ist er doch. Herbert ist leicht wütend, er verliert auch manchmal die Kontrolle über sich. Ich hatte es schon fast vergessen. Aber lass es jetzt gut sein, ich erzähle es dir ein anderes Mal. Ja?«

»Ich bin erschüttert, Lilo, es tut mir so leid«, sagte sie teilnahmsvoll.

Ach ja, mir fiel die Ohrfeige ein, weil ich das Radio ausgemacht hatte. Dann die Szene mit seiner Geliebten, als ich schwanger war. Ich hatte schon ewig nicht mehr daran gedacht. Und dann Herberts Ausbruch nach dem Polterabend eines Kollegen. War es vielleicht ein Fehler, dass ich alles so schnell vergaß? Herbert brauchte sich nur zu entschuldigen, ein paar Tage lieb und aufmerksam sein und ich verzieh und vergaß alles. Oder ob ich es verdrängte? Ich wusste es nicht. Ich glaubte, dass es so richtig sei. Ich wollte mir nicht unnütz das Leben schwer machen und mir, gewissermaßen zum Selbstschutz, das Böse, das Schlechte nicht immer ins Gedächtnis rufen. Menschen, die nicht leicht vergessen konnten, waren auch nicht zufriedener als ich.

In der nächsten Nacht wurde ich von brennenden Schmerzen gequält. Sie breiteten sich über den ganzen Brustkorb und dann über den Rücken aus. Sie wurden immer heftiger. Am nächsten Tag machte ich wie immer das Frühstück. Als Marion in die Schule gegangen war und ich Michael beim Anziehen half, damit er in den Kindergarten gehen konnte, hielt ich es vor Schmerzen kaum noch aus.

»Nervenentzündung«, stellte der Arzt fest. Damit hatte Herbert Gelegenheit sich unentbehrlich zu machen. Er war ein guter Hausmann. Er machte sauber, kaufte ein, kochte, versorgte die Kinder und er versorgte auch mich. Mit großer Geduld und Ruhe erledigte er all diese Arbeiten nach Feierabend. In dieser Zeit war er weder pingelig noch kleinlich. Michael durfte sogar seinen Zoo stehen lassen, den er mit Marion aufgebaut hatte. Herbert war unermüdlich, bis es mir besser ging. Aber dann wurde Marion wieder krank. Herbert gab sich die größte Mühe, mich zu unterstützen.

Aber kaum lief wieder alles in geregelten Bahnen, war Herbert gereizt und unzufrieden wie vorher. Ein Anruf von Renate unterbrach dann den normalen Alltag. Herbert wurde an das Krankenbett seiner Mutter gerufen. Ich glaube, es geht zu Ende, soll Renate gesagt haben. Herbert nahm sich in der Firma frei und fuhr sofort zu ihr. Schon am nächsten Tag stand er wieder bei uns in der Tür, aufs Äußerste empört.

»Stell dir vor, als ich dort ankam, saß sie munter und vergnügt vor ihrem Fernseher und sah mich an, als wäre ich ein Gespenst. Sie hielt es nicht einmal für nötig, für mich den Fernseher auszumachen. Nein, sie saß da, als käme ich vom Einkaufen zurück. Denen habe ich eine Szene gemacht. Stell dir diese Unverfrorenheit mal vor.«

»Und Renate, was meinte sie dazu?«, fragte ich genauso empört.

»Mutter ging es nicht so gut«, das war alles, was sie sagte.

Meine Nervenentzündung verursachte mir auch nach Monaten noch starke Schmerzen und wir hatten einen Urlaub auf einem Bauernhof im Sauerland geplant. Ich kam mit der Wäsche kaum nach und es gab vieles zu stopfen und auszubessern. Tante Josefa, die gerade bei Waltraud zu Besuch weilte, bot sich sofort an, zu helfen, als ich bei einem Telefongespräch meine Schmerzen erwähnte. Beide kamen ein paar Tage vor den Ferien am frühen Vormittag zu mir und besserten den Berg Wäsche aus. Ich lag auf dem Sofa und sah den beiden zu. Mir ging es in den letzten Tagen schlecht, weil ich die Tabletten, die mir der Arzt verschrieben hatte, nicht gut vertragen konnte. Die schrecklichen Schmerzen in Halswirbel und Nacken ließen zwar nach, aber hundeelend lag ich im Bett. Wenn ich aufstand, war mir übel und schwindelig.

»Seit gestern trinke ich nur Selters, das hat mir der Arzt empfohlen, damit ich das Gift schneller aus dem Körper kriege. Nun geht es mir schon viel besser«, erzählte ich den beiden, die wussten, dass ich gerne nähte und stopfte. Tante Josefa kam wieder ins Schwärmen und Waltraud übertraf sie noch.

»Sei froh, dass du so einen guten Mann hast, der auch noch gut genug verdient, dass du nicht zu arbeiten brauchst. Und du hast ja zwei so reizende Kinder. Und deine Wohnung! Davon können die meisten nur träumen. Am Anfang unserer Ehe machte sich dein Vater große Sorgen um dich.«

»Warum das denn?«, fragte ich.

»Er sagte einmal, dass ihr eine Ehe zu dritt führt.«

»Eine Ehe zu dritt?«

»Ja, er meinte deine Schwiegermutter. Sie war doch so oft bei euch. Das kann nicht lange gut gehen, hat er gemeint. Deine Stimme klang immer so traurig, wenn du von den Wochenenden erzähltest. Aber ihr habt es doch geschafft und darüber freue ich mich. Ach hätte dein Vater es doch noch erlebt und deine Mutter.«

Ich sagte nichts dazu. Sie waren beide der Meinung, dass ich eine gute Ehe führte und in diesem Glauben sollten sie bleiben.

Waltraud und auch ihr Mann Helmut hatten Herbert schon vor langer Zeit kennen gelernt. Beide fanden ihn sehr sympathisch. Ja, charmant konnte Herbert sein, wenn er wollte.

Ich war den beiden so dankbar, dass sie an diesem Tag bei mir waren. Morgen wird es mir besser gehen. Morgen packe ich die Koffer. Als am nächsten Tag die fertig gepackten Koffer im Flur standen, sah ich eine Kette darauf glitzern. Neugierig, aber auch etwas verschämt standen meine Kinder daneben und warteten auf eine Reaktion von mir.

»Mama, weil wir dich so lieb haben«, sagte Marion und beide drückten mich und gaben mir einen Kuss. Ich war zu Tränen gerührt.

Der Urlaub war durchweg schön. Herbert war bester Laune und ich erholte mich allmählich. Wir lernten ein Ehepaar Stadelmeier aus dem Ruhrgebiet kennen, mit dem wir uns blendend verstanden. Sie hatten auch ein Mädchen und einen Jungen und so vergnügten sich auch die Kinder beim Spiel, beim Schwimmern und bei den gemeinsamen Wanderungen. Wir waren den ganzen Tag zusammen. Oft machten wir abends im Dunkeln Spaziergänge durch das weit auseinander gezogene Dorf. Die Kinder leuchteten mit ihren Taschenlampen alle Ecken und geheimnisvollen Nischen aus und hatten viel Spaß dabei. Später, am Abend, wenn die Kinder schon schliefen, tranken wir gemeinsam Wein und spielten Karten. In diesen vier Wochen haben wir so viel gelacht wie wohl selten. Alles, was wir machten, war herrlich. Nach diesem Urlaub war meine Welt wieder in Ordnung. Vergessen war die unglückliche Karnevalsfeier und auch die vielen hässlichen Streitereien um tausend Kleinigkeiten.

Mit unseren Ferienbekannten blieben wir in Verbindung. Wir besuchten uns gegenseitig und verabredeten einen nächsten gemeinsamen Urlaub.

Aber der Alltag holte uns schnell wieder ein mit seinen anstrengenden Abenden und Wochenenden. Herbert wurde wieder kleinlich, was die Ordnung der Kinder betraf. Eine unerklärliche Unruhe ergriff ihn. Aber er fuhr nun immer alleine zu seiner Mutter. Er fragte nur kurz, dass ich sicher nicht mitfahren wolle.

Damit legte er mir die Antwort schon in den Mund und er nahm sie hin.

Eigentlich war das der einzige positive Erfolg für die langen, quälenden Besuche bei der Eheberatung.

Wenn Herbert dann von seiner Mutter zurückkam, war er überglücklich, wieder zu Hause zu sein. Er nahm mich in die Arme und hielt mich lange fest.

»Es war so entsetzlich. Ich fahre nie wieder dort hin. Ach, Tubbi, ich bin so froh, dass ich wieder zu Hause bin. Dir ist vieles erspart geblieben, weil du hier geblieben bist. Ich bin so froh, dass ich dich habe. Du bist mein Ein und Alles. Mein ganzes Glück bist du, mein Federchen. Was wäre ich ohne dich? Nichts, ein Nichts. Ich liebe dich so sehr.«

Ohne dass ich es wollte, riss er mich wieder in den Himmel. Ich wollte doch nicht mehr so hoch schweben. Wenn ich fiel, fiel ich so tief. Diese dauernden Gefühlsschwankungen konnte ich nur schwer verkraften. Doch Herbert war so liebevoll, wie ich mir meinen Mann wünschte. Aber neben der Hoffnung standen Angst und Zweifel.

»Ich habe mich in der Volkshochschule zu einem Kurs für Autogenes Training angemeldet«, überraschte mich Herbert ein paar Tage später.

»Ich weiß, dass ich etwas tun muss. Diese innere Unruhe macht mich manchmal wahnsinnig. Ich hoffe, dass ich dann ausgeglichener werde.«

Regelmäßig ging er dort hin, aber auf eine positive Veränderung wartete ich vergebens. Nun traf er sich öfter mit Herrn Cramer, einem Arbeitskollegen von ihm. Sie bastelten zusammen an ihren Autos herum. Wenn Herr Cramer anschließend mit uns Kaffee trank, wirkte Herbert sehr zufrieden. So freute ich mich jedes Mal, wenn Herr Cramer uns besuchte.

Ich lernte Inge, eine neue Freundin, bei einem Elternsprechtag kennen, deren Töchterchen mit Marion in dieselbe Klasse ging. Sie war Lehrerin für behinderte Kinder und geschieden. Wenn wir uns gegenseitig besuchten, konnte ich es am Anfang nicht unterlassen, sie mit Bettinas munterem Wesen zu vergleichen. Inge war sehr ruhig, ja, fast bedächtig. Sie zögerte jede Antwort hinaus und ich merkte ihr an, dass sie genauestens überlegte, was sie sagen wollte. Erst nervte sie mich ein wenig damit. Später, als mein Kummer überhand nahm, fühlte ich mich von ihr verstanden. Sie hatte sich von ihrem Mann getrennt, weil er sie häufig mit anderen Frauen betrog. Aber sie liebte ihn noch immer. Anfangs drehten sich unsere Gespräche hauptsächlich um unsere Kinder.

In der gleichen Zeit lernte ich auch Doris kennen. Sie war die Mutter von Bernd, Michaels Freund, mit dem er zusammen in den Kindergarten ging. Die beiden verstanden sich so gut, dass Bernd oft am Nachmittag zu uns kam. Abends wurde er von seiner Mutter abgeholt. Holte ich Michael ab, weil er bei Bernd gespielt hatte, so setzte ich mich noch einen Moment zu Doris. Auch sie war geschieden und von Beruf Krankenschwester. Sie musste den kleinen Bernd oft zu den Großeltern bringen, wenn sie am Wochenende Dienst hatte. Sie wirkte auf mich sehr überlegen, sehr erfahren und klug, obwohl sie einige Jahre jünger war als ich. Unnahbar und kühl, ja, kritisch sah sie mich an. So blieb ich auch nicht lange bei ihr.

Mit Waltraud führte ich nur kurze Telefongespräche. Sie kam lieber zu mir, obwohl sie einen weiten Weg mit der Straßenbahn zurücklegen musste.

Die Telefongespräche mit Bettina wurden in dieser Zeit seltener. Herbert hatte die Gabe, immer dann anzurufen, wenn ich telefonierte. Jeden Tag rief er mehrere Male vom Arbeitsplatz aus bei mir an. Wenn das Besetztzeichen ertönte, schien ihn die Unruhe zu packen. Er wählte und wählte, bis er mich erreichte.

»Meine Güte, mit wem hast du denn so lange telefoniert?«, fragte er dann vorwurfsvoll.

Er ertappte mich oft, und weil ich seinen vorwurfsvollen Blicken, seinen abfälligen Bemerkungen nicht gewachsen war und seinen schlechten Launen aus dem Weg gehen wollte, schränkte ich die Gespräche drastisch ein. Nahm ich trotzdem mal den Hörer in die Hand, packte mich sofort ein Gefühl von schlechtem Gewissen. Regelrecht elend ging es mir am Abend, wenn Herbert kam, denn ich wusste nicht, ob er in der Zeit, in der ich telefoniert hatte, bei mir angerufen hatte. Manchmal versuchte ich, mein schlechtes Gewissen zu überlisten. Ich griff mutig zum Hörer, aber Aufregung und Unsicherheit ließen mich den Hörer wieder zurücklegen. Morgen setzt du dich durch, nahm ich mir vor.

Aber ob ich anrief oder angerufen wurde, meine Hände zitterten und waren feucht vor Aufregung. In Gedanken schrie ich Herbert an: Du Idiot, lass mich telefonieren, wann ich will und mit wem ich will! Ich malte mir aus, wie es wäre, wenn ich es ihm wirklich ins Gesicht schreien würde. Die Folgen konnte ich mir vorstellen.

Wenn Herbert auf Dienstreisen war, konnte ich in Ruhe telefonieren. Das kam zum Glück zwei- oder dreimal im Jahr vor. Drei oder sogar vier Tage war er dann unterwegs. Ich nutzte diese Zeit auch, um Hans und Bettina zu besuchen. Rief Herbert in dieser Zeit an, sagte ich, dass ich bei Inge oder Doris war.

Irgendwann war mir die Zeit, in der Herbert abwesend war, zu schade, um wegzugehen. Diese wenigen Tage wurden für mich immer kostbarer. Ich fühlte mich frei, leicht und erlöst. Ich genoss die Nachmittage und die Abende ohne diesen verdammten Druck. Ich fühlte mich zu Hause.

War Herbert wieder zurück, merkte ich die Anspannung umso deutlicher, obwohl er sich freute, wieder zu Hause zu sein. Er überraschte mich mit einem hübschen Geschenk und freute sich wie ein Kind, wenn ich es auspackte. Unruhig und hektisch wurde er, wenn er eines der Kinder hörte oder sie zu uns ins Zimmer kamen. In solchen Augenblicken konnten aus der besten Laune heraus plötzlich böse, beleidigende Worte fallen. Oft habe ich in diesen Situationen gedacht, dieser Mann dürfte keine Kinder haben. Deutlich zeigte er mir immer wieder, dass die Kinder für ihn nur lästige Störenfriede waren. Das tat mir unsagbar weh. Damit er zufrieden war, räumte ich noch immer nach wie vor unsere äußerst gepflegte Wohnung auf, bevor Herbert nach Hause kam. Ich lief in Marions Zimmer, lief in Michaels Zimmer, dann ins Bad, ein Blick noch einmal in den Flur. Nirgendwo lagen Sachen von den Kindern. Noch waren die Kinder in dieser Zeit unbeschwert und das war mir wichtig. Sie sollten keine Angst haben, wenn der Papa nach Hause kam.

Wir freuten uns wieder einmal auf die Sommerferien. Nachdem der Kurzurlaub in den Osterferien gemeinsam mit Familie Stadelmeier so schön gewesen war, wollten wir auch dieses Mal die schönste Zeit des Jahres mit ihnen zusammen verbringen.

Doch Herberts Gereiztheit ebbte in diesem Jahr nicht ab. Je größer die Kinder wurden, desto liebloser wurde er ihnen gegenüber. Mit selbständigen Ideen und Handlungen brachten sie ihn zur Weißglut. Er fing an, jeden ihrer Schritte zu kontrollieren und vermieste uns damit die Urlaubslaune.

Michael hatte sich nicht wohlgefühlt, so machten wir nur einen kleineren Spaziergang ohne unsere Freunde. Wir mussten uns auf jede Bank setzen, damit Michael sich ausruhen konnte. Blass war der Kleine und zusätzlich den vielen Beschimpfungen seines Vaters ausgesetzt. Michael konnte zum Schluss nicht mehr laufen, nicht mehr essen und erbrach sich in der Nacht immer wieder. Als sich sein Zustand bis zum Morgen nicht besserte, fuhren wir zum Arzt.

»Ihr Junge ist sehr krank. Fahren Sie sofort mit ihm nach Hause, sonst müsste ich ihn hier ins Krankenhaus einweisen. Es ist besser, wenn Sie Ihren Arzt am Heimatort aufsuchen«, sagte der Arzt eindringlich.

»Was hat er denn?«, fragte ich aufs Tiefste erschrocken.

»Acetonämisches Erbrechen.«

»Was? Er auch? Meine Tochter hat das auch. Immer wieder. Schon seit Jahren. Wie ist so etwas möglich?«

»Es kann eine psychische Erkrankung sein.«

Wir fuhren am selben Tag nach Hause. Michael ging es nach einer Woche wieder besser, dann löste ihn Marion ab, nachdem wir bei schönstem Wetter im Schwimmbad gewesen waren. Herbert aber war nach diesem Schock für den Rest des Urlaubs ein rücksichtsvoller Vater.

Bei den nächsten Brechanfällen, die sich nun auch bei Michael regelmäßig einstellten, hatte er keinen geduldigen Vater mehr. Dann quälten Michael nicht nur die entsetzlichen Würgeanfälle, sondern auch die gefühllosen Worte des Vaters.

»Na, na, nun stell dich bloß nicht so an«, hörten wir ihn in seinem barschen Ton sagen.

»Was bist du bloß für eine Flasche?«, schrie er beim nächsten Brechanfall.

Ich wurde wütend.

»Was bist du nur für ein Vater? Warum lässt du ihn im Stich, wenn er krank ist?«

»Der markiert doch nur, merkst du das nicht?«

»Kein gesunder Junge markiert so etwas, der spielt lieber Fußball!« Meine Stimme wurde lauter.

»Nun fang nicht auch noch an zu spinnen und schrei nicht gleich so hysterisch.«

»Wer brüllt denn hier rum. Und jetzt, wo ich mal laut werde, soll ich gleich hysterisch sein. Dann bist du es schon seit Jahren. Du reagierst ja schon hysterisch, wenn hier ein paar Spielsachen auf dem Boden liegen. Wann passt das mal in deinen Dickschädel, dass wir hier leben. Was ist daran so schlimm, wenn die Schulhefte auf dem Schreibtisch liegen, dafür haben sie ihn doch? Was ist daran so schlimm, wenn eine Wolljacke über der Stuhllehne hängt? Die hat Marion ausgezogen, weil ihr gerade warm ist. Fünf Minuten später zieht sie sie wieder an. Wir leben hier. Verstehst du das nicht? Kapier das endlich!«

Ich hätte stundenlang aufzählen können, was er uns alles verbot, womit er mich jeden Tag nervte. Meine Stimmer überschlug sich förmlich vor Aufregung. In meinem Kopf dröhnte es von meinem Geschrei.

»Werde ja nicht frech!«

Herbert kam drohend mit erhobener Hand auf mich zu. Ich wich einen Schritt zurück und sagte nichts mehr.

»Du bist krank, weißt du das? Du bist krank. Sieh doch mal in den Spiegel und frag dich mal, wer du bist. Du bist ein Nichts!«, schrie er mich an.

Ich hörte Michael und eilte zu ihm.

Herbert holte aus dem Kühlschrank die Schnapsflasche und verschwand damit im Wohnzimmer.

Ich blieb an Michaels Bett sitzen und streichelte seine Wange. Marion kam und umarmte mich kurz, gab Michael ein Küsschen, dann setzte sie sich an seinen Schreibtisch. Am liebsten hätte ich sie darauf aufmerksam gemacht, dass sie sich nicht auf Michaels Stuhl setzen darf. Wenn ihr Vater das sehen würde, wäre der nächste Streit da. Sie hatte zwar den gleichen Stuhl. Setzte sie sich aber mal auf Michaels, hieß es sofort: »Mach den Stuhl nicht kaputt, steh auf.«

Eine Minute später saß er dann mit seinen neunzig Kilogramm auf dem Drehstuhl und bewegte sich mal nach links und mal nach rechts. Keiner wagte etwas zu sagen. Wir sahen uns nur schweigend an. Gut, dass ich Marion nicht ermahnt hatte, sie stand auf und ging in ihr Zimmer. Mir wurde leichter. Denn den Anblick, dass wir drei zusammensaßen, konnte Herbert genauso wenig ertragen.

»Ihr seid ein Komplott. Euch müsste man in einen Sack stecken und draufschlagen. Ich würde immer den Richtigen treffen«, polterte er oft los.

Keiner von uns fühlte sich zu Hause wohl, wenn Herbert da war. Ich konnte mich auf keinen Feierabend, geschweige denn auf ein Wochenende freuen.

Waren das die Folgen der Eheberatung, überlegte ich. Erst danach wurde er so unerträglich. Seit dieser Zeit machte er mich klein, immer ein wenig mehr. Ich fühlte mich untauglich fürs Leben. In dieser Zeit fing ich an, seine Mutter zu hassen. Dieser Hass war quälend, er zerfraß mein Inneres, ich fühlte ihn wie einen brennenden Schmerz. Wenn ich bis jetzt geglaubt hatte, Hass wäre eine Wohltat, die mich von etwas befreien würde, was mich jahrelang geärgert hatte, so sah ich mich getäuscht.

Michael besuchte nun auch schon die Schule, seinen Lehrer liebte er sehr.

»So einen Vater möchte ich haben«, sagte dieser kleine Knirps eines Tages. Am Elternsprechtag erzählte mir sein Lehrer: »In der Pause hat Michael mich angesprochen und gesagt: ›Bücken Sie sich doch mal.‹ Ich bückte mich und Michael gab mir einen Kuss. Das habe ich noch nie erlebt, so eine Zuneigung von einem Schüler. Er ist ein guter Junge, ein pflegeleichter. Ein Kind, das man mit dem kleinen Finger lenken kann.«

Ich beendete ganz schnell das Gespräch. Ich wollte nicht nach dem Vater-Sohn-Verhältnis gefragt werden.

Nach einem weiteren heftigen Streit mit Herbert standen die Kinder vor mir.

»Fahr doch einfach mal weg. Du darfst es aber Papa vorher nicht sagen. Er soll sich Sorgen um dich machen.« Michael sprach aus, was er vorher mit seiner Schwester besprochen hatte. Sie sahen mich mit ihren großen, braunen Augen an, ihre Gesichter waren ernst und sorgenvoll. Dieser Gesichtsausdruck gehörte nicht in ein Kindergesicht. Sie machten sich große Sorgen um mich und um die Ehe ihrer Eltern. Sie taten mir so leid. Meine Kinder, die ich so sehr liebte. Wie gerne hätte ich sie jetzt in die Arme geschlossen, aber dann wäre es mit meiner Beherrschung vorbei gewesen. Sie erlebten viel zu oft meine Verzweiflung und Traurigkeit. Viel, viel zu oft.

»Und ihr, wo bleibt ihr?«, fragte ich.

Nun ergriff Marion das Wort.

»Wir bleiben hier. Wenn Papa mit uns alleine ist, ist er nett zu uns. Und wenn du wegfährst macht er sich Sorgen, dann ist er auch lieb zu dir, wenn du wieder kommst. Ganz bestimmt ist er das, damit du nicht mehr wegfährst.«

Wie einfach das klang.

»Vielleicht sollte ich es mal versuchen«, beruhigte ich die beiden.

So nach und nach erzählte ich Waltraud und ihrem Mann Helmut von meiner missratenen Ehe. Sie waren erschüttert.

»Dieser Mann ist ein Schauspieler durch und durch, ein Blender. Wenn das alles stimmt, was du sagst. Wir hätten es nie für möglich gehalten. Das ist eine Verantwortungslosigkeit im höchsten Grade, dir und auch den Kindern gegenüber. Da darf man nicht weiterdenken, was dieser Mann bei heranwachsenden Kindern zerstört. Sie können sich ja gar nicht frei entfalten.«

Helmut sprach aus, was mir als Mutter schon lange klar war.

So nach und nach machte ich meinem Herzen immer mehr Luft. Ich erzählte von den vielen Wutausbrüchen, den Lieblosigkeiten, den vielen Beleidigungen und Erniedrigungen. Sie wussten nicht mehr, was sie sagen sollten.

»Es ist ein Drama, eine Tragödie«, stellte Helmut fest.

War ich auch oft unglücklich gewesen, so deutlich und dramatisch hatte ich die Misere unserer Ehe nie in Worte gefasst. Und sie wussten noch nichts von der Abhängigkeit Herberts von seiner Mutter. Ich hatte auch nichts davon erzählt, dass Herbert manchmal zuschlug. Über meine Angst und Unsicherheit, die mich nun immer mehr und öfter erfasste, wollte ich auf keinen Fall ein Wort verlieren.

Fuhr ich zu Waltraud und Helmut, so war es jetzt mehr ein Davonrennen. Ich hielt es zu Hause nicht aus, ich fühlte mich den Angriffen um Nichtigkeiten völlig ausgeliefert. Verteidigte ich mich, verstand Herbert es überaus redegewandt, mir die Schuld am Elend unserer Ehe in die Schuhe zu schieben, sodass ich es am Ende selber glaubte. Erst nach längerem Nachdenken begriff ich, dass er mich wieder in Grund und Boden geredet hatte, dass er meine Worte verdrehte und gegen mich verwendete, die ich gesagt hatte, um mich zu verteidigen. Wenn ich dann einsah, dass ein Verteidigen zwecklos war, reichte ein schneller Griff zur Geldbörse, zur Jacke, zum Schlüssel und draußen war ich. Oft ging ich spazieren, manchmal fuhr ich zu Waltraud und Helmut. Obwohl ich dort nicht immer von dem vorangegangenen Streit erzählen konnte, so fühlte ich mich doch geborgen und aufgehoben. Den Weg nach Hause ging ich zu Fuß, damit ich recht lange von zu Hause fort war. Über eine Stunde war ich unterwegs, wenn ich mit gesenktem Kopf durch die dunklen Straßen schlich, die ich mir bewusst aussuchte. Ich hatte keine Angst vor der Dunkelheit, keine Angst auf abgelegenen Wegen zu gehen, keine Angst vor Männern, die irgendwo vor einem Gebäude standen, deren Blicke ich fühlte. Angst bekam ich erst, wenn ich in unsere Straße einbog. Mein Herz raste, als wollte es zerspringen, wenn ich vor unserer Tür stand. Häufig kam Herbert mir entgegen, wenn ich die Wohnung betrat und nahm mich in die Arme.

»Ich habe mir große Sorgen um dich gemacht. Ich liebe dich doch so. Ich weiß, dass ich ein Scheusal bin. Du hast es nicht leicht mit mir, aber lass uns nicht aufgeben, der Kinder wegen«, überrumpelte er mich so manches Mal. Ihn packte oft die pure Verzweiflung über sein Verhalten, immer wieder bereute er es. Immer wieder verstand er es auch, auch jetzt noch, mir Hoffnung zu machen, lullte er mich mit seinen schönen Versprechungen ein. Ich fühlte mich zu erschöpft und müde, etwas dazu zu sagen. Wenn ich nur Ruhe vor ihm hatte!

Herbert war ein paar Tage ruhig, aber die Anspannung am frühen Abend wurde mein ständiger Begleiter. Ich horchte auf alles, was die Kinder sagten und taten. Hörte ich sie kichern, zuckte ich zusammen, weil ich ein nächstes Donnerwetter befürchtete. Ich beobachtete Herbert dann, sein Gesicht war angespannt. Noch versuchte er, sitzen zu bleiben. Es gelang ihm nicht, als wir noch einmal ein Geräusch aus dem Kinderzimmer vernahmen. Er sprang auf und machte die Tür auf.

»Was macht ihr für einen Blödsinn?«, fragte er.

»Wir spielen Winnetou«, hörte ich als Antwort.

»Ach so. Aber bleibt leise.«

Die Tür wurde wieder zugemacht und Herbert setzte sich wieder zu mir ins Wohnzimmer. Aber die Unruhe war ihm ins Gesicht geschrieben. Irgendetwas störte ihn. Aber was? Es war doch alles friedlich.

Am Sonntag war das gemeinsame Frühstück schon wieder zum Davonlaufen. Seine Augen wurden wild, als Michael sein Ei aufklopfte. Als seine Finger Stück für Stück die Schale abpellten, nahm Herbert ihm das Ei aus der Hand.

»Ich mache das, du kannst es noch nicht.«

Michael verzog sein Gesicht und sah ängstlich zu seiner Schwester. Marion nahm ein Stück Käse und versuchte das Papier abzuziehen. Es gelang ihr nicht auf Anhieb. Das war zu viel.

»Was habe ich für missratene Kinder.« Bei diesen Worten sprang Herbert auf und hetzte in die Küche, kam aber sofort zurück.

»Merkst du eigentlich nicht, dass diese beiden Schuld sind. Ja, sie sind Schuld an den vielen Streitereien, die wir miteinander haben.«

Marion wollte den Tisch verlassen. Ich fasste sie am Arm und hielt sie zurück.

»Bleib schön sitzen, Marion«, beruhigte ich sie. Sie setzte sich hin.

»Dein Vater wickelt dir den Käse aus, er kann es besser.« Damit legte ich das Stück auf seinen Teller.

Entweder schreit er jetzt weiter, oder er beruhigt sich. Dieses Mal beruhigte er sich sofort. Er fummelte an dem Käse herum und bekam das Papier nicht ab.

»Das geht ja wirklich nicht ab. Ist das aber blöd«, versuchte Herbert zu scherzen.

Michaels Welt schien wieder in Ordnung zu sein. Er grinste leicht. Sein Vater ging darauf ein und grinste auch. Marion schien jeder Bissen vom Käsebrot im Halse stecken zu bleiben und mir gelang nicht einmal, meine Tasse anzuheben, so sehr zitterten meine Hände.

Wie ich sie hasste, diese Sonntage! Wie ich dieses gemeinsame Frühstück hasste!

Oft wusste ich während eines Streites gar nicht, wie er angefangen hatte, wusste nicht, um was es überhaupt ging. Irgendeine kleine Sache, eine Lappalie, wie sie in einer Familie jeden Tag auftauchen, waren die Auslöser. Ich hatte nicht die geringste Chance, mich mit den Kindern in Ruhe auseinander zusetzen, ohne dass Herbert dazwischentrat. Nicht ruhig oder abwartend. Nein, er ergriff das Wort, ohne zu wissen, um was es ging. Ungerecht beschimpfte er die Kinder. Meine Versuche, ihm die Sachlage zu erklären, scheiterten, weil er viel zu ungeduldig war, um mich anzuhören. Stattdessen folgten abfällige Bemerkungen, so als wenn unsere Kinder es nicht wert seien, ihnen etwas zu erklären. Jedes weitere Wort der Verteidigung meinerseits brachte ihn aus der Fassung. Und weil er laut wurde und mich nicht zu Worte kommen ließ, wurde auch ich laut, damit er vielleicht doch noch verstand, worum es ging. Ich hörte hässliche Worte, Beleidigungen, Erniedrigungen. Ich fühlte mich den Wutausbrüchen in keiner Hinsicht gewachsen. Nach den Worten »Du bist ein Stück Dreck, ein Nichts«, fühlte ich mich wie ein Nichts. Ein Nichts ohne Chance. Und wie schrecklich es für mich war, dass meine beiden Kinder mit ansehen mussten, wie ich wehrlos wie ein armseliges Bündel Elend zusammensank. Ein verzweifeltes Schluchzen würgte in meiner Kehle.

## *Im Teufelskreis von Angstattacken*
### *1974 – 1978*

Am nächsten Tag rief ich Waltraud an. »Ich fahre übers Wochenende weg. Wenn Herbert bei euch anrufen sollte, bitte hört ihn an. Vielleicht könnt ihr ihn ein bisschen beeinflussen«, bat ich.

»Lilo, wir machen uns große Sorgen um dich. Lass von dir hören. Wir werden versuchen, deinen Mann ins Gespräch zu ziehen, wir werden es versuchen.«

Ich fuhr ins Siebengebirge und suchte mir abseits der Ortschaft ein Zimmer. Ich kaufte mir ein paar Zeitschriften und Süßigkeiten, denn ich hatte mir vorgenommen, mich ein wenig zu verwöhnen. Ich wollte mich an diesen zwei Tagen erholen. Bloß keine trüben Gedanken aufkommen lassen, befahl ich mir. Das Zimmer war urgemütlich und ich kuschelte mich in den Sessel und legte die Beine aufs Bett unter die Bettdecke. Entspannt blätterte ich in der Illustrierten, und als es draußen dämmerte, machte ich einen Spaziergang in der klaren Winterluft. Bei jedem Schritt knirschte der Schnee unter meinen Füßen. Ich genoss die Ruhe, genoss den Frieden um mich herum. Tief atmete ich durch und war froh, hier an diesem Ort zu sein. Oder spielte ich mir etwas vor? Nein – nicht darüber nachdenken, jetzt horchte ich in die Stille. Durch Nebenstraßen ging ich und bewunderte die hübschen Häuser mit ihren kleinen Vorgärten und die Villen in ihren Parkanlagen. Schwer lag dort der Schnee auf den Tannen, sodass sich die Äste unter dem Gewicht nach unten bogen. Herrlich war diese Welt!

Und ich bewunderte mich. Ich bewunderte meinen Mut, hierher gefahren zu sein. Ich bewunderte mich, weil ich so ruhig war. Wie gut es tat, sich selber zu bewundern. In diesem Moment wusste ich, dass ich jemand war.

In der Nacht schlief ich gut. Am nächsten Tag machte ich nach dem Frühstück eine lange Wanderung durch den Winterwald. Kein Mensch begegnete mir. Diese Welt schien mir ganz alleine zu gehören. Ich war alleine, aber einsam fühlte ich mich nicht. Einsam fühlte ich mich, wenn ich zu Hause war, wenn ich Herbert im Nebenzimmer wusste. Nach der langen Wanderung bekam ich Hunger. Am Abend vorher hatte ich ein Lokal gesehen, da wollte ich hingehen.

Ich blieb vor dem Lokal stehen, zögerte und ging dann ich doch weiter. Irgendwann machte ich kehrt und ging langsam, ganz langsam zurück und blieb wieder vor der Gaststätte stehen. Ich sah auf die Speisekarte, die draußen angebracht war, lesen konnte ich kein Wort. Meine Gedanken überschlugen sich. Wie komme ich dort nur rein? Ich wollte mich dazu zwingen, ich wusste doch schon lange von meiner Angst, in ein Lokal zu gehen. Vor ein paar Monaten hatte ich es bemerkt, hatte auch damals die Situation verflucht. Aber hier, an diesem Wochenende, hatte ich mir ganz bewusst keinen Proviant besorgt, weil ich unbedingt gegen diese Unsicherheit angehen wollte. Nun stand ich da und mich verließ der Mut. Geh einfach rein! Und was mache ich, wenn ich drin bin? Wie soll ich ein Gericht bestellen, wenn ich vor Aufregung nichts lesen kann. Ich werde stottern, wie es mir öfter zu Hause passierte, wenn Herbert mich anschrie oder wenn ich ihm etwas sagen wollte, wo ich nicht sicher war, ob er ruhig bleiben würde. Wenn ich dann merkte, dass ich vor Aufregung die Sätze verkehrt formulierte und die richtigen Worte nicht fand, hielt ich einfach den Mund, um Herbert keine Gelegenheit zu geben, sich über mich lustig zu machen.

Ich starrte auf die Tür. Jemand hatte sie aufgemacht, aber niemand kam heraus. Da will wohl einer frische Luft in den Raum lassen. Jetzt könnte ich doch reingehen. Vielleicht ist es ein Fingerzeig, dass ich eintreten soll. Natürlich. Nur deshalb ging die Tür auf. Ich habe Hunger. Geh doch. Was kann dir schon passieren? Selbst wenn du dich blamierst, du siehst die Leute nie wieder. Also los! Ich ging ein paar Schritte zurück, so als wollte ich einen Anlauf nehmen. Dann drehte ich mich um und entfernte mich. Noch ein bisschen laufen, nur etwas ruhiger werden. Dann gehst du rein. Ja, dann schaffst du es. Und wieder stand ich vor dem Lokal, die Tür war jetzt geschlossen. Ich schaffe es nicht, nein, ich schaffe es nicht, waren meine verzweifelten Gedanken. Ich fing an, zu weinen. Angst zu haben ist furchtbar. Viel, viel schlimmer als meine Eheprobleme. Sie sind ein Nichts gegen diese Angst. Ein Nichts. Ich ging todunglücklich in mein Zimmer.

Am Sonntag rief ich vor der Rückreise bei Waltraud und Helmut an. Herbert hatte sich sofort gemeldet, weil er mich dort vermutete. Sie taten aber, als wüssten sie nichts von meinem Ausflug, um ihn zum Reden zu bringen. »So wie Sie Ihre Frau behandeln, ist es doch kein Wunder, dass sie weggeht. Sie hätte einen Grund, wenn nur ein Zehntel von dem stimmt, was sie uns erzählte«, hatte Helmut ihm vorgehalten. Als er auch noch von Verantwortung der Familie gegenüber sprach, hatte Herbert den Hörer aufgelegt.

»Ich musste ihm die Meinung sagen, ich hatte so eine Wut auf diesen Mann, der nicht zu wissen scheint, was er da anrichtet. Drei Menschen macht dieser Mann kaputt«, berichtete mir Helmut.

Als ich nach Hause kam, war Herbert wütend. Mehr über die Worte von Helmut als über mein Fortsein.

»Was bildet der sich überhaupt ein, wer er ist. Einen dummen Jungen auf der Straße kann er so etwas erzählen. Mir nicht.«

Herbert kam drohend auf mich zu und die Kinder versteckten sich hinter einem Sessel. Hätte er mir nicht den Weg versperrt, ich wäre rausgelaufen.

Herbert sah ein, dass er mich mit seinen Launen und seiner Unbeherrschtheit aus dem Hause trieb, denn immer öfter verließ ich abends das Haus und wanderte durch die Straßen oder ging kurz zu Doris oder Inge. Überschwänglich, wie es seine Art war, entschuldigte er sich bei mir und auch bei den Kindern.

»Ihr habt so eine liebe Mama. Ich werde sie jetzt immer gut behandeln, glaubt mir das! Bitte! Ich werde es beweisen. Ich möchte euch nur noch glücklich sehen. Nein! So wie es hier läuft, ist es nicht gut und ich sehe ein, dass ich alles verkehrt mache. Ich sollte viel mehr auf eure Mama hören.«

Noch am selben Abend rief er bei Hans und Bettina an. Ich dachte, ich höre nicht richtig, als er sagte: »Ich weiß, dass ich mich wie ein Schwein benommen habe, aber bitte, können wir das vergessen? Lilo zu liebe. Es wäre so schön, wenn ihr vorbeikommen könntet. Und dann werden wir unsere Freundschaft fortsetzen. Ja, das wäre prima, o, ja.«

»Hans und Bettina kommen morgen Abend zu uns. Nein, so geht es nicht weiter, du brauchst eine Freundin«, sagte Herbert mit zufriedenem Gesichtsausdruck.

Es wurde ein gemütlicher Abend. Wir verabredeten uns von nun an wieder öfter. Bettina kam manchmal um die Mittagszeit mit der jüngeren Tochter, die so alt wie Michael war. Wir verbrachten die Zeit gemeinsam, bis unsere Männer von der Arbeit kamen. Hans blieb noch ein Stündchen, bevor sie nach Hause fuhren.

Herbert war stolz, dass er genügend Geld zusammen gespart hatte, sodass wir uns einen Fernsehschrank kaufen konnten und dazu noch eine teure Musikanlage und die ersten Schallplatten. Bisher hatte Herbert nie ein Ohr für klassische Musik gehabt. Nun entwickelte er in kürzester Zeit großes Interesse an Beethoven-Symphonien, dass ich kaum begriff, warum er sich vorher nie für diese Musik begeistert hatte. Mit der klassischen Musik hatten wir etwas neues Gemeinsames entdeckt, denn alles andere war uns durch die vielen Streitereien verlorengegangen oder inzwischen zu Streitpunkten geworden.

Seit einem Jahr gingen wir regelmäßig mit den Kindern zum Schwimmen. Machte es uns am Anfang auch allen Spaß, so wurden selbst diese Abende zum Brennpunkt vieler Streitereien. Herbert wollte nicht einsehen, dass die Kinder nach dem Schwimmen Hunger hatten. Er erlaubte es nicht, dass sie noch etwas aßen. Unnachgiebig blieb er, obwohl ich ihm erklärte, dass die Kinder schon in der Schule lernen, nicht vor dem Schwimmen zu essen.

»Das ist mir egal, ich dulde es nicht, wenn sie abends um halb neun noch etwas essen.«

Mit diesen Worten ging er in die Küche und machte sich sein Abendbrot. Ich hätte ihn schlagen können, wenn er sich mit seiner Schnitte Brot in die Zimmer der Kinder begab, um zu demonstrieren, wie mächtig er war. Hier seht ihr? Ich darf noch essen. Niemals bin ich dahinter gekommen, warum er das Brot genüsslich vor den Kindern aß. Deshalb ging ich nicht mehr mit zum Schwimmen. Bald darauf blieb auch Marion, die kleine Wasserratte, zu Hause. Für Michael lösten wir das Problem, indem ich ihm ein Butterbrot unter das Bett stellte, so ließ uns Herbert an diesen Abenden in Ruhe.

Herberts Unruhe erwähnte auch Herr Cramer, als er mal bei uns war. Herbert hatte gerade den Raum verlassen, nachdem er sich darüber aufgeregt hatte, wie lustlos Michael seinen Kuchen aß, und mehr Krümel auf seinem Teller lagen als üblich.

»Michael war ein paar Tage krank, deswegen schmeckt ihm der Kuchen nicht«, versuchte ich Herrn Cramer die Situation zu erklären.

»Auch wenn das nicht der Fall wäre, gäbe es immer noch keinen Grund, sich darüber aufzuregen«, stellte Herr Cramer fest.

Wir schwiegen einen Moment, dann sagte er: »Mit Ihrem Mann auszukommen ist sicher nicht leicht.«

»Auch im Büro?«, fragte ich erstaunt.

»Ja, er ist immer gereizt. Warum ist er nur so übellaunig? Ich denke, er hätte überhaupt keinen Grund.«

Wir beendeten das Thema. Aber ich musste noch so manches Mal darüber nachdenken, denn aus Herberts Gesprächen hatte ich immer den Eindruck, dass er sich bei der Arbeit wohl fühlt.

Ich hatte Geburtstag und bekam einen Brief von Eva, las ihn und freute mich über die Zeilen meiner Schwester. Auch Herbert las ihn, irgendetwas empörte ihn und er fing an, Eva zu beleidigen.

»Die weiß wohl nicht mehr, was sich gehört? Sieh mal, sieh doch!«

»Was soll ich sehen, was ist verkehrt?«, fragte ich und wusste wirklich nicht, was er meinte.

Herbert schwenkte den Brief noch immer durch die Luft, dann flatterte er über den Tisch und fiel zu Boden.

»Unerhört finde ich das, dass sie den Brief an dich adressiert. Mich übergeht sie einfach. Ich existiere scheinbar gar nicht«, tobte er los.

»Sie hat doch nur an mich geschrieben, weil ich Geburtstag habe.«

»Trotzdem ist es eine bodenlose Frechheit, eine Unverschämtheit ohne Gleichen. Die weiß nicht, was sich gehört.« Herberts Gesicht war rot vor Wut.

»Ich weiß nicht, warum du dich aufregst, sie hat doch schöne Grüße an dich ausgerichtet, sie hat ...«

»Eben, eben«, unterbrach er mich, »das kommt noch hinzu.«

Er ging wütend aus dem Zimmer und knallte die Tür hinter sich zu.

Wer hat denn jetzt den Verstand verloren, er oder ich? Was war bloß so verkehrt an diesem Brief? Freuen konnte ich mich nicht mehr darüber.

Auch über Bettinas Gratulation konnte ich mich nicht freuen. Als sie mich anrief, hörte sie wohl an meiner Stimme, dass irgendetwas nicht in Ordnung war.

»Dir geht es nicht gut. Du brauchst jetzt nur ja oder nein zu sagen. Ist es wegen Herbert?«

»Soll ich auflegen? Ist gut, ich rufe dich Montag an.«

Herbert hatte sich vor ein paar Tagen schrecklich aufgeregt, als er von einem Einkauf zurückkam.

»Wo treibst du dich eigentlich tagsüber rum, wenn ich zur Arbeit gehe? Das möchte ich doch mal wissen«, schrie er los, als er noch kaum die Wohnungstür hinter sich geschlossen hatte.

Ich sah ihn entgeistert an und meine Gedanken überschlugen sich. Was war denn bloß passiert? Er war doch ruhig aus dem Hause gegangen, hatte sich sogar gefreut, dass er mir helfen konnte, indem er ein paar Sachen besorgte.

»Sieh mich nicht so an, als könntest du keiner Fliege ein Bein krümmen. Spiel jetzt ja nicht die Scheinheilige. Zufällig, ganz zufällig treffe ich Hans und muss mir von dem Kerl mit lachender Miene erzählen lassen, dass er dich gestern an der gleichen Ecke um die gleiche Zeit getroffen hat. Was treibt ihr hinter meinem Rücken? Ich kriege alles raus, das sage ich dir. Alles!«

Ich war wie geschockt, was sollte ich dazu sagen? Gar nichts, denn Herbert hatte mit einem Griff in den Kühlschrank zur Schnapsflasche gegriffen und die Küche verlassen. Ich zitterte und wusste nicht, wie ich mich verhalten sollte, denn ich dachte an die Eifersuchtsszene bei der Karnevalsfeier. Jetzt ging es wieder um Hans, den gutmütigen Kerl, der ahnungslos erzählte, dass er mich getroffen hatte und nicht ahnte, was er damit anrichtete.

»Diese doofe Sau hetzt dich auf, jawohl, diese Sau, die sich deine Freundin nennt, ist daran schuld. Die soll nicht wagen, hier noch einmal anzurufen. Ich schlage alles kaputt, das sage ich dir«, schrie mir Herbert ins Gesicht, als er wieder in die Küche kam. Drohend stand er vor mir und wartete auf eine Antwort. Aber jetzt wäre jedes Wort verkehrt gewesen.

Das war vor einigen Tagen gewesen. Sein Gemüt hatte sich noch immer nicht beruhigt, nun regte er sich dermaßen über einen Brief auf, weil mein Name darauf stand. Er gönnte mir nichts, gar nichts. Ich war für ihn ein Nichts.

Wo sollte das nur hinführen? Hätte ich doch nur den Mut, mich von diesem Mann zu trennen. Aber dann, was wird dann aus den Kindern? Er kam mit ihnen gut klar, wenn sie mit ihm alleine waren.

Wenige Tage später gab es wieder Grund für Herbert, sich maßlos aufzuregen und das kam so: Ich erledigte meine Hausarbeit und putzte nun noch das Treppenhaus. Ich hörte Herrn Nolden langsam die Treppe hochkommen, denn das Treppensteigen fiel ihm schon etwas schwer. Freundlich begrüßte er mich, wie er es immer tat. Wir wechselten ein paar Worte über das Wetter und das kommende Wochenende.

»Ihre Kinder sind ja so aufmerksam und wohlerzogen, ich habe so viel Spaß an den beiden«, erzählte er begeistert.

»Die Marion ist ja ein sehr stilles Mädchen, aber wie hübsch sie ist, na, wie die Frau Mutter«, schmeichelte er mir. Das tat er immer, auch wenn seine Frau dabei war. Kein bisschen anzüglich oder abstoßend wirkte er dabei. Ich fand, dass er ein ganz vornehmer Herr war, ein wenig altmodisch vielleicht, eben ein Kavalier der alten Schule, wie man so schön sagt. Als er in seine Wohnung ging, machte er die Tür gleich wieder auf und fragte höflich:

»Darf ich Sie nach getaner Arbeit zu einem Likör einladen?«

»Ja, gerne«, antwortete ich, obwohl ich der Einladung lieber aus dem Weg gegangen wäre. Ich hatte aber Zeit und sah keine Veranlassung, diese Einladung abzulehnen.

»Meine Frau ist für drei Tage verreist, da ist es so still in der Wohnung. Aber morgen ist sie wieder da. Gott sei Dank! Ich bin froh, wenn sie wieder bei mir ist. Wissen Sie, wenn man älter ist, ist man für jeden Tag dankbar, den man miteinander verleben darf.«

Bei diesen Worten goss er Likör in zwei Gläser. Ich hatte auf seine Aufforderung im Wohnzimmer am großen, runden Tisch mit einer weißen Spitzendecke Platz genommen. Ich geriet in Panik. Am liebsten wäre ich aufgesprungen und davon gelaufen. Schweiß brach mir aus allen Poren und ich starrte nur die kostbare Spitzendecke an. Gedanken wie, hoffentlich verschütte ich keinen Kirschlikör oder hoffentlich bemerkt Herr Nolden nicht das Zittern meiner Hände oder hoffentlich behalte ich mich unter Kontrolle, schossen mir durch den Kopf. Herr Nolden war mir in diesem Augenblick alles andere als sympathisch, denn er hatte mich in diese unangenehme, in diese verdammt scheußliche Situation gebracht. Von dem, was er erzählte, könnte ich kein Wort wiedergeben, nicht ein einziges habe ich verstanden. Ich war mit mir selbst so stark beschäftigt und überlegte krampfhaft, wie ich meine

Angst besiegen könnte. Herr Nolden ist doch nett, er ist doch immer nett, du brauchst keine Angst zu haben. Sieh doch, wie freundlich er ist. Sei ruhig, sei ruhig, sagte ich mir und hätte am liebsten geweint. Wie elend ich mich fühlte. Könnte ich mich doch in Luft auflösen.

»Auf meinen netten Gast«, sagte Herr Nolden, der inzwischen munter weiter geplaudert hatte, oder doch nicht? Hat er vielleicht bemerkt, dass mit mir irgendetwas nicht stimmte? Er muss mich doch komisch finden. Könnte ich doch im Boden versinken.

»Danke«, hörte ich mich sagen und ich griff genau in dem Moment zu meinem Glas, als Herr Nolden den Blick auf seines warf, als er es anhob.

Nur einen kleinen Schluck werde ich nicht nehmen, denn dann müsste ich das Glas ja noch einmal anheben, aber mit einem Zug austrinken, das ist wohl auch nicht so gut. Also ließ ich etwas Likör im Glas, damit ich nicht so große Angst haben musste, wenn ich es noch einmal zum Munde führen würde.

Ich hatte wieder nicht verstanden, was mir Herr Nolden erzählte. Was mochte er von mir denken? Ob er mir die Angst im Gesicht ablas oder konnte ich mich gut genug verstellen? Ich wurde etwas ruhiger und nun verstand ich, was er erzählte:

»Wie gerne sehe ich es immer, wenn Sie mit ihren Kindern ins Grüne fahren. Ein wunderschönes Bild ist das. Wo gibt es denn heute noch so etwas. Meistens sind sich die Kinder alleine überlassen. Die Mütter gehen arbeiten, damit ein großes Auto vor der Tür steht und damit sie große Reisen ins Ausland machen können. Nein, ich verstehe die Welt nicht mehr. Und Sie wirken so glücklich, obwohl Sie nur in die Heide oder in den Harz fahren. Die Kinder werden es Ihnen einmal danken.«

Inzwischen hatte ich mutig zu meinem Glas gegriffen und es geleert.

Geschafft. Dann wurde mir allmählich leichter.

Wir sprachen über Musik. Er hörte gerne Vivaldi, Brahms und Mendelssohn-Bartholdy, Musik, die ich nicht kannte, und ich dachte betrübt, wie wenig ich mich mit Dingen befasste, die ich gerne habe. Musik, die ich so liebte, hörte ich nicht mehr, Bücher blieben ungelesen, obwohl ich früher leidenschaftlich gerne gelesen hatte. Irgendwann in meiner Ehe bin ich stehen geblieben und habe mich keine Spur weiterentwickelt.

Ich durfte nicht darüber nachdenken. Ich hatte Jahre verschenkt.

Herrn Nolden erzählte ich, dass ich gerne Arien hörte. Ich staunte über mich selber, welche Arien ich aus den Opern von Mozart und Beethoven auf einmal aufzählen konnte.

»Das war doch mal nett, mich mit Ihnen zu unterhalten«, sagte er, als ich aufstand, um mich zu verabschieden. Einen zweiten Likör hatte ich, um meine Nerven zu schonen, dankend abgelehnt.

Dann ging ich mit einem halbwegs guten Gefühl in unsere Wohnung.

Aber als ich alleine war, merkte ich, wie zerrissen ich war. Teils war ich froh, dass ich das Gespräch mit dem Nachbarn gemeistert hatte. Ja, richtig froh konnte ich doch eigentlich sein und stolz. Wie ein Kind, dass etwas Neues vollbracht hatte.

Mein Verstand sagte mir aber gleichzeitig, wer bist du bloß, dass du auf so etwas Selbstverständliches stolz bist? Andere reden jeden Tag von morgens bis abends mit anderen Menschen. Bei der Arbeit und in der Freizeit. Und das auch noch mit Freude. Und ich? Andere lachten und scherzten bei den Gesprächen. Und ich? Für mich war eine Unterhaltung wie eine schwere Prüfung und es war nie vorauszusehen, ob ich sie bestehen würde.

Wie ich mich verachtete!

Als ich mich etwas beruhigt hatte, sagte ich mir, dass ich doch ein paar ganz gute Qualitäten besaß. Ich wusste, dass ich eine gute Mutter war. Wenn meine Liebe erwidert wurde, war ich auch eine zärtliche Geliebte und treue Kameradin. Und von Arbeit verstand ich auch allerhand. Hatte nicht meine Mama mal gestaunt, wie ordentlich und flink ich meine Hausarbeit erledigte.

»Mädchen, du redest nicht viel, du handelst«, sagte sie anerkennend.

Wie war es denn mit Bettina zum Beispiel. Sie hatte zu vielen Dingen weder Lust noch Talent. Sie kochte unregelmäßig, vom Backen hielt sie gar nichts und zum Putzen war sie sich zu schade. Blumen machten unnötigen Schmutz, deshalb wollte sie auch keine in der Wohnung haben. Wenn Hans gebügelte Hemden anziehen wollte, musste er sie schon selber bügeln. Aber sie konnte in Gesellschaft lachen und flirten, dann war sie in ihrem Element. Auch als Gastgeberin fand ich sie perfekt, obwohl Hans die meisten Vorbereitungen treffen musste. Aber sie organisierte. Sie war eine Frau, die ich bewunderte.

Am nächsten Tag fuhr Herbert mit dem Auto in die Werkstatt, anschließend wollte er zu Herrn Cramer fahren. Ich ging in die Stadt, um Besorgungen zumachen. Als die Kinder aus der Schule kamen, war ich wieder zu Hause. Am frühen Nachmittag kam Herbert zurück. Als er zur Tür reinkam, merkte ich sofort, dass ihm eine Laus über die Leber gelaufen war. Sein Gesichtsausdruck wirkte wie versteinert. Nach meinen Erfahrungen wusste ich, dass es besser war, so zu tun, als bemerkte ich es nicht. Wenn er in sämtliche Zimmer sah, Tür auf, Tür zu, das nächste Zimmer, Tür auf, Tür zu, dann musste ich vorsichtig sein. Ich erledigte meine Arbeit weiter, aber mein Herz schlug unruhig und die Anspannung wuchs.

Nichts sagen war verkehrt, das wusste ich. Etwas zu fragen, konnte eine Katastrophe auslösen. Schon sein Schritt, seine Bewegungen machten mir in solchen Situationen Angst und die musste ich durchstehen, als er in die Küche kam und zum Kühlschrank ging, um die Schnapsflasche herauszuholen. Mit der Flasche und einem Glas verschwand er im Wohnzimmer, vergaß aber nicht, die Tür hinter sich zuzuschlagen.

Jetzt raste mein Herz zum Zerspringen. Was war nur wieder? Wir hatten am Vormittag keinen Streit gehabt. Das Frühstück war heute früh friedlich verlaufen. Die Kinder hatten vor uns gefrühstückt, weil sie zur Schule mussten. Bevor er morgens gegangen war, hatte er mir einen Kuss zum Abschied gegeben. Ich war mir keiner Schuld bewusst.

Das Essen war fertig. Den Tisch hatte ich schon, bevor Herbert kam, gedeckt.

»Kommt essen!«, sagte ich zu den Kindern, die mich fragend ansahen. Ich machte die Wohnzimmertür auf und sah, dass Herbert gerade ein Glas Schnaps kippte.

»Das Essen ist fertig«, hörte ich meine belegte Stimme sagen.

Er kam nicht und wir fingen an zu essen. Auch gut. Das gemeinsame Essen war für uns alle drei sowieso eine ausgesprochene Angstpartie, wenn er schlecht gelaunt war ganz besonders. Bei Tisch sprachen wir nicht. Michael kicherte auf einmal seine Schwester an und Marion fauchte:

»Lass das!«

Sie nahm mir die Worte aus dem Mund. Meine Nerven waren zum Zerreißen gespannt. Herbert kam ins Esszimmer und blieb einen Moment vor dem Tisch stehen, nahm seinen Teller, füllte ihn und verschwand in der Küche. Nach dem Essen gingen die Kinder zu ihren Spielkameraden. Mir fiel ein Stein vom Herzen, wenn es gleich krachte, waren sie wenigstens nicht dabei. Und krachen würde es, nach Schnaps immer.

»Seit wann treibst du dich mit alten Männern rum?«, brach es aus ihm heraus.

Rumtreiben? Alte Männer?, wiederholte ich bei mir.

»Was hast du denn? Ich glaube, ich hör nicht richtig. Wer treibt sich mit alten Männern rum?«

»Du scheinheilige Schlampe, du altes Miststück, du! Schämen solltest du dich, ja schämen. Bist Mutter von zwei Kindern und treibst dich in der Nachbarschaft rum, du alte Hure. Hätte ich nicht eben zufällig Herrn Nolden getroffen, wäre ich jetzt noch total ahnungslos. Was bist du bloß für ein dreckiges Weibstück?«

»Spinnst du? Bist du verrückt geworden?«, schrie ich nun auch aufgebracht. Ich konnte bei so einer Beschuldigung nicht ruhig bleiben. Ich drehte mich um und verließ den Raum, aber Herbert folgte mir.

»Jetzt weißt du wohl nicht mehr weiter? Nun hast du wohl keine billige Ausrede? Man sieht dir das schlechte Gewissen an.«

»Ich habe kein schlechtes Gewissen, ich habe nichts getan und es ist mir zu dumm, über so etwas Lächerliches zu reden. Lass mich jetzt in Ruhe!« Und wieder verließ ich den Raum. Herbert kam hinterher. Ich wollte mich im Bad einschließen, aber er stellte den Fuß in die Tür.

»Lass mich in Ruhe«, schrie ich ihn an und war kurz davor, die Nerven zu verlieren.

»Warum hast du es nicht erzählt, dass du bei Herrn Nolden warst? He, ich spreche mit dir, ich habe dich etwas gefragt.« Er boxte mich gegen den Arm.

»Weil du ein schlechtes Gewissen hast, was?«

Es klingelte an der Wohnungstür. Herbert machte sie auf und ließ die Kinder rein. Beherrscht fragte ich:

»Na, habt ihr niemanden angetroffen?«

Sie antworteten nicht, als ob sie wüssten, dass mir ihre Antwort im Moment gleichgültig war. Ihre Gesichter waren blass und ernst.

»Kinder, ihr kommt genau richtig. Ihr müsst wissen, dass eure Mutter eine

Schlampe ist, die sich mit anderen Männern rumtreibt. Es ist traurig für euch, aber ihr müsst es wissen.« Betont ruhig und langsam sprach er und ich schämte mich furchtbar, als er das den Kindern sagte.

»Stellt euch das einmal vor«, fügte er noch hinzu und in Marions Augen erkannte ich regelrechten Hass, als sie ihren Vater ansah.

Nur an Trennung dachte ich in den nächsten Tagen. Ich malte mir aus, wie friedlich meine Kinder und ich leben könnten. Bettina erzählte mir, dass Herbert so viel zahlen müsste, dass wir so einigermaßen über die Runden kommen könnten. Wenn ich stundenweise arbeiten gehen würde, müssten wir vielleicht keine Not leiden.

Ich teilte ihm meine Überlegungen mit, als ich meinte, es wäre der richtige Augenblick.

»Da hast du dich aber geschnitten, keinen Pfennig werde ich dir zahlen. Keinen einzigen Pfennig wirst du von mir sehen«, erwiderte Herbert.

»Dazu bist du laut Gesetz verpflichtet«, behauptete ich ganz sicher.

»Das mag sein, aber die ... die ... wie heißt die denn noch, hat dich schlecht beraten, von der ... der ... hast du es doch, deine neu erworbenen Kenntnisse.«

Die, damit meinte er Bettina. Herbert sprach oft von jemandem nur von »der« oder »die«, den er meinte, abfällig behandeln zu müssen. Genau wie er neuerdings nur »du« zu mir sagte. Seit er mich nicht mehr Tubbi nannte, war ich nur »du«. Lilo hieß ich, wenn wir in Gesellschaft waren.

»Wir werden ja sehen, was du zahlen musst. Ich werde zum Anwalt gehen und mich aufklären lassen.«

»Kannst du, kannst du. Aber ich warne dich. Wenn du dich von mir trennst, werde ich sofort meine Arbeit kündigen. Ja. Was? Da guckst du. Dann brauch ich keine müde Mark zu zahlen. Dann kannst du sehen, wo du bleibst.«

Sein Gesicht verzog sich zu einem schiefen Lachen und ich musste meine ganze Kraft aufwenden, um nicht die Beherrschung zu verlieren. Was sollte ich noch sagen? Er wird immer das letzte Wort haben. Immer wird er der Stärkere sein.

»Und nun? Was sagst du nun?«, fragte Herbert noch.

»Du willst also so weiterleben. Das ist doch gar kein Leben«, stellte ich fest.

»Du brauchst nur ein bisschen vernünftiger zu sein, dann wird es schon klappen.«

Dann ging es mit Riesenschritten bergab, so wie ich es heute sehe. Damals war ich nicht in der Lage, mich zu halten, stehen zu bleiben, kehrt zu machen. Ich fiel und fiel und wusste nicht wie tief.

Ahnungslos saß ich beim Frisör unter der warmen Haube mit vielen kleinen Wicklern im Haar, einen Frisierumhang um den Hals gebunden und ein Handtuch fest um die Schultern geschlungen, als mich ein Anfall von Angstgefühlen überfiel. Mir wurde warm, mir wurde heiß. Mein Kopf drohte zu platzen, ich glaubte ersticken zu müssen und griff mir an den Hals. Ich wollte das Handtuch entfernen, den Umhang fortreißen. Es gelang mir nicht und ich geriet in Panik. Meine

Gedanken setzten aus und in Todesangst suchte ich nach Halt. Ich griff ins Leere und schlug um mich. Die äußerliche Hitze ließ nach und wie aus weiter Ferne hörte ich eine Stimme:

»Ist Ihnen nicht gut?«

Die Frisöse hatte die Haube weggeschoben. Ich riss das Handtuch vom Hals und zerrte mit beiden Händen am Klettverschluss des Umhangs. Meine Gedanken setzten wieder ein, trotzdem konnte ich den Verschluss nicht überlegt und in Ruhe lösen. Ich zerrte und zerrte und die nette Frisöse löste ihn.

»Ist es so besser?«

Ich bekam Luft. Aber klitschnass geschwitzt und todunglücklich saß ich da. Ich saß da wie eine Gefangene. Nein! Ich saß nicht nur so da. Ich war eine.

Wenig später passierte mir das Gleiche in einem Geschäft. Wie eine Verfolgte lief ich aus dem Laden, ohne eingekauft zu haben.

In den großen Kaufhäusern, in denen ich mich so gerne aufhielt, wenn ich einen Stadtbummel unternahm, fiel die Angst gnadenlos über mich her. Auf der Rolltreppe erfasste sie mich, als ich in das Menschengewühl unter mir blickte. Ich mied die Einkäufe in der Stadt und sagte mir, dass sie nicht lebensnotwendig seien. Nachdem ich noch einmal einen anderen Frisiersalon aufgesucht hatte und wieder eine Angstattacke erlebte, tröstete ich mich damit, dass ich mir auch alleine meine Haare schneiden und legen konnte.

Ich mied alles, was mir Angst machte, denn wenn ich dagegen anging, wurde sie noch größer. Ich fühlte mich danach so erbärmlich, dass ich allmählich Angst vor der Angst bekam.

Ich versuchte, mein Leben so zu leben, wie es mir aufgezwungen wurde und wurde ruhiger. Aber bei immer neuen Begebenheiten war ich der Angst ausgeliefert und wusste nicht warum. Sie war einfach da.

Überall, wo Menschen waren, fühlte ich mich unwohl, gefangen und beobachtet. Also mied ich die Begegnung mit Menschen, wo ich nur konnte. Irgendwann ergriffen mich die Angstanfälle schon, wenn ich nur durchs Treppenhaus gehen musste. Den Müll brachte ich nicht mehr nach unten, ich ging nicht mehr in den Keller und schon gar nicht zum Briefkasten. Diese kleinen Dinge übernahm Marion. Dennoch musste ich mich zwingen, einiges selbst zu erledigen. Mit laut klopfendem Herzen stand ich dann an unserer Wohnungstür und horchte ins Treppenhaus. War alles still, wagte ich mich aus unserer Wohnung. Nie hatte mir einer von den Hausbewohnern ein böses Wort gesagt, trotzdem eilte ich wie von Furien gehetzt die Stufen nach unten. Schnell zur Haustür, war mein einziger Gedanke, dann zur Straße. Ich atmete auf, wenn mir kein Bekannter oder Nachbar entgegenkam. Schlimmste Situationen durchstand ich, wenn Nachbarn vom Einkauf zurückkehrend auf unser Haus zusteuerten. Kamen sie erfreut auf mich zu, sprachen mich an, wusste ich nicht, wie ich meine Unsicherheit verstecken sollte. Krampfhaft überlegte ich, wie ich meine aufkeimende Angst unterdrücken könnte. Ich war nicht fähig, einen Satz so zu formulieren, dass meine Worte so verstanden wurden, wie ich sie meinte. Ich verhaspelte mich und fing an zu stottern. Ich kramte in meiner Tasche und suchte irgendetwas oder nahm ein Taschentuch und putzte mir die Nase. »Ich habe es eilig«, war meine Entschuldigung, um ein weiteres Gespräch zu vermeiden. Kaum war ich diesen Menschen entflohen, reckte ich schon angstvoll meinen Hals, um nach der nächsten Gefahr in Menschengestalt Ausschau zu halten. Alles um mich herum verabscheute ich, wertlos fühlte ich mich. Ich war ein Wrack. Das Leben draußen vor der Haustür, auf der Straße oder sonst wo machte mir nur noch Angst.

Zu Bettina brach ich die Verbindung beinahe völlig ab. Der Zufall wollte es, dass mich Waltraud auch nicht mehr besuchte, seit Helmut frühzeitig in Rente gegangen war. Ich fuhr auch immer seltener hin, weil ich befürchtete, dass mich selbst bei den beiden diese verdammte Angst packen könnte. Sie konnten mir nicht mehr helfen. Ich wusste längst, dass mir keiner mehr helfen konnte. Ich gehörte in die Hände eines Psychotherapeuten.

Auch zu Inge ging ich nicht mehr und zu Doris nur, wenn ich Michael dort abholte. Auf ein Gespräch ließ ich mich immer weniger mit ihr ein. Bei jedem Satz, den ich aussprach, kam ich mir so entsetzlich dumm vor, dass ich es lieber bleiben ließ. Ich verlernte das Sprechen. Wie sehr, das merkte ich erst, als ich es wieder erlernte.

Doch die Kinder liebten es auch damals noch, wenn ich ihnen eine Geschichte vorlas. War aber Herbert anwesend, wurde ich nervös. Ich spürte, wie meine Stimme zitterte. Wenn sie dann versagte, weil meine Kehle wie zugeschnürt war, klappte ich das Buch verzweifelt zu.

Als mir dann auch noch meine geliebten Spaziergänge ein Gräuel wurden, zweifelte ich fast an meinem Verstand. Ich hatte kaum noch einen Blick für die Natur, weil ich immerzu damit beschäftigt war, Ausschau nach bekannten Gesichtern zu halten. Ich war nur noch auf dem Sprung, Bekannten auszuweichen. Ich zuckte zusammen, wenn ich meinte, dass mir etwa unsere Nachbarn entgegenkamen und war erleichtert, wenn es Leute waren, die ihnen nur ähnlich sahen. Wie viele Menschen es gibt, die eine gewisse Ähnlichkeit aufweisen, habe ich in vielen, vielen Jahren mit immer wieder großem Schrecken erleben müssen.

Meine Spaziergänge am Tag wurden für mich zum Spießrutenlauf. Weil ich mir nichts Gutes damit antat, wartete ich lieber auf die Dämmerung oder Dunkelheit. So war mir die dunkle Jahreszeit lieber, weil sie mir Gelegenheit bot, mich zu verstecken. Im Schutze der Dunkelheit fühlte ich mich sicher.

Fühlte ich mich draußen wie ein aufgescheuchtes Tier, so verlor ich zu Hause meinen ganzen Lebensmut. Mir war bewusst, dass ich mehr dahinvegetierte, als dass ich lebte.

Eines Tages stand ich am offenen Fenster und blickte in die Tiefe, als ich mir wünschte, tot zu sein. Da umschlangen mich zwei Ärmchen.

»Mama, ich habe dich so lieb«, sagte Michael und drückte mich. Ich spürte seinen warmen Körper, als er mich umarmte. Zärtlich strich ich ihm übers Haar.

»Du bist die liebste Mama der ganzen Welt«, sagte wenig später Marion zu mir. Marion, die mich so liebevoll verwöhnte und umsorgte, dass ich manchmal dachte, wer ist hier eigentlich das Kind?

Nein, meine Kinder durfte ich nicht alleine lassen. Sie waren so anhänglich und lieb. Sie brauchten mich. Und ich brauchte sie auch. Sie waren mein ganzer Halt. Sie ahnten nicht, wie sehr sie mir halfen, wenn sie mit mir in den Lebensmittelladen gingen, wenn sie die Fahrräder aus dem Keller holten und wenn wir gemeinsam ins Grüne fuhren. Wenn wir bei trockenem Wetter die Nachmittage fern ab von unserem Wohngebiet verbrachten, so war das überhaupt das Einzige, was ich ohne jegliche Angst unternehmen konnte.

Fuhren wir am Wochenende gemeinsam mit dem Auto in abgelegene Ortschaften, so ertappte ich mich selbst dort immer wieder dabei, dass ich näher kommende Spaziergänger beobachtete und jedes Mal tief ausatmen konnte vor Erleichterung, wenn es Fremde waren. Es gelang mir nur zeitweise, alle trüben Gedanken zu verdrängen, vor allen Dingen, wenn weit und breit kein Mensch zu sehen war. Freuen konnte ich mich nicht mehr, aber ich war zufrieden, wenn es in mir still war.

Herbert erzählte ich nichts von meinen Angstanfällen, aber seit ich sie hatte, musste er wohl eine auffällige Veränderung an mir bemerkt haben. Er war zeitweise bemüht, etwas geduldiger zu sein. Er war besorgt, konnte aber nicht einsehen, warum ich so oft eine Trauermine aufsetzte.

An einem Regentag ging ich zu meinem Hausarzt. Ich erzählte ihm, dass ich mit meinen Nerven am Ende sei und er verschrieb mir Beruhigungstabletten.

»Nehmen Sie sie ruhig eine Zeit lang, es ist gut, wenn Sie mal zur Ruhe kommen. Denken Sie immer daran, das Gleichgewicht muss stimmen. Wenn es einen Tag geregnet hat, muss dafür auch einen Tag die Sonne scheinen, sonst kann man das Leben nicht verkraften.«

In mein Tagebuch schrieb ich später einmal, es hat drei Wochen geregnet, gestern kam die Sonne durch, die Erde ist noch nicht trocken und es regnet schon wieder.

Auf dem Heimweg vom Arzt musste ich über eine vielbefahrene, langgezogene Brücke gehen. Es war schon ganz dunkel. Nie hatte ich diese laute Brücke in diesem hässlichen Industriegebiet gemocht. Die Scheinwerfer der vielen Autos blendeten mich, in den Pfützen spiegelten sich tausend Lichter und unter dieser Brücke fuhren gleich drei Züge auf einmal durch. Links neben mir sausten die Autos vorbei. Krach – Lärm – Hektik. Rings um mich herum nichts als Lärm. Ich blieb stehen und betrachtete mein Umfeld. Leben um mich herum. Leben – ich will auch leben.

Am nächsten Tag rief ich bei der Telefonseelsorge an und bekam die Adresse der katholischen Lebenshilfe. Ich vereinbarte einen Termin und hatte ein Gespräch mit dem Psychologen, der eine ganzjährige Gruppe leitete.

»Sie müssen ein Jahr warten. Diese Gruppe, die ich jetzt begleite, hat gerade begonnen und ist voll belegt. Ob sie aufgenommen werden, kann ich nicht alleine entscheiden.«

»Ein ganzes Jahr? So lange muss ich warten?«

Ich war so enttäuscht. Das wäre ja eine Ewigkeit. Das würde ich nicht aushalten. Aber mir blieb nichts anderes übrig, wenn ich Hilfe annehmen wollte. Oder sollte ich nach einer anderen Hilfe suchen? Aber welche?

Warum ich keine andere Hilfe suchte, weiß ich nicht. Weil bei uns so einigermaßen Ruhe herrschte? Herbert hatte jetzt keine Gründe mehr, mich anzugreifen. Ich traf niemanden, ich telefonierte nicht. Herbert hatte mich so, wie er mich wohl haben wollte.

Aber ich wollte leben, ich wollte raus aus dem Sumpf, wie ich meine Angst bei mir nannte.

In der Grundschule war Marion eine ausgesprochen gute Schülerin. »Wie langweilig«, sagte sie mal, weil sie nur mit Einsen nach Hause kam. In der fünften Klasse der Realschule war es nicht mehr langweilig. Sie brachte die erste Fünf nach Hause. Ihr Vater tobte: »So ein faules Stück.«

Meine Beschwichtigungen, dass so etwas mal vorkommen kann, brachten ihn zur Weißglut.

»Das muss man doch nicht so ernst nehmen.«

»Die stinkt vor Faulheit und du willst sie noch unterstützen.«

»Das Schuljahr fängt doch erst an. Und diese Fünf bedeutet nur, dass sie jetzt fleißig lernen muss.«

So sah ich es eben, obwohl ich auch nicht gerade begeistert war. Herbert sprach kein Wort mit uns und das Wochenende fing erst an. Wir hatten das herrlichste Wetter, obwohl es Anfang November war.

»Kommt, wir machen eine Fahrradtour«, schlug ich vor. Die Kinder jubelten.

Herbert sprach noch immer kein Wort mit uns, aber das war immerhin besser, als wenn er herumschrie. Am Frühstückstisch war er auch nicht erschienen, somit ersparte er uns die Anspannung am frühen Morgen. Bloß weg von diesem mürrischen Mann, dachte ich und packte Proviant in die Tasche.

»Kommst du auch mit?«, fragte ich Herbert.

»Nein.«

»Wir fahren, Kinder. Holt schon mal die Fahrräder aus dem Keller.«

»Ihr fahrt nicht«, fauchte Herbert los.

»Doch, natürlich fahren wir, wenn du schlechter Laune bist und keine Lust hast, mit uns zu fahren, brauchen wir doch auch nicht hier zu bleiben.«

Die Kinder waren schon draußen, ich nahm die Tasche und wollte aus der Küchentür gehen.

»Du bleibst hier.«

Ich spürte einen harten Schlag im Gesicht und fiel gegen den Schrank. Ich knickte um und spürte einen stechenden Schmerz im Fuß. Ich konnte nicht mehr auftreten.

Herbert hatte mal wieder seinen Willen durchgesetzt. Wir fuhren nicht in die Natur, stattdessen ins Krankenhaus.

»Sie haben eine schwere Verstauchung. Besser wäre es, Sie hätten den Fuß gebrochen«, meinte der Arzt.

Am nächsten Tag war der Fuß so stark angeschwollen, dass man nur noch eine schwarz-lila Fleischmasse sah. Auf den Po musste ich in den nächsten Tagen zur Toilette kriechen, weil ich so starke Schmerzen hatte.

Frau Nolden nahm sich unser an. Sie kochte für uns und bezog mir sogar das Bett, denn ich bekam Fieber und schwitzte stark. Abends stürzte Herbert ins Zimmer. Er war voller Sorge um mich.

»Ich habe mir Urlaub genommen, das ist wohl besser, dann kann ich dich zum Arzt bringen.«

»Ja, das ist gut«, sagte ich leise.

Herbert weinte und fasste nach meiner Hand.

Zwei Tage später trug er mich die Treppen runter und brachte mich zum Arzt. Als wir zurückkamen, stand Frau Nolden im Treppenhaus und bewunderte meinen tapferen Mann. Ich hätte schreien können, aber ich lächelte.

»Ihr Mann tut uns richtig leid, wissen Sie das? Was er alles für Sie tut! Sie haben einen wirklich guten Mann, Sie sind zu beneiden«, sagte sie mir einen Tag später, als sie mich besuchte und erneut ihre Hilfe anbot.

Herbert ging wieder arbeiten. In der folgenden Zeit versorgte er abends den Haushalt und zum Arzt brachte mich Herr Nolden. Ich durfte mich bei ihm einhaken und mit langsamen Schritten bewegten wir uns vorwärts. Wie nett wir uns dabei unterhielten. So nett, dass ich auf einmal dachte, ach, ich kann ja reden, richtig reden. Ohne Angst konnte ich mit ihm sprechen. In mir war ein kleines Glücksgefühl.

Eines Abends kam Herbert mit einem vorgezeichneten Bild, Ölfarben und Pinsel nach Hause. Ganz am Anfang unserer Ehe hatte ich ihm mal erzählt, dass ich in der Schule immer eine Eins in Zeichnen hatte und gerne mal versuchen würde, Ölbilder zu malen.

Am nächsten Tag fing ich damit an. Ich merkte, welche Geduld ich aufbringen konnte, um die Farben richtig zu mischen, die Schattierung an der richtigen Stelle anzubringen und dort, wo das Licht hinfiel, etwas hellere Töne zu setzen. Ich konnte mich begeistern und diese Freude strahlte ich wohl auch nach außen aus. Ich war wieder eine tolle Frau, so ausgesprochen tapfer und lieb. Einfach einzigartig, wie es eine andere Frau nicht gibt.

Ich verzieh.

Als ich mich dann auch noch wenige Tage vor Weihnachten alleine in die Stadt traute, war ich selig. Als ich langsam meinen Weg ging, noch ein wenig humpelnd, ganz konzentriert, damit ich nicht verkehrt auftrat, vergaß ich meine Angst vor den vielen Menschen. Ich fühlte mich reich beschenkt.

Am nächsten Tag kam das nächste Geschenk. Ich erhielt einen Brief von der Lebensberatung. Endlich! Voller Ungeduld riss ich den Brief auf. »Sie sind ausgewählt, am nächsten Kursus, der im Januar beginnt, teilzunehmen.« Ich überflog die Zeilen noch einmal. Ja, ich hatte richtig gelesen. Da stand es schwarz auf weiß.

Die Zeit des Wartens war vorbei. Ich hatte Hilfe gesucht und nun bekam ich sie. Mir fiel meine Enttäuschung ein, als mir vor vielen, vielen Monaten gesagt worden war, wie lange ich warten müsste. Deutlich sah ich das Bild vor mir, als ich auf dieser großen Brücke stand und den Wunsch hatte zu leben und doch hatte ich in diesem langen Jahr ein seltsames, krankes Leben voller Verzweiflung gelebt. Ängste hatten mich gequält, dass ich aus diesem Sumpf nicht mehr herauskäme, dass ich stecken bliebe und niemals mehr ein normales Dasein leben würde.

Herbert musste jeden Moment kommen, er sollte den Brief noch nicht sehen. Ich hatte nie erwähnt, dass ich mich für einen Kursus angemeldet hatte. Schnell versteckte ich den Brief in meinem Kleiderschrank unter einem Stapel Pullover. Herbert kam einige Minuten später und seine erste Frage lautete wie immer:

»Gibt es etwas Neues? Ist Post gekommen?« Ich verneinte.

Herbert war in den letzten Wochen bemüht gewesen, sich anständig zu verhalten. Ja, es hatte ihm aufrichtig leid getan, dass ich mir den Fuß verstaucht hatte. Wie jeden Tag wanderte er erst einmal durch die Wohnung.

»Und was ist das?«, hörte ich ihn einen kleinen Augenblick später in scharfen Ton fragen.

Ich drehte mich zu ihm, um zu sehen, was er meinte.

»Ein Brief«, war meine knappe Antwort und mein Herz fing schon wieder an zu rasen. Wieso hat er den Brief in der Hand? Es konnte doch nicht der sein, den ich eben erhalten hatte. Er war es. Das durfte doch nicht wahr sein. Wie kam es, dass er den Brief gefunden hatte?

»Was hat das zu bedeuten?« Seine Stimme wurde gleich wieder laut und aggressiv. Ich zitterte leicht, als ich ihm erzählte, dass ich mich vor einem Jahr für diese Gruppentherapie angemeldet hatte, weil ich es für erforderlich hielt. Er war außer sich. Wie ein Teufel in Menschengestalt stand er vor mir und schrie:

»Was bist du für ein Miststück. Falsch und verlogen bist du. Falsch von den Haarspitzen bis zu den Fußsohlen. In die Klapsmühle gehörst du. Da drüben gehörst du hin, da drüben ins LKH«, dabei zeigte er mit der Hand in Richtung Landesklinik. Die Kinder standen in der Tür und sahen ihrem tobenden Vater zu.

Unsere Weihnachtsstimmung war dahin und ich machte mir die größten Vorwürfe, dass ich den Brief nicht besser versteckt hatte. Nun mussten die Kinder mit darunter leiden. Ich rutschte sofort wieder ab, weil Herbert mir strikt untersagte, an dieser Therapie teilzunehmen.

Am Heiligen Abend unternahm ich in der Dämmerung noch einen Spaziergang. Die Kinder spielten friedlich in Michaels Zimmer. Herbert hatte den ganzen Tag noch kein Wort mit uns gesprochen. Die Stimmung war unerträglich. So hatte ich das Gefühl, unbedingt etwas für mich tun zu müssen. Draußen konnte ich mich fallen lassen. Wenn ich wollte, konnte ich weinen oder in Ruhe meine Gedanken ordnen, mich zur Ruhe zwingen und vor allen Dingen für eine kurze Zeit weg sein von diesem Mann.

Ich schlich durch die Straßen in Richtung Rhein. Mich interessierte kein weihnachtlich geschmücktes Fenster, mich interessierte in diesem Moment gar nichts. Ich atmete tief durch, als ich am Rheinufer stand. Ruhig und dunkel floss das Wasser. Traurig ging ich zurück und war froh, dass ich keiner Menschenseele begegnete. An der letzten Straßenkreuzung kam mir Herbert entgegen. Wie zwei Fremde gingen wir aneinander vorbei. Es war, als hätten wir uns noch nie im Leben gesehen.

Beim Abendbrot nörgelte er mit den Kindern herum.

»Setz dich ordentlich hin, Marion, und schiebe den Ärmel vom Pullover hoch! Pass doch mal auf, Michael, sieh auf deinen Teller! Halte deine Gabel richtig und stochere nicht in deinem Essen rum! Nun trink doch nicht so schnell, na, na, nicht so hastig. Stell das Glas vorsichtig hin, du kippst es sonst um! Pass doch auf! Du sollst nicht zu Marion hinsehen!«

Herberts Blicke hetzten von Michael zu Marion und zurück. Zwischendurch schob er sich eine Gabel voll Essen in den Mund, sodass eigentlich nur er hätte gerügt werden müssen, doch endlich mal ordentlich zu essen. Mich ließ er bei den Mahlzeiten in Ruhe. Trotzdem war jede Mahlzeit mit Herbert entsetzlich. Als Herbert sein Glas aus Versehen umstieß, gab er Ruhe, aber später bei der Bescherung mahnte er laufend weiter:

»Marion, setz du dich dahin! Nicht so dicht an den Baum! Pass auf, Michael, pack die Pakete langsam aus, ganz langsam habe ich gesagt! Nasch nicht so viel vom bunten Teller, Marion, putz doch mal deine Nase!«

Pass auf! Pass auf! Pass auf! Ich mochte es nicht mehr hören.

Als Herbert am ersten Weihnachtstag beim Mittagessen in die Luft ging, weil Michael eine Erbse von der Gabel auf den Boden kullerte, hielt ich es nicht mehr aus. Ich stand auf, ging in die Küche und trank einen Schnaps. Und gleich noch einen. Vielleicht lässt sich wirklich alles besser ertragen, wenn ich ein paar Schnäpse trinke, auf jeden Fall sollte ich es ausprobieren. Noch schnell ein Glas, bevor Herbert kommt, dachte ich. Demonstrativ kippte ich dann noch eins hinunter. Da ich nichts vertragen konnte und viel zu schnell getrunken hatte, wusste ich von diesem Zeitpunkt an nichts mehr. »Rühr mich nicht an, du Schwein!«, soll ich geschrieen haben. Als ich zu mir kam, lag ich in meinem Bett.

Bin ich wirklich so ausgerastet?

Nach den Feiertagen wusste ich, dass ich meine Chance nicht verpassen wollte. Ich hatte die Gelegenheit, mein Leben zu verändern. Das wollte auf ich auf jeden Fall, ob mit oder ohne Einverständnis von Herbert. Diese Therapie wollte ich auf jeden Fall mitmachen, denn meine Angst war so schrecklich und quälend, und wenn sie mich so gefangen hielt, glaubte ich, wahnsinnig zu werden.

Als Herbert von der Arbeit nach Hause kam, war er ganz ruhig, obwohl er wusste, dass ich zur Lebensberatung gehen würde. Wir aßen zusammen Abendbrot und er räumte den Tisch ab.

»Mach dich in Ruhe fertig, ich bringe die Küche in Ordnung«, bot er an und ich freute mich darüber. Auf dem Weg in die Stadt hatte ich keine Schwierigkeiten. Es war schon dunkel. Stolz war ich, dass ich den Mut hatte, dort hinzugehen. Natürlich war es mir auch gleichzeitig unbehaglich, wegen der anderen Teilnehmer, die dort sein würden. Du musst durchhalten, du musst dort hin, du musst ... du musst, sagte ich mir immer wieder.

Als wir in einen Raum mit gedämpftem Licht geführt wurden, sank meine Anspannung etwas. Im Kreis standen kleine Sessel und alle Teilnehmer nahmen Platz. Jeder nannte seinen Vornamen und sollte sagen, ob ihm sein Name gefiel, und wenn nicht, sich näher dazu äußern. Die nächste Frage betraf das Selbstwertgefühl: Welche Eigenschaften schätzen Sie an sich und welche lehnen Sie ab? Aus einer jungen, bildhübschen Frau stürzten die Probleme nur so heraus. Sie hatte einen Sohn, so alt wie Michael, dem sie keine positiven Gefühle entgegenbringen konnte. Schon gleich nach der Geburt hatte sie ihn abgelehnt. Sie weinte. Wir durften Fragen stellen oder unsere Meinung dazu sagen, wenn wir wollten. Die zwei Stunden vergingen wie im Fluge.

Dieses Mal kam ich nicht zum Reden, ich hätte mich auch nicht getraut, von meiner Angst zu reden. Dafür schämte ich mich viel zu sehr.

Auf dem Heimweg hörte ich schnelle Schritte hinter mir. Es war die junge Frau, die ihr Kind nicht lieben konnte. Sie sprach mich an. Sie wohnte in unserer Nähe und unsere Söhne gingen zusammen in eine Klasse. Michael hatte ihn sogar mal mit nach Hause gebracht. Ich besuchte sie einige Tage später, aber den Anblick, wie sie ihren Sohn behandelte, konnte ich nicht ertragen. Traurig und hilflos sah er zu seiner Mutter auf, dass ich ihn am liebsten in den Arm genommen hätte. Wie schlimm für den Kleinen, dachte ich, er kann nichts verändern und muss die Lieblosigkeit seiner Mutter ertragen, bis er erwachsen ist.

Ich hatte Sehnsucht nach meinen Kindern und ging.

Diese Frau habe ich danach nicht mehr besucht und auch in der Therapie nicht mehr getroffen, denn die fand nicht mehr statt.

Der Psychologe verunglückte schwer. Als er bei einem Unfall Hilfe leisten wollte, war er selbst von einem vorbeirasenden Auto erfasst worden.

Unbeschreiblich, was darauf in mir vorging. Jetzt war ich es, die bei jeder Gelegenheit, bei jeder Bemerkung, die ich für überflüssig hielt und bei jedem Angriff von Herbert, tobte und mich unbeherrscht schreiend wehrte und weinend zusammenbrach. Ich haderte mit dem Schicksal, als ich Wochen später den Bescheid in den Händen hielt, dass der Kursus um mindestens ein Jahr verschoben wurde. Ich bemühte mich um eine andere psychologische Behandlung und nun hielt Herbert mich für total übergeschnappt. Als ich nach einem heftigen Wortwechsel die Wohnung verlassen wollte, angeblich um einen Reißverschluss zu besorgen, stieß Herbert mich von der Wohnungstür weg, riss mir den Schlüssel aus der Hand und schloss von innen die Tür ab. Die Schlüssel steckte er in seine Hosentasche. Jetzt glaubte ich wirklich verrückt zu werden. Ich hätte am liebsten mit den Fäusten gegen die Tür geschlagen, mit dem Kopf die Tür eingerammt, doch ich wusste, dass ich es nicht schaffen würde. Dass ich mir das gefallen lassen musste, machte mich so wütend. Ich weinte vor Wut und lehnte mich im

Badezimmer an die Wand.

»Wage es nicht, dich einzuschließen, ich schlage die Tür ein«, drohte mir Herbert und ich glaubte ihm.

Ich schluchzte und schluchzte. Es kamen Laute aus meine Brust, die ich nicht zurückhalten konnte. Ich glitt an der Wand herunter und saß auf dem Boden wie ein zusammengeschlagenes Tier. Regelrechte Weinkrämpfe überfielen mich. Irgendwann versuchte mich Herbert zu beruhigen. Es dauerte Ewigkeiten, bis ich nur noch still vor mich hinweinte. Dann war ich wie ausgepumpt. Leere war in mir. Nichts. Nichts? Ich weinte schon wieder. Herbert hatte gesagt, ich sei ein Nichts. Wie oft er es schon gesagt hatte. Ein Nichts! Dafür verachtete ich ihn. Ich hasste ihn.

Herbert zog mich hoch und brachte mich zum Sofa und deckte mich mit einer Wolldecke zu.

Ich spürte nur noch Verachtung für ihn.

Als die Kinder aus der Schule kamen, lehnte Herbert die Tür im Wohnzimmer an. »Lasst die Mama in Ruhe, ihr geht es nicht gut«, sagte er zu ihnen, aber ich hörte auch, dass er die Tür nach draußen wieder abschloss. Ich war ihm hilflos ausgeliefert, ich war gefangen, aber es hatte keinen Sinn, dass ich tobte. Ich blieb still liegen.

Als es am Nachmittag an der Tür klingelte, hatte ich mich schon frisch gemacht und mein Gesicht lange gekühlt. Herbert ging an die Tür. Es war Herr Nolden.

»Wir feiern Geburtstag und haben so viele Blumen bekommen, können Sie uns wohl eine Vase leihen? Eine größere müsste es sein.«

»Warten Sie, ich hole eine.«

Als Herbert an mir vorbeiging und aus dem Wohnzimmer eine Vase holte, war ich mit einem Satz an der Wohnungstür und ging mit den Worten:

»Ich möchte Sie nur ganz kurz sprechen«, an Herrn Nolden vorbei und ohne auf eine Aufforderung zu warten, in seine Wohnung. Was ich Herrn Nolden sagen wollte, wusste ich zu diesem Zeitpunkt nicht, denn als ich unsere Wohnung so schnell verließ, war es eine reine Reflexreaktion. Herr Nolden musste sich jetzt wohl oder übel mit mir befassen und bat mich in ein kleines Zimmer. Bei seinen Gästen entschuldigte er sich kurz, dann setzte er sich mir gegenüber.

»Was ist denn passiert, wie kann ich Ihnen helfen?«, fragte er freundlich, fast väterlich und das gab mir den Mut, ruhig und gefasst genau das auszudrücken, was mir auf dem Herzen brannte.

»Herr Nolden, ich weiß, dass ich unbedingt einen Psychologen aufsuchen muss, um mit meinem Leben fertig zu werden. Mein Mann sieht es aber nicht ein. Könnten Sie ihn vielleicht davon überzeugen?«

»Warum brauchen Sie denn ihrer Meinung nach diese Hilfe, wenn ich fragen darf?«

»Weil ich unter Angstzuständen leide«, antwortete ich kurz.

»Ich komme gleich mit rüber, das muss ihr Mann doch einsehen«, meinte er.

In einem ganz ruhigen Ton sprach er auf Herbert ein.

»Wenn Ihre Frau Hilfe bei einem Psychologen annehmen möchte und es für notwendig hält, lassen Sie sie doch. Das muss doch jeder für sich selbst entscheiden.«

»Dann kann Sie doch gleich in eine Klapsmühle gehen«, war Herberts Kommentar.

»Das sehe ich aber ganz anders. Seelische Konflikte haben doch mit einer Geisteskrankheit, wie Sie es wohl meinen, gar nichts zu tun.«

Mit diesen wenigen Worten hatte er Herbert überzeugt.

Noch am selben Abend äußerte er den Wunsch, dass ich einen Termin vereinbaren sollte. Nicht nur für mich – nein, auch für ihn.

Dann waren wir beide in psychotherapeutischer Behandlung.

## *Gemeinsame Psychotherapie*
## *1978*

Jeweils eine Stunde dauerten die Gespräche, die wir meistens zusammen, aber zwischendurch auch mal einzeln mit Dr. Bernhard führten.

Wir hatten sofort großes Vertrauen zu ihm, obwohl er nicht älter war als wir. Von meiner Angst wurde kaum gesprochen, ja, sie wurde zur Nebensache. Es kamen viele Probleme zum Vorschein und ich hatte das Gefühl, dass Herbert die Hilfe viel, viel nötiger hatte als ich. Es kamen Erlebnisse aus seiner Kindheit und Jugend zur Sprache, sodass die Stunden wie im Fluge vergingen. Oft kam ich überhaupt nicht zum Sprechen.

In den weiteren Sitzungen ging es dann um unsere ganz alltäglichen Probleme.

»Mein Mann hat sich letzten Sonntag furchtbar aufgeregt, weil unserer Tochter Marmelade vom Brot gekleckert war.«

»Warum das denn?«, wandte er sich an Herbert.

»Ich weiß es nicht, es ärgerte mich einfach maßlos.«

»Ist Ihnen noch niemals Marmelade vom Brot gekleckert?«

»Mit Sicherheit ist es schon passiert«, antwortete Herbert.

»Lassen Sie doch die Marmelade kleckern, dafür haben wir doch den Frühstücksteller vor uns stehen.«

»Ja, ja«, gestand Herbert unsicher.

»Warum sehen Sie denn überhaupt hin?«

»Ich weiß es nicht, es ist wie ein Zwang«, gestand Herbert.

»Mögen Sie es denn, laufend beobachtet zu werden?«

»Er ärgert sich über alles, was am Tisch passiert.«, berichtete ich weiter. »Wenn Marion den Kakao zu lange umrührt, beim nächsten Mal ist es der Tee. Er starrt darauf und ärgert sich. Schrecklich aufregen kann er sich, wenn sie den Käse auswickelt. Ein anderes Mal geht er in die Luft, wenn Michael sein Ei abpellt. Diese vielen Streiterein, die schon Jahre dauern, sitzen uns schon so in den Knochen, dass wir vor jeder Mahlzeit, vor jedem gemeinsamen Frühstück Angst haben. Seit Jahren vermiest er uns das Essen. Was er uns damit angetan hat, kann er überhaupt nicht mehr gutmachen.« Es sprudelte so schnell aus mir heraus, ich wollte es einfach loswerden.

»Meinst du nicht, dass du übertreibst«, meinte Herbert.

»Übertreiben? Was gibt es da noch zu übertreiben? Ich wünschte mir sehnlichst, dass das nicht so schlimm wäre.«

»Du siehst Gespenster.« Herbert wollte die Sache herunterspielen.

»Ach, war die Wurstscheibe vielleicht auch ein Gespenst, die Marion sich aufs Brot legte? Das kam ja schon bald einem Verbrechen gleich, so hast du dich aufgeführt.«

»Jetzt bleiben wir doch einfach mal bei der Wurstscheibe«, bestimmte Dr. Bernhard. »Erklären Sie, was Sie daran so störte?«, fragte er nach.

»Dass sie die Scheibe nicht genau in die Mitte legte.«

»Und das ärgert Sie?«

»Nein, das nicht. Sie zog die Scheibe Wurst mit den Fingern zurecht.«

»Vorher hat sie also die Scheibe mit der Gabel aufs Brötchen gelegt?«

»Ja.«

»Wie erklären Sie sich nun, dass Sie so eine Kleinigkeit dramatisieren?«

Herbert sagte nichts darauf und ich hätte lachen können, wenn wir nicht wirklich bei fast jeder gemeinsamen Mahlzeit über derlei Dinge gestritten hätten. Nun saßen wir beim Psychiater und diskutierten über eine Wurstscheibe.

»Was ärgert Sie am meisten daran?«, wollte Dr. Bernhard wissen.

»Dass sich meine Frau dazwischen stellt, dass sie die Kinder in Schutz nimmt.«

»Warum meinen Sie, Ihre Kinder schützen zu müssen?«, wandte er sich an mich.

»Ich weiß, was es heißt, kein Selbstwertgefühl zu haben, weiß was es bedeutet, mit Unsicherheit leben zu müssen. Ich möchte es, nein, ich will es meinen Kindern ersparen. Und sie werden unsicher, wenn sie bei jeder Bewegung beobachtet werden.«

»Was sagen Sie dazu, Herr Kamper?«

»Meine Frau ist wie eine Glucke, die ihre Küken behütet.«

»Aber nun noch einmal zu dem Frühstück mit der Wurstscheibe. Was geht in Ihnen vor, wenn Sie Ihre Tochter beobachten?«

Es dauerte lange, bis Herbert antwortete, aber Dr. Bernhard ließ nicht locker. Hartnäckig bohrte er weiter, bis Herbert zögernd antwortete:

»Ich sehe mich als Kind.«

»Was sehen Sie da?«

»Ich sehe meine Mutter?«

»Was ist denn mit Ihrer Mutter? Was hat sie getan?«

»Sie wühlte immer mit ihren Fingern in den Fleischstücken rum. Sie suchte nach fettigen Stücken. Immer mit ihren Fingern und die waren so fettig. Ich ekelte mich, wenn meine Mutter aß. Sie aß gerne und viel. Immer diese fettigen Sachen. Immer mit den Fingern. Der Mund, das Kinn – alles war voller Fett.«

Herbert hatte sich nach vorne gebeugt. Die Ellenbogen auf die Knie gestützt und sein Gesicht in die Handflächen gelegt.

Ein anderes Mal sprachen wir über seine Eifersucht.

»Mein Mann gönnt mir nichts«, so drückte ich mich damals aus. Ich erzählte von der ständigen Kontrolle bei Telefongesprächen, von seinen Wutausbrüchen, wenn ich mich mit anderen unterhielt.

»Dann hat Ihr Mann Sie nicht unter Kontrolle«, folgerte der Therapeut.

Er fragte nach, Herbert wich aus. Er forschte weiter und Herbert gab zu, dass er schon in seiner Kindheit ständig kontrolliert worden war. Die Eifersucht musste schon damals entstanden sein. Erst die Eifersucht auf seine Schwester, dann auf die vielen Männer, die seine Mutter mit nach Hause brachte.

»Ich war immer überflüssig, wenn meine Mutter Männer zu Besuch hatte«, war seine gequälte Antwort.

Auch, dass Herbert den Kindern nach dem Schwimmen das Essen nicht gönnte, wurde bearbeitet. Ich erzählte, welche Machtkämpfe es deshalb gab.

»Ich habe einfach nichts zu sagen, fühle mich verletzt, vor den Kindern erniedrigt, obwohl ich mich im Recht fühle.«

»Das ist wieder die Glucke, die da spricht«, warf Herbert ein.

Dr. Bernhard sah mich einen Moment lang an und schwieg. Unter seinem Blick wurde ich unsicher. Mit Sicherheit muss ich mich nun verteidigen, dachte ich. Doch Dr. Bernhard schüttelte leicht den Kopf und sprach auf Herbert ein:

»Da geht es schon wieder ums Essen. Nehmen Sie doch die Liebe Ihrer Frau an.«

Aber Herbert verstand den Sinn nicht.

»Was soll ich denn für Liebe annehmen?

»Wenn Ihre Frau die Kinder streichelt, müssen Sie sich gestreichelt fühlen. Wenn Ihre Frau die Kinder umsorgt, sorgt sie sich gleichzeitig um Sie. Sehen Sie alles als Kompliment für sich an, egal, was sie für die Kinder macht. Das hat mit Glucke nichts zu tun. Liebe und Geborgenheit schenken, heißt doch nicht gleich verhätscheln. Sie haben doch am eigenen Leib erfahren, was es heißt, keine Liebe zu bekommen. Geben Sie sie Ihren Kindern, sie werden es Ihnen später, wenn sie groß sind, danken. Sie werden frei sein.«

Ich sah zu Herbert und war furchtbar traurig. Alles, was Dr. Bernhard sagte, hätte seine Mutter ihm vorleben müssen.

»Verstehen Sie, was ich meine, Herr Kamper? Ihre Liebe zu Ihrer Frau geht durch die Kinder, ebenso kommt die Liebe durch die Kinder zu Ihnen. Es ist die größte Liebe überhaupt im Leben.«

»Ja, ich glaube, ich weiß, was Sie meinen«, antwortete Herbert total durcheinander.

»Engen Sie Ihre Frau nicht so ein. Alles, was Sie ihr geben, kommt doppelt und dreifach zu Ihnen zurück«, sagte der Therapeut bei einem anderen Gespräch.

»Was macht Sie so eifersüchtig?«, wollte er wissen.

»Ich weiß es nicht.«

»An was denken Sie, wenn Ihre Frau mit niemandem reden darf?«

»Ich habe Angst. Angst, ja, das ist das richtige Wort.«

»Wovor haben Sie Angst?«

Herbert überlegte lange. »Ich mag keine Emanzen. Ich habe Angst, dass sie eine wird, wenn sie mit anderen spricht.«

»Glauben Sie das im Ernst?«

Herbert sagte nichts. Er konnte sich weder ein Ja noch ein Nein abringen. Dr. Bernhard wartete und ließ Herbert nicht aus den Augen.

»Wie kommen Sie auf so eine Idee?«, Herr Kamper.

»Ich weiß nicht, sie könnte beeinflusst werden.«

»Und so ein eingeengtes Leben, wie sie jetzt führt, muten Sie ihr zu? Möchten Sie so abgeschirmt leben?«, fragte Dr. Bernhard und sah mich an, so als ob er mich auffordern wollte, etwas zu sagen.

»Seine Mutter fand es schon unanständig, wenn ich mich im Treppenhaus unterhielt. Beleidigt hat sie mich, wenn mich jemand sympathisch fand. Sie hielt mich für eine Nutte, wenn ich ... wenn ...«

Ich fing an zu weinen und konnte nicht weitersprechen.

»Was machen Sie nur mit Ihrer Frau? Was tun Sie sich da nur selbst an?«

Er überlegte, bevor er weitersprach, und wandte sich Herbert zu.

»Sehen Sie Ihre Frau doch mal an! Sie ist eine Frau, die sich anlehnen möchte. Meinen Sie wirklich, dass sie eine Emanze werden könnte, Herr Kamper? Ihre Frau hat etwas Mädchenhaftes an sich. Sie wird noch ein Mädchen sein, wenn sie sechzig ist.«

Herberts Gesicht glühte vor Aufregung.

Wir unterbrachen die Behandlung in der Ferienzeit und fuhren in den Harz. In der Ferienwohnung fühlten wir uns wohl. Herbert sah über vieles hinweg, so brauchten wir auch nicht auf peinlichste Ordnung zu achten. Auch beim Essen hielt er sich zurück. Trotzdem dachte ich oft, würde bei uns ein normales Elternpaar Mäuschen spielen, würden sie mit Sicherheit über das viele Gemeckere des Vaters empört sein.

Viele gemeinsame Wanderungen machten regelrecht Spaß. Merkte ich aber, dass Herbert schlecht gelaunt war, zogen wir drei uns an und gingen alleine los. Herbert hielt uns nicht zurück, was in meinen Augen ein riesengroßer Fortschritt war. Kamen wir nach vielen Stunden zurück, wurden wir auch nicht mit Vorwürfen überschüttet. Den Rest des Tages verbrachten wir gemeinsam.

An einem Nachmittag besichtigten wir in Goslar den Huldigungssaal. Viele Leute nahmen an dieser Führung teil, für mich erschreckend viele. Mit einem benommenen Gefühl ging ich hinein. Ich stellte mich so, dass ich die Tür im Auge behielt. Aber als sie von innen abgeschlossen wurde, brach mir der Angstschweiß aus. Vergebens versuchte ich mich auf die Erklärungen der Wand- und Deckenmalerei zu konzentrieren. Was bei jedem Kunstliebhaber Entzücken auslösen würde, wurde für mich zu einem schrecklichen Erlebnis von Angst. Ich überlegte krampfhaft, wie ich mich ablenken konnte, wie ich meine Angst in dieser Situation unter Kontrolle bringen konnte. Mein Kragen wurde zu eng. Ich knöpfte die Bluse ein wenig mehr auf und merkte, wie meine nassgeschwitzten Hände zitterten. Ich bekam kaum Luft, mein Herz raste und mir war, als tanzte alles vor meinen Augen. Ich lenkte mich ab, indem ich in meiner Handtasche nach einem Taschentuch suchte. Plötzlich wurde ich drei Schritte weitergeschoben – eine winzigkleine Ablenkung. Ich sah zur Tür, der Schlüssel steckte von innen. Es war der einzige Lichtblick in diesen Minuten. Ich könnte hingehen, aufschließen und rausgehen. Geh doch, dann geht es dir besser. Ich konnte mich nicht rühren. Wie eine Statue muss ich wohl dort gestanden haben, als Einzige den Blick auf die Tür, statt auf die Malereien gerichtet. Wieder wurde ich weitergeschoben, weiter von der Tür weg. Das Wort »Heiligenbild« ließ mich für Bruchteile von Sekunden aufhorchen. Lieber Gott, betete ich, hilf mir diese Minuten zu überstehen. Lass sie ganz schnell vergehen. Nimm mir die Angst, diese furchtbare Angst. Meine Kehle war wie zugeschnürt. Ein unterdrücktes Weinen nahm mir die Luft. Dann spürte ich Michaels Körper, als er sich an mich lehnte. Ein kleiner Luftzug, Leute gingen aus der Tür und ich musste mich beherrschen, um nicht in Panik hinauszurennen. Nichts, kein einziges Wort, keinen Namen und keine Jahreszahl hatte ich verstanden.

Wie betäubt stand ich draußen und hörte von dem, was meine Familie erzählte, genauso wenig. Noch Stunden war ich mit mir beschäftig. An diesem Tag konnte ich mich über nichts mehr freuen, so enttäuscht war ich von mir. Am liebsten hätte ich mir die Bettdecke über den Kopf gezogen.

Nur nichts mehr sehen, nichts mehr hören, nur nichts denken. Wie ich mich hasste.

Ein paar Tage später überfiel mich die Angst in einem Café. Vorsichtshalber hatte ich gleich beim Eintreten Ausschau nach der Toilette gehalten, so konnte ich, als ich mich von allen Leuten an den Nebentischen beobachtet fühlte, aufstehen und dort hingehen. Den Kaffee habe ich nicht anrühren können, weil meine Hände so sehr zitterten.

In der Natur fühlte ich mich noch immer wohl, abgesehen von Herberts Gängelei, die mir gehörig auf die Nerven ging. Die Kinder sollten nicht hinter uns gehen, damit er sie im Auge behalten konnte, aber ihm auch nicht vor die Füße laufen. Zwanzig Schritte vor uns waren Herbert aber schon wieder zu viel. So mussten sie sich immerzu umdrehen, damit die Entfernung so war, wie ihr Vater es wünschte. Sahen sie sich aber um, so hieß es:

»Sieh nach vorne, dreh dich nicht um.«

Drehten sie sich nicht um, stimmte der Abstand nicht. Für Herbert muss so eine Wanderung ebenfalls der reinste Stress gewesen sein. Die Kinder müssen sich wie Kleinkinder gefühlt haben. Ich hatte andere Vorstellungen von einem erholsamen Urlaub. Breite Wege, die durch die Täler führten, waren eine Wohltat für uns alle. Wenn neben uns der Bach gurgelte, wir uns ein hübsches Plätzchen suchten und uns dort niederließen, und die Kinder dort sogar toben durften, dann schien die Welt wieder in Ordnung zu sein. Herbert tobte mit und das Lachen meiner Lieben klang wie Musik in meinen Ohren.

Zwei ältere Damen, die an uns vorbeigingen, blieben stehen. Sie lachten mir zu.

»Sind das Ihre Kinder?«, fragten sie.

»Ja«, antwortete ich vergnügt.

»Und meine«, sagte Herbert lachend.

»So eine junge Frau und dann schon so große Kinder«, stellte die eine Dame fest und schüttelte ihren Kopf.

Mir tat so ein Lob gut! Häufig wurde ich auf zehn bis zwölf Jahre jünger geschätzt, aber da ich nun so zurückgezogen lebte, hatte ich es lange nicht gehört.

Kummer, Sorgen und Probleme machen also nicht immer älter. Aber an diesem Tag hatte ich keine Sorgen.

»Hast du gehört, was die alte Dame gesagt hat? Wie stolz ich auf dich bin, mein Liebling. Glaub mir das, Tubbi, auf dich und auf die Kinder. Ein Glückspilz bin ich und weiß es oft nicht zu schätzen. Es wird sich ändern, glaube mir.«

Und wir verlebten noch einen wunderschönen Urlaubstag, an dem ich weder Ärger noch Angst durchstehen musste. Am nächsten Tag störte Herbert wieder alles, was die Kinder auch machten. Den Rest der Ferientage verbrachte ich mit Michael in der Ferienwohnung. Er litt wieder an seinem Erbrechen.

Wir gingen nach sechs Wochen Pause wieder regelmäßig zu Dr. Bernhard, zwischendurch ging Herbert auch alleine hin. Die Hölle wird er so manches Mal erlebt haben, denn aufgewühlt und zerrissen kam er nach Hause. Anschließend war ich alleine dort und erzählte verzweifelt von meinen Ängsten. Leider drückte ich mich wohl nie deutlich genug aus. Meine Angst wurde wieder zur Nebensache.

»Ihre Angst wird sich verlieren, wenn Ihre Ehe in Ordnung ist. Sie hatten eine schöne Kindheit, eine so unbeschwerte Jugend. Sie werden es erleben, wie schnell Sie wieder so selbstbewusst sind, wie Sie waren. Sie wurden so unter Druck gesetzt, kein Wunder, dass Sie so verunsichert sind. Wehren durften Sie sich auch nicht, dann wurde Ihr Mann handgreiflich.«

»So schrecklich eifersüchtig und ausfallend ist er eigentlich erst geworden, seit ich nicht mehr mit zu seiner Mutter fahre. Das ist genau der Zeitpunkt, als ich fest an eine Veränderung in unserer Ehe glaubte. Ich glaubte, dass alles besser würde.«

»Und wie hat sich Ihr Mann in den letzten Wochen verhalten? Sie sind ja nun schon etliche Monate in Behandlung.«

»Mich engt er nicht mehr so ein, aber nun kontrolliert er die Kinder dermaßen, dass ich genauso unglücklich bin wie vorher«, sagte ich.

Dr. Bernhard sah mich lange schweigend an.

»Meinen Mann stört alles. Alles stört ihn. Er springt schon auf, wenn die Kinder lachen.«

Ich war so traurig, dass ich nicht weitersprechen konnte.

»Ich glaube Ihnen aufs Wort.« Dann nahm er mich erbarmungslos in die

Mangel.

»Ihren Mann können Sie nicht ändern, aber Sie können sich verändern.«

»Aber wie denn?«, fragte ich verzweifelt.

»Ihr Mann beherrscht Sie, weil Sie sich beherrschen lassen. Ihr Mann schlägt Sie, weil Sie sich schlagen lassen. Ihr Mann kontrolliert Sie, weil Sie es zulassen. Sie lassen es auch zu, dass er Sie einsperrt. Sie müssen sich ändern! Sie müssen etwas verändern! Sie dürfen sich nichts gefallen lassen, was Sie nicht möchten! Sie dürfen nicht zulassen, dass er Sie erniedrigt! Sie lassen es nicht mehr zu, dass er Sie beleidigt. Sie lassen es nicht mehr zu! Sie müssen sich verändern!«

Seine Stimme drang auf mich ein. Ich konnte nicht fragen, wie ich es anstellen sollte, mich zu verändern, konnte nicht danach fragen, wie er es meinte. Diese harten Worte musste ich erst einmal verdauen. Wie betäubt erhob ich mich, um mich zu verabschieden.

Seine Worte setzten sich in mir fest. Seine Sätze verfolgten mich auf Schritt und Tritt. Unablässig beobachtete ich mich und im Stillen sagte ich zu mir: Lass es nicht zu, lass dich nicht einschüchtern. Lass es nicht zu. Lass dich nicht beherrschen, Herbert hat nicht über dich zu bestimmen.

Herbert bemerkte meine Veränderung und mir schien, als überlegte er, wie er nun mit mir umgehen sollte.

»Führen Sie Ihre Frau doch mal aus. Gehen Sie einfach ins nächste Lokal und trinken ein Bier«, schlug Dr. Bernhard Herbert eines Tages vor. Herbert nickte, dann meinte er: »Jetzt haben wir, glaube ich, genug ausgegraben, irgendwann müssen wir es alleine schaffen. Ich denke, dieser Zeitpunkt ist jetzt gekommen. Uns geht es jetzt gut.« Dr. Bernhard sagte nichts. Herbert redete weiter. »Wir sind über ein Jahr in Behandlung. Mit ein bisschen guten Willen schaffen wir es.«

Er schien sich seiner Sache sicher zu sein. Dr. Bernhard sah mich an.

»Sind Sie der gleichen Meinung?«, fragte er.

Herberts Vorschlag kam zu plötzlich für mich. Ich fühlte mich überrumpelt und konnte nichts anderes antworten als »Ja, ich denke auch so.«

Nichts war gut, nichts war besser, nur meine Gedanken waren anders. Ich hatte inzwischen begriffen, wie ich mich verändern musste. Ihren Mann können Sie nicht ändern, aber Sie können sich verändern, hatte Dr. Bernhard gesagt. Wenn diese Therapie nicht bewirkt, dass Herbert an sich arbeitet, dass er sich ändert, dann darf diese Behandlung für mich nicht umsonst gewesen sein. Erst einmal meine Selbstsicherheit zurückgewinnen und dann gehen. Oder umgekehrt? Erst einmal abwarten. Hoffnung konnte ich nun haben, dafür waren wir lang genug in Therapie. Wir müssen Ruhe einkehren lassen in unsere aufgerissenen Seelen. Herbert gab sich Mühe, geduldiger zu sein. Und ich sah ihm an, wie sehr er sich zusammenreißen musste, um nicht in die Luft zu gehen. Wenn seine hektischen Blicke am Tisch hin und her eilten, wenn seine Nasenflügel bebten, ergriff ich oft die Gelegenheit, rechtzeitig abzulenken, um den nächsten Wutausbruch zu verhindern. Das aber war auch nicht die Lösung, die ich mir gewünscht hatte. Ich wurde in eine

Situation hineingedrängt, die ich auf keinen Fall wollte. Nein, ich denke verkehrt, ich habe mich reindrängen lassen. Nun beobachtete ich ihn genauso wie er mich und die Kinder. Jetzt tat ich genau das, was ich an Herbert so hasste. Wenn auch aus anderen Gründen. Ich ließ es sein.

Wir gingen nun mindestens einmal in der Woche in ein Lokal. Für mich wurden diese Lokalbesuche zu einer fortgesetzten Prüfung. Herbert ahnte nicht, was in mir vorging und bemerkte nicht, dass ich oft kein Wort von dem verstand, was er mir erzählt hatte, weil ich mich vor Aufregung auf kein Gespräch konzentrieren konnte. Noch musste er durchweg mit mir zufrieden gewesen sein, denn zu Hause erzählte er mir, wie verliebt er in mich wäre.

»Du bist so wunderbar. Ich liebe dich so sehr, aber die Angst, dass du mal gehen könntest, macht mich wahnsinnig. Ein Leben ohne dich könnte ich mir nicht vorstellen.«

Er versuchte zum hundertsten Male, mich zu sich hoch zu reißen. Wenn er mich dann festhalten würde, wäre es gut. Er holt mich in den Himmel und dann falle ich anschließend in die Hölle, so hatte ich es einmal Dr. Bernhard geschildert. »Sie lassen es mit sich machen«, hörte ich seine Stimme. »Sie müssen sich ändern.«

Ich blieb trotz der Komplimente, die ich von Herbert hörte, auf dem Erdboden. Wenn ich falle, falle ich nicht so tief.

Ich suchte ohne Wissen von Herbert einen Neurologen auf, von dem ich gehört hatte, dass er Patienten mit Hypnose behandelt. Der Weg zu ihm war weit, aber ich ließ mir Termine am Vormittag geben, so blieb es mein Geheimnis.

Dr. Henninger hörte sich meine Geschichte an, stellte einige Fragen und riet mir dann: »Sie müssen lernen, die Geborgenheit bei sich selber zu finden. Sie sind enttäuscht, dass Sie sie nicht bei Ihrem Mann bekommen. Ich werde Ihnen helfen.« Er machte mit mir Entspannungsübungen nach Art des Autogenen Trainings und zum Schluss suggerierte er mir den Satz ein: »Ich fühle mich wohl, sicher und geborgen bei mir selbst.«

Auf dem Rückweg war ich enttäuscht. Das war doch keine Hypnose. Ich hatte mir eine Soforthellung erhofft, träumte davon, dass mich der Arzt hypnotisieren würde und ich dann nicht mehr wüste, was Angst bedeutet. Meine Angst war für ihn nicht das Hauptthema. Es war wieder meine Ehe. Ich hatte mich wieder verkehrt ausgedrückt. Wie ich mich hasste. Nicht einmal im Gespräch mit einem Arzt konnte ich mich durchsetzen, konnte nicht genau sagen, was ich erwartete. Wenn ich Bauchweh hätte, könnte ich das meinem Hausarzt genau vermitteln und ich bekäme sicher keine Kopfschmerztabletten dagegen.

Ich ging trotzdem noch einige Male zu Dr. Henninger und wunderte mich über meine Veränderung. Dem Wunsch, mich an Herbert anzulehnen, konnte ich widerstehen, auch wenn er nett zu mir war. Die Sehnsucht nach Zärtlichkeit quälte mich nicht und das zeigte ich auch. Ich wurde kühl, meine gewonnene Ruhe verlor ich aber immer schnell, wenn Herbert mich angriff. Hysterisch verteidigte ich mich. Herbert schien dieser Kampf besser zu gefallen, als wenn ich Ruhe ausstrahlte, die in seinen Augen Überlegenheit war, mit der er nichts anfangen konnte.

»Du bist eingebildet! Worauf eigentlich?«, schimpfte er und ich zog mich beleidigt zurück. Diese Sätze, die ich mir tagtäglich einredete, ließ ich fallen. Dieser Zwang, meine innere Ruhe zu erhalten, ließen mich wie eine Furie aus der Haut fahren. So mochte ich mich nicht.

Ich telefonierte wieder mit Bettina. Ich besuchte auch Inge und Doris. Zaghafte Versuche waren es, wieder Kontakte aufzunehmen. Ich blieb nur kurz und sie freuten sich trotzdem.

»Ich bin nur auf einen Sprung vorbeigekommen«, sagte ich schon bei der Begrüßung und lehnte jedes Getränk ab, das man mir anbot. Falls mich Angst überfiel, hatte ich den Weg nach draußen sofort frei. Mühsam lernte ich aus einem Zehnminuten- ein Fünfzehnminutengespräch werden zu lassen. Stand ich wieder auf der Straße, war ich genauso zerrissen. Stolz darüber, dass ich wieder so weit war, ein paar Minuten reden zu können, aber zutiefst verzweifelt, dass mir etwas so Einfaches entsetzlich schwer fiel. Immer wieder spürte ich, wie unglücklich ich über meine Angst war, die sich trotz Tabletten nicht abschütteln ließ, der ich nicht davon laufen konnte. Meine Eheprobleme waren klein, unbedeutend dagegen. Wie ich mich mal wieder hasste. Mir fiel ein, wie ich Dr. Bernhard einmal berichtete hatte, dass ich irgendwo stehen geblieben war, mich nicht weiterentwickelt hatte, und dann war ich auch noch so dumm, dass ich es nicht bemerkte.

»Sie sind trotzdem eine kluge Frau, sonst würden Sie es gar nicht erkennen«, hatte er geantwortet.

Oft schenkten mir die Gedanken an die Therapiestunden Trost und auch Mut und Kraft.

Nachdem ich einen gemeinsamen Herbsturlaub abgelehnt hatte, machte mir Herbert den Vorschlag, dass er alleine mit den Kindern auf unseren Bauernhof fahren würde. Ganz liebevoll sagte er es und nahm mich in den Arm.

»Dann genieße dein Zuhause mal ganz alleine für dich. Es wird dir sicher gut tun, nach allem, was du mit mir erleben musstest.«

Oh, wie ich mich auf diese Woche freute!

Gleich für den ersten Tag lud ich alte Freunde aus Krefeld zu mir ein. Die Verbindung war nie ganz abgerissen, obwohl wir uns seit damals, als ich von Krefeld wegging, nie wieder gesehen hatten. Neunzehn Jahre lag es zruück. Sie freuten sich wahnsinnig, als sie mich in ihre Arme schlossen.

»Wir denken oft an dich. Es vergeht kein Tag, an dem wir nicht von dir sprechen. Sieh mal, Leni, aus unserem hübschen Mädchen ist eine schöne Frau geworden«, lachte mich Hermann an und Leni drückte mich noch einmal. Wir verlebten einen gemütlichen Tag, an dem viele schöne Erinnerungen ausgetauscht wurden. Mit diesen beiden Menschen fühlte ich mich wohl und sicher.

Den nächsten Abend verbrachte ich bei Hans und Bettina und fühlte mich frei und behaglich, obwohl das Ehepaar, dass damals bei dieser schrecklichen Karnevalsfeier Herberts Wutanfall miterlebte, auch anwesend war. Wie zufrieden ich mit mir war, weil ich mich frei von Unsicherheit und Angst fühlte. Es musste schon eine Ewigkeit zurückliegen, dass es mir so gut ging.

Am nächsten Tag rief Bettina an.

»Lilo, weißt du eigentlich, wie toll du gestern Abend warst. Wir haben dich gar nicht wiedererkannt. Wie witzig du uns unterhalten hast. Wir haben bisher nicht gewusst, wie vielseitig du bist.«

»Ach, Bettina«, versuchte ich abzuschwächen.

»Doch, Lilo, lass es dir mal sagen. Ehrlich, wir kamen aus dem Staunen nicht heraus.«

Nach diesen Worten war ich regelrecht glücklich. Ich glaubte, einen Riesenschritt nach vorne gemacht zu haben und machte nach diesem aufmunternden Gespräch eine Fahrradtour. Gut fühlte ich mich auch am Abend, als Doris bei mir war. Ich genoss es, mich in Ruhe mit ihr zu unterhalten. Diesmal war ich nicht auf dem Sprung, ich horchte nicht auf näher kommende Schritte. Da war kein Horchen, ob die Tür aufgeht. Mir ging es einfach gut.

Gleich am nächsten Morgen holte ich meine Malutensilien heraus und versuchte, eine Landschaft mit einem Hochgebirge im Hintergrund zu malen. Deshalb mischte ich die Farben in einem ganz zarten, blassen Grau. Der zart blaugraue Himmel, die schneebedeckten Gipfel gelangen so gut, dass ich über meine Malerei begeistert war.

Und noch drei unbeschwerte Tage lagen vor mir.

Ich räkelte mich morgens im Bett und freute mich auf den Tag, der vor mir lag, ein langer Tag, nur für mich, der dann doch so schnell verging. Auch die beiden letzten vergingen wie im Fluge.

Die Familie kam zurück. Der Alltag hatte mich wieder mit all seinen Kümmernissen. Bis aufs Äußerste gereizt und unzufrieden kam Herbert zurück, obwohl die Kinder den Urlaub toll fanden. Ganz schnell kam ich dahinter, dass er eine Freundin hatte, denn es kamen Anrufe und es wurde sofort wieder aufgelegt. Ich sah die Briefe in seiner Aktentasche, die offen im Esszimmer stand. Er versteckte sie nicht einmal. Wie oft habe ich später gedacht, es wäre für mich gut gewesen, wenn daraus eine große Liebe geworden wäre. Wurde es aber leider nicht. Erst einmal ärgerte ich mich maßlos darüber und sagte ganz scheinheilig zu Herbert: »Komisch, hier kommen oft Anrufe von einer Frau, die dich sprechen möchte.« Damit hatte ich diese Frau in ein schlechtes Licht gerückt und Misstrauen zwischen die beiden gesät. Ich bereute es sehr. Sonntags fuhr Herbert einige Male alleine weg. Wenn er zurückkam, behandelte er mich wie den letzten Dreck. Seinen ganzen Frust ließ er an mir aus. Als er dann in seiner Unbeherrschtheit vor mir ausspuckte, wusste ich, dass die Zeit gekommen war. Ich musste gehen.

Wie oft hatte ich es mir ausgemalt, wie ein Leben ohne Herbert sein würde. Ruhig würde es sein. Auf jeden Fall. Aber alleine mit zwei heranwachsenden Kindern. Herbert trieb mich in dieselbe Situation, in der auch seine Mutter gewesen war. Wie oft hatte er sie bedauert, weil sie alleine die Verantwortung hatte tragen müssen. Und als ich länger darüber nachdachte, wurde mir klar, wie lange ich schon die Verantwortung für die Kinder alleine trug und auch noch ihren Feind bekämpfen musste.

## *Flucht ins Frauenhaus*
### *1979*

Es war Ende November. Ich rief mal wieder bei der Telefonseelsorge an. Wen sollte ich sonst um Hilfe bitten? An anderen Ende der Leitung meldete sich dieses Mal eine männliche Stimme. Ich erzählte gleich von unseren vergeblichen Bemühungen, die Ehe zu retten und dass ich nun gehen müsste. Ja, da konnte er nur noch fragen, ob ich mit den Kindern in ein Frauenhaus gehen möchte. Ich wollte. Ich war fest entschlossen, Herbert zu verlassen. Er gab mir die Telefonnummer und wünschte mir die Kraft, die ich nun brauchte.

Am nächsten Tag fuhr ich zu der genannten Adresse und betrat das Ordenshaus. Eine Schwester kam mir freundlich entgegen und erklärte mir, was auf mich zukommen würde.

»Die Unterkünfte der Hilfesuchenden sind im Keller, sodass kein Mann seine vor ihm geflüchtete Ehefrau findet. Von dort aus können Sie zum Wohnungsamt gehen und eine Sozialwohnung beantragen.« Mir wurde schwindelig bei dem Gedanken. Soweit war ich noch nicht. Ich suchte erst einmal Ruhe. Einen Platz, an dem die Kinder und ich keine Angst haben mussten vor Beleidigungen und Demütigungen. Die Schwester zeigte mir die oberen Räume, sie waren alle sehr sauber. An den ersten Eindruck der Kellerräume kann ich mich nicht mehr erinnern. Vielleicht war mir in diesem Moment auch egal, wo ich eine Unterkunft bekam. Bei meinen Freunden würde Herbert mich sofort finden. Das aber wollte ich vor allen Dingen den Kindern ersparen. Ich hatte ohnehin Sorge, dass er eines der Kinder vor der Schule abfangen könnte. Ich sagte der Schwester, dass wir am nächsten Tage kommen würden.

Abends reagierte ich nicht auf Herberts Angriffe, worauf er meinte, dass ich schon zu doof wäre, zu antworten. Am nächsten Tag packte ich die Koffer und am frühen Nachmittag zogen wir los. Es war so deprimierend. Da hatten wir ein schönes Zuhause und nun mussten wir unsere Wohnung verlassen.

Uns wurde ein Zweibett-Zimmer mit einer Liege zugewiesen. Eine junge Frau musste durch unser Zimmer hindurchgehen, wenn sie in ihren kleinen dahinterliegenden Raum wollte. Hochschwanger war sie von ihrem Freund in Stich gelassen worden. Sie war den ganzen Abend damit beschäftigt, uns die anderen Bewohnerinnen vom Leib zu halten, die immer wieder neugierig ins Zimmer kamen, um mich in ein Gespräch zu ziehen. Die Tür ließ sich nicht schließen, war also nur angelehnt und wurde immer wieder aufgestoßen. Wir bezogen unsere Betten und ordneten unsere Sachen ein wenig. Den Schrank konnten wir nicht benutzen, er war zu schmutzig. Überhaupt war alles dermaßen verschmutzt, dass wir uns nicht einmal waschen mochten. Trotzdem saß Marion wie erlöst auf dem

Bett und sagte mit einem Blick zur Tür: »Mama, ist das schön, keine Angst zu haben, wenn die Tür aufgeht.«

Das Abendessen durften wir am ersten Abend in unserem Zimmer einnehmen, darum hatte ich gebeten. Trotz der vielen Aufregungen, der Unruhe in diesem Keller und dem vielen Schmutz, wir waren zusammen. Zeitig legten wir uns zur Ruhe und ich merkte bald, dass die Kinder schon schliefen. Draußen regnete es und ein kräftiger Wind kam auf. Ich wusste nicht, wie ich mich auf der Liege hinlegen sollte, denn die Polster stanken unangenehm. Ich lag lange wach und fühlte, dass irgendetwas nicht in Ordnung war. Mit einem Satz sprang ich hoch. Das große, schwere Fenster zog mich magisch an. Ein Blick zum Fenstergriff und ich merkte, dass das Fenster nicht eingerastet war. Es kam mir fast entgegen und direkt darunter schlief Michael.

Ich horchte in mich hinein. Nun fühlte ich, dass meine Kinder beschützt waren. Trotzdem schlief ich sehr schlecht. Der Gestank der Polster erregte Ekel in mir und irgendwann in der Nacht wurde es draußen im großen Vorraum unruhig. Jemand kreischte, schrie und tobte. Dann hörte ich leise Stimmen und Gemurmel, dann wieder Schreie wie von einem Tier. »Eine Drogenabhängige«, sagte man mir am nächsten Morgen.

Wir kauften erst einmal Putzmittel und Tücher. Dann versuchte ich, die Waschecke zu reinigen, aber für die Kacheln hätte ich besser einen Spachtel besorgt. Wie ich das Zimmer säubern sollte, war mir ein Rätsel. Wo sollte ich anfangen? Wo aufhören? Mich verließ erst einmal der Mut. Der Teppichboden sah entsetzlich aus. Überall waren dunkle Flecken, wahrscheinlich von vergossener Cola oder Kakao, eingebrannte Löcher, wohin man sah.

Ob der Mann von der Telefonseelsorge wusste, wo er mich hingeschickt hatte? Wieso wird so ein verkommenes Loch hilfesuchenden Frauen angeboten? Sollten die Frauen schnell zu Besinnung kommen und reumütig zu ihren Männern zurückkehren?

Mit Waltraud hatte ich mich um die Mittagszeit an der nächsten Kreuzung verabredet. Sie wusste nicht, wie sie mir helfen konnte und hätte es doch so gerne getan. Sie steckte mir einen Geldschein zu: »Nimm, kann ich sonst gar nichts für dich tun? Kauf etwas für dich oder die Kinder.«

»Danke Waltraud, du bist so lieb. «

Am Nachmittag kamen Hans und Bettina. Sie wohnten zum Glück ganz in der Nähe und das tröstete mich in diesen Tagen ein wenig. An ihren Gesichtern konnte ich ablesen, was sie dachten.

»Wollt ihr nicht doch lieber zu uns kommen?«, fragte Bettina leise.

Kopfschüttelnd erwiderte ich:

»Nein, es ist schon besser, wenn wir hier bleiben, hier brauchen wir keine Angst zu haben, dass Herbert auftaucht.«

Ich merkte, wie unglücklich sie über meine Situation waren. Die Guten! Hans war ganz still, als könnte er nichts, aber auch gar nichts begreifen. Er war froh, dass er die Tür reparieren konnte, so hatte er etwas, womit er mir helfen konnte.

»Wann immer du willst, ihr könnt zu jeder Tag- oder Nachtzeit zu uns kommen«, sagten sie immer wieder. Sie meinten es ernst, das wusste ich. Insgeheim aber hoffte ich, dass Herbert zu ihnen ging, sich dort seinen Kummer von der Seele redete und sie ihn beeinflussen könnten. Wie naiv ich war! Ich glaubte noch an Wunder. Alles wehrte sich in mir, am nächsten und übernächsten Tag zum Wohnungsamt zu gehen. Ich hatte bei einer Mitbewohnerin die Formulare gesehen. Die vielen Fragen auf dem Papier machten mir Angst. Erst einmal ging ich zu Dr. Bernhard und erwartete Trost und Rat. Wie ein Häufchen Unglück saß ich vor ihm. Er bewunderte meinen Mut. Mutig fühlte ich mich überhaupt nicht mehr. Als Bettina noch einmal vorbeikam, redete ich über meinen Kummer:

»Warum nur, warum? Wie oft hat Herbert zu mir gesagt, dass er Angst hat, ich würde mal gehen. Auf der anderen Seite behandelt er mich so herabsetzend, dass ich gehen muss. Ja, ich kann sagen, er misshandelt mich. Seelisch misshandelt er mich. Dieser Widerspruch! Verstehst du das Bettina? Er hat Angst, dass ich gehen könnte, sorgt aber, vielleicht unbewusst, dafür, dass ich gehen muss. Oder umgekehrt. Er weiß, dass er mich schlecht behandelt, deshalb fürchtet er, dass ich gehe. Bettina, hörst du? Sag doch etwas dazu! Sehe ich das richtig? Sag!«

»Ach, Lilo, ich weiß nur, dass du so viel Kummer nicht verdient hast. Ihr habt so liebe und brave Kinder. Ich verstehe Herberts Verhalten überhaupt nicht.«

»Die Kinder sind so froh, dass wir gegangen sind.«

»Wie glücklich du noch vor wenigen Wochen warst, als du uns besuchtest. Ich habe mich so für dich gefreut.«

Ich erinnerte mich an diesen schönen Abend.

Am nächsten Morgen hatte ich wieder mehr Mut. Noch ein oder zwei Tage, dann würde ich den Weg zum Wohnungsamt schaffen.

Wie Herbert an die Adresse vom Frauenhaus gekommen ist, weiß ich nicht. Eine Schwester holte mich nach oben ins Besucherzimmer. Zerknirscht und blass saß Herbert dort.

Die Schwester fing an, auf mich einzureden.

»Überall kommt doch mal so etwas vor. Sie müssen doch auch an die Kinder denken, für die auch Sie die Verantwortung tragen.« Sie blickte mich lange an, dann sprach sie weiter:

»Ihr Mann hat mir von den Schwierigkeiten in Ihrer Ehe erzählt. Er liebt Sie sehr. Glauben Sie mir, hier haben schon viele Männer gesessen, aber noch keiner, der so einsichtig und reumütig war.«

Ich muss wohl wie ein kleines, dummes Mädchen vor ihr gesessen haben, das etwas verbrochen hatte.

Die spricht, als hätte sie Ahnung von Ehe, Kindern und Familienleben, dachte ich und sagte nichts dazu.

Dann redete Herbert auf mich ein.

»Wollen wir es nicht noch einmal versuchen? Ich verspreche dir, ab jetzt alles für dich zu tun. Bitte, komm zurück. Ihr fehlt mir so sehr. Die Wohnung ist so leer ohne euch. Du weißt doch am besten, was wir alles getan haben, um unsere Ehe zu retten. Das darf doch nicht umsonst gewesen sein. Bitte, hab Vertrauen zu mir, noch einmal. Alles, was ich dir angetan habe, tut mir aufrichtig leid und es wird nie wieder vorkommen. Ich verspreche es hier, vor dieser Schwester als Zeugin.«

»Geben Sie Ihrem Mann doch diese Chance«, sagte die Schwester, als ich nichts erwiderte. Beide sahen mich abwartend an. Herbert mit kummervollem Blick und die Schwester abwartend lächelnd, mit dem Kopf nickend.

Es war wieder kurz vor Weihnachen und ich musste an die vergangenen Weihnachtsfeste denken. Nein, nicht auch dieses Jahr! Nicht schon wieder so eine Qual. Eine Chance soll er noch einmal haben, aber das Weihnachtsfest gebe ich ihm nicht.

»Ich möchte dieses Weihnachtsfest mit den Kindern unbedingt alleine verbringen«, forderte ich und sah in das verständnislose Gesicht der Schwester.

»Ich mache alles, was du willst, ich fahre über die Feiertage ins Sauerland zu unserem Bauernhof«, antwortete Herbert sofort.

Wir packten unsere Sachen, nachdem die Kinder sich mit ihrem Vater unterhalten hatten. Neben dem Tisch stand ein Jesusbild. Marion stand davor und sah es lange an.

»Wenn du möchtest, darfst du es mitnehmen«, sagte die Schwester. Marion nahm es und drückte es an sich.

Im Trauermarsch waren wir ins Frauenhaus gegangen, es kam mir vor, als gingen wir im Trauermarsch wieder nach Hause.

Marion stellte als erstes das Jesusbild auf ihren Nachttisch, einen Kerzenhalter mit Kerze dazu.

Bis Weihnachten blieb alles ruhig. Wir gingen sehr vorsichtig miteinander um. Herbert wusste, dass er sein Versprechen, über die Feiertage wegzufahren, halten musste.

Inzwischen kam vom Frauenhaus die Rechnung. Dafür hätten wir ein Hotelzimmer nehmen können, dachte ich bei mir. Ein sauberes Hotelzimmer. So viel Geld für ein Dreckloch.

Wir waren zufrieden, als wir am Heiligenabend den Baum schmückten. Wir bereiteten ein einfaches Essen vor und freuten uns über die Harmonie und die Ruhe in unseren vier Wänden.

»Was meint ihr beiden? Wollen wir zusammen in die Kirche gehen?«, schlug ich den Kindern vor.

»Oh, ja«, sie wollten.

Die Kirche war brechend voll und es war sehr feierlich, so wollten wir es auch haben.

Zu Hause verlief alles so friedlich, wie wir es uns erhofft hatten. Glücklich war ich, dass meine Kinder endlich einmal ein schönes Weihnachtsfest erleben durften. Von mir selbst war ich wahnsinnig enttäuscht. Nach dem Kirchgang, dem Essen und der Bescherung überfiel mich große Müdigkeit. Freuen konnte ich mich nicht, auch nicht die Ruhe genießen. Statt mich daran zu freuen, wie einträchtig die

Kinder spielten, statt ein Buch zu lesen, lag ich total erschöpft auf dem Sofa und wollte nur noch ins Bett. Am ersten Weihnachtstag hatte ich hohes Fieber und war zu nichts zu gebrauchen. Herbert kam schon am zweiten Feiertag zurück und fand eine kranke Frau vor. Er übernahm sofort alle Hausfrauenpflichten und beschäftigte sich mit den Kindern.

Das neue Jahr begann harmonisch. Herbert war lieb und aufmerksam und wir verstanden uns alle prächtig. Ich war auf einmal wieder zuversichtlich und hätte es nie für möglich gehalten, ich verliebte mich in meinen eigenen Mann. Jeden Wunsch las er mir von den Augen ab und lächelte mich liebevoll an. Endlich, endlich wird alles gut.

»Wir halten unser Glück ganz fest, mein Goldschatz. Es ist mein einziger Wunsch, dich so glücklich zu sehen wie jetzt. Alles würde ich dafür geben. Du bist mein Ein und Alles«, sagte er mit warmer Stimme. Ich schmiegte mich in seine Arme und glaubte daran.

Einige Wochen später wurden wir zu einer Hochzeit eingeladen, die zweitälteste Tochter von Bruder Kurt heiratete. Die Einladung anzunehmen, kostete mich viel Überwindung, ja sie riss sämtliche Wunden bei mir auf. Absagen wollte ich aber auch nicht, was sollte ich auch Herbert sagen und was meinem Bruder erklären. Ich musste den Kampf gegen die Angst wieder aufnehmen. Die Aufregung ließ mich nachts kaum Schlaf finden. Meine Beruhigungstabletten nahm ich sowieso schon regelmäßig. Bisher nahm ich sie nur, wenn ich meinte, Stresssituationen beim Einkauf nicht gewachsen zu sein.

Einen Tag vor der Reise zur Hochzeit, rief ich bei Bettina an. Hans meldete sich.

»Wie geht es euch?«, fragte er.

»Gut! Und euch?«

»Deine Stimme hört sich gut an, da möchte ich es fast glauben.«

»Doch, Hans, es geht uns wirklich gut.«

Es klingelte an der Haustür.

»Hans, kann ich gleich noch einmal anrufen?«

Ich legte den Hörer auf und ging an die Tür. Es war der Scherenschleifer, der einmal im Jahr vorbeikam.

»Sie haben es auch nicht einfach, wenn Sie jeden Tag von Haus zu Haus gehen müssen.«, sagte ich, als er mit den Scheren zurückkam.

»Nein, junge Frau, das habe ich auch nicht, aber was soll ich machen? Ich habe oft epileptische Anfälle. Mich hat nie jemand fest eingestellt und man muss ja leben.«

Ich hatte ihm inzwischen das Geld gegeben, meine Gedanken überstürzten sich. Anfälle!

Was sagte er? Ob er dann Wutausbrüche bekommt? Ich ging einen Schritt zurück und beendete schnell das Gespräch. Ich sollte später noch einmal an ihn denken. Einen Moment blieb ich noch im Flur stehen und nagte an meiner

Unterlippe. Es war mir peinlich, wie abrupt ich das Gespräch abgebrochen hatte. Dann rief ich noch einmal bei Hans an.

»Da bin ich wieder, ist Bettina da? Kann ich sie mal sprechen?«

»Nein, sie ist nicht da, sie kommt erst spät nach Hause.«

»Ach«, sagte ich enttäuscht.

»Kann ich dir helfen, Lilo? Was hast du denn auf dem Herzen?«

»Ich weiß nicht, ich kann nicht, aber ...«, stotterte ich.

»Also ein Problem und das möchtest du mit Bettina besprechen?«

»Hans, ich habe so schreckliche Angst. «

»Wovor denn?«, fragte er. Und als ich nichts sagte, fragte er noch einmal: »Ist es denn so schlimm?«

»Wir sind ... wir sind zur Hochzeit eingeladen. Es fällt mir so schwer, darüber zu reden.«

»Wovor hast du denn Angst? Erzähle in Ruhe, ich habe Zeit.«

»Ich finde es schrecklich, wenn ich mit anderen Menschen an der Kaffeetafel sitzen muss. Ich kann die Tasse nicht einmal anheben, so sehr zittern meine Hände. Es ist so furchtbar für mich. Ich kann mich auf keine Unterhaltung konzentrieren, und wenn ich dann angesprochen werde, möchte ich im Erdboden versinken. Hätte ich die Einladung bloß nicht angenommen!«

Meine anderen Störungen bei den Angstattacken erwähnte ich nicht. Darüber wollte ich nicht reden.

»Ja, aber Lilo, selbst wenn deine Hände zittern, würde ich mit dir in jedes Lokal gehen. Sogar in das feinste Lokal. Du brauchst dich doch deswegen nicht zu schämen.«

»Danke, Hans, dass du mir das sagst.«

Etwas Besseres hätte er mir nicht sagen können. Dieser eine Satz ließ mich den nächsten Tag bestens überstehen. Aber das konnte ich an jenem Abend noch nicht wissen. Ich nahm abends und auch vor der Hinreise je eine Beruhigungstablette, vorsichtshalber auch noch eine, als wir bei meinem Bruder ankamen, damit ich die Kaffeetafel mit Wirkung der Tabletten gut überstehen konnte. Zuerst ging es zur Trauung in die Kirche. Ich fühlte mich gut. Die Worte des Pfarrers gingen mir zu Herzen. Er wählte Worte, als wären sie für uns bestimmt. Wir zwei, die nebeneinander saßen, wir, die einen neuen Anfang nach vielen Schwierigkeiten gewagt hatten, hielten uns an den Händen und sahen uns immer wieder glücklich an. Die Worte von Liebe, Treue und Verantwortung für einander nahmen wir in uns auf und Herbert drückte liebevoll meine Hand. Was wusste das junge Paar da vorne schon von den Tiefen, die zu überwinden waren? Wir wussten davon und hatten es geschafft, sie zu bewältigen. Möge diesen jungen Leuten dort vorne all das Böse, das wir erfahren hatten, erspart bleiben.

Vor der Kaffeetafel wurde ich von vielen Verwandten aus Schwägerin Ursulas Familie begrüßt, die ich von früher her kannte. Freudig und fast überschwänglich wurde ich mit Komplimenten überschüttet. »Du siehst ja gut aus.« »Ach, sind das deine Kinder? Sie sind aber lieb.« »Du bist noch viel hübscher als damals.«

Herbert war sichtlich stolz auf mich und er flüsterte mir leise ins Ohr: »Was bist du doch für eine tolle Frau?«

Der Pfarrer sprach uns an. »Wissen Sie, ich hatte bei der Trauung das Gefühl, als spräche ich zu Ihnen. Immer wieder wanderten meine Blicke zu Ihnen. Sie sahen so glücklich aus!«

Ich fühlte mich rundum wohl. Wozu habe ich denn bloß Tabletten eingenommen? Bis auf die Angst am Vormittag war es ein wunderbarer Tag.

Ein paar Tage später fuhr Herbert zur Kur in den Schwarzwald. Jeden Tag bekam ich sehnsuchtsvolle Liebesbriefe. Er schrieb von der wunderschönen Zukunft, die vor uns liegen würde: »Nie mehr werde ich dir wehtun, ich weiß, was ich alles verkehrt gemacht hatte. Jetzt, wo ich alleine bin, denke ich oft darüber nach. Ich liebe dich so sehr, dich und unsere Kinder. Wenn ich euch doch erst wieder in meine Arme schließen könnte.«

Michael, dieser Clown, war so glücklich, als er seinen geliebten Papa wieder hatte. Er himmelte ihn buchstäblich an und ich sah es mit Stolz. Marion blieb sehr zurückhaltend, fast misstrauisch, aber im Spiel ging sie ein wenig aus sich heraus und lachte mit ihm, zog sich nach dem Spiel aber sofort wieder zurück oder kam zu mir. Herbert akzeptierte es.

Glücklich waren wir nur noch wenige Tage.

## *Leiden der Kinder*
### *1980/81*

Von heute auf morgen störte Herbert wieder alles, was wir machten. Michael, der noch gestern sein allerbester Freund war, ließ er links liegen. Gegen Marion entwickelte er einen regelrechten Hass. Und ich war wieder ein Nichts.

»Seht doch eure Mutter an, wie sie aussieht!«, sagte er im halbbetrunkenen Zustand zu den Kindern und zeigte mit dem Finger auf mich. Als ich mich im Spiegel betrachtete, musste ich ihm recht geben. Ich rutschte tief ab und wurde nur noch von meinen Kindern gehalten. Marion, die instinktiv mit einem Rückfall des Vaters gerechnet hatte, litt mehr um mich als um sich selbst. Umsichtig wie eine Erwachsene tröstete sie mich mit ihrer Anwesenheit und ihrer Liebe, obwohl sie in dieser Zeit die meisten Beleidigungen von ihrem Vater hinnehmen musste. Michael hatte Unglaubliches zu verkraften. Sein Glaube an den geliebten Papa war angeknackst. Er war von einem Tag zum anderen für seinen Vater nur noch ein dummer Esel und litt schrecklich, wenn seine Schwester beschimpft wurde und seine Mama traurig war.

Marion erkrankte mal wieder an Acetonämischem Erbrechen. Die Abstände ihrer Erkrankung waren im Laufe der Jahre zum Glück größer geworden. Damals trat es vielleicht noch zwei- oder dreimal im Jahr auf. Michael hatte es, genau wie es bei Marion am Anfang war, alle paar Wochen. Jetzt aber machte er mir andere Sorgen. Michael stotterte, zeitweise sogar stark. Ich suchte sofort einen Sprachpädagogen auf, der zum Glück seine Praxis in unserer Straße hatte.

»Ich wollte den Besuch bei Ihnen nicht auf die lange Bank schieben. Ich habe die Befürchtung, dass er in der Schule von seinen Mitschülern gehänselt wird, wenn er dort auch stottert.«

»Wissen Sie, wann er am meisten stottert?«, fragte der Sprachpädagoge.

»Zu Hause.«, antwortete ich spontan.

»Sie müssen genau beobachten, wann er am meisten stottert.«

»Das könnte ich Ihnen gleich sagen«, erwiderte ich mit einem Blick zu Michael.

Dr. Alfons verstand, was ich meinte und erhob sich.

»Komm, kleiner Mann, wir unterhalten uns erst einmal im Nebenraum und unser Gespräch nehmen wir auf Tonband auf. Ist das nicht toll? Deine Mama bleibt hier.«

Nach etwa zehn Minuten kam er wieder.

»Meine Tochter hilft mir in der Praxis, sie beschäftigt sich jetzt mit Ihrem Sohn und auch dieses Gespräch wird auf Band aufgenommen..«

»Im Spiel mit seinem Freund verliert sich das Stottern ganz, das habe ich schon bemerkt«, erzählte ich ohne Aufforderung.

»Er ist ein sehr sensibler Junge. Wie ist das Verhältnis zu seinem Vater?«

»Er hängt sehr an seinem Vater, aber wenn er ihm antworten soll, bringt er kaum ein Wort über die Lippen. Ganz schlimm ist es dann.«

»Ist Ihr Mann so streng mit ihm?«

Was sollte ich darauf sagen? Ich war nicht gerade in der stabilsten Verfassung. Wenn ich jetzt anfangen würde zu reden, würde ich in Tränen ausbrechen. Es gäbe kein Halten mehr. Ich antwortete also nicht und senkte meinen Blick.

»Ich gebe Ihnen jetzt einen Termin für Sie und Ihren Mann. Wann passt es am besten?«

»Einen Termin für uns?«

»Wenn Kinder stottern, behandle ich grundsätzlich auch die Eltern. Meist liegt die Ursache im Elternhaus.«

Im Stillen atmete ich befreit auf. Das hatte ich sofort erkannt, dass Michaels Stottern etwas mit seinem Vater zu tun hatte. Aber mit Herbert ließ sich darüber nicht reden. Nun konnte ich es getrost Dr. Alfons überlassen.

»Ich soll wohl an allem die Schuld tragen?«, schimpfte Herbert, als er an einem Abend von Dr. Alfons zurückkam.

»Da gehe ich nicht mehr hin.«

Er ging wirklich nicht mehr zu ihm.

»Wie ertragen Sie die Ehe mit diesem Mann?«, fragte Dr. Alfons, als ich zur nächsten Behandlung mit Michael dort war.

»Keine Spur von Verantwortung für seinen Sohn konnte ich entdecken. Er spricht über Sie und Ihre Kinder mit einer Kälte und Lieblosigkeit, das ist mir in meiner langjährigen Berufserfahrung noch nicht begegnet.«

Ich wischte mir die Tränen ab.

»Haben Sie schon mal an eine Trennung gedacht? Ich meine, dass dieser Mann

Ihnen weder Halt noch Stütze sein kann.«

»Oft, schon sehr oft habe ich daran gedacht.«

»Michaels Behandlung ist ja bald beendet, Frau Kamper. Wenn Sie jedoch mal einen Rat brauchen, dürfen Sie gerne zu mir kommen.«

Ein großer Zeitungsverlag organisierte, wie in jedem Jahr, eine Fahrradtour. Wir wollten daran teilnehmen. Gemeinschafts-Wanderungen und Fahrradtouren machten uns immer viel Spaß. Michael freute sich besonders auf eine neue Medaille, die wir als Belohnung bekommen würden. Beim Frühstück hatte sich Herbert ein wenig zusammen genommen, vielleicht fühlte er sich dazu verpflichtet, denn ich hatte Geburtstag. Trotzdem wanderten seine hektischen Blicke hin und her und warnten mich vor einem Wutausbruch. Ich versteckte meinen Unmut und war froh, als wir aufstehen konnten. Wir machten uns schnell fertig und als wir im Treppenhaus waren, drehte sich Herbert zu mir und Marion um.

»Ihr fahrt beide so weit vor, dass ich euch nur aus der Entfernung sehen kann. Ich kann Marions Anblick nicht ertragen.«

»Dann bleib ich mit Marion hier«, sagte ich ohne zu zögern.

»Dann bleiben wir auch hier«, antwortete Herbert prompt.

Nun musste ich mich in Sekunden entscheiden, wie ich mich verhalten wollte und sah in Michaels blasses Gesicht. Er hatte sich gerade von dem tagelangen Erbrechen erholt und sich auf diesen Tag gefreut. Gerade diese Wander- und Fahrradtouren hatten wir bis jetzt in guter Erinnerung. Bliebe ich jetzt hier, hätte keiner einen Funken Freude an diesem Tag und ich hätte keine Garantie, dass wir alleine wegkämen. Bei diesem schönen Wetter aber den ganzen Tag in der Wohnung hocken, damit tat ich weder den Kindern noch mir einen Gefallen.

Wir fuhren also los.

Marion und ich vorweg, wie befohlen. Den Abstand konnten also die beiden hinter uns bestimmen. Jetzt kräftig in die Pedalen zu treten, hätte keinen Sinn gehabt, Michael wäre der Leidtragende gewesen.

Zuerst fuhren wir zum Treffpunkt, von dort aus mit Hunderten von Radfahrern in die Felder der Umgebung. Immer schön im gleichen Tempo. Weit hinter sich sah Marion ihren Vater und Bruder. Ich drehte mich nicht um, wusste aber, dass er immer nett zu Michael war, wenn er mit ihm alleine war, so wie Herbert auch gut mit Marion auskam, wenn er Michael ablehnte. Das kam schließlich genauso oft vor. Wir kannten es schon gar nicht mehr anders. Zum tausendsten Mal fragte ich mich, was in diesem Mann vor sich ging.

An einem Rastplatz machten wir Pause. Hier gab es Getränke. Viele Radfahrer nutzten diese Pause und setzten sich vergnügt ins Gras. Mit Sicherheit kommen die beiden gleich zu uns, dachte ich. Aber weit gefehlt. Sie blieben in angemessener Entfernung stehen. Michael sah zu uns rüber. Klein und schmal und ohne ein Lächeln. Die Hälfte des Weges war geschafft. Nun ging es weiter. Ein großer Platz in der Rheinaue war das Ziel. In den hübsch angelegten Parkanlagen setzten wir uns auf eine Bank und schon wieder eilten meine Gedanken in die Vergangenheit.

Wie oft bin ich hier gewesen, wenn ich es zu Hause nicht mehr aushielt. Damals waren die Kinder noch gerne mit ihrem Vater zusammen gewesen.

»Wenn du weg bist, ist der Papa ganz lieb zu uns«, hatten die beiden gesagt und ich nutzte es für mich aus. Hier durften auch mal die Tränen fließen, hier brauchte ich kein Theater zu spielen.

»Da seid ihr ja, habt ihr schon eure Medaille abgeholt?«, fragte Herbert.

»Wieso steht hier ein Kasten Bier?«, wunderte sich Herbert.

»Den hat Mama gewonnen«, antwortete Marion für mich.

Ich hatte noch nie etwas gewonnen, aber an diesem Geburtstag komischerweise einen Kasten Bier, als wir uns unsere Medaille abholten.

Herbert strahlte und für ihn schien die Welt wieder in Ordnung zu sein. Jetzt sei ein bisschen heiter, befahl ich mir, wer weiß, was sonst noch passiert. Später saßen wir zu viert auf einer Bank und leckten jeder ein großes Eis.

Der Tag war gerettet.

Am anderen Morgen klingelte das Telefon. Ich wusste schon, bevor ich den Hörer abnahm, dass es Bettina war.

»Alles, alles Gute und herzlichen Glückwunsch nachträglich zu deinem Geburtstag. Wir haben viel an dich gedacht. Wie war denn der gestrige Tag?«

»Ganz gut, Bettina. Ich danke dir auch.«

»Wie geht es Michael? Hat sich das Stottern gelegt?«

»Das ist ganz unterschiedlich, wenn die Stimmung bei uns gut ist, geht es. Wenn Herbert schlecht drauf ist, redet er nur, wenn er gefragt wird, dann ist es die reinste Katastrophe. Wochentags verliert es sich jetzt schon ganz.«

»Ich mache mir deinetwegen so viele Gedanken. Als du das mit deiner Angst erzählt hast, habe ich lange überlegt, wie ich dir helfen könnte. Ich weiß jetzt auch wie.«

»Ach nein, Bettina. Aus diesem Sumpf muss ich wohl alleine rausfinden.«

»Wir können uns doch mal in der Stadt treffen und zusammen einen Kaffee trinken gehen«, schlug sie vor.

Allein der Gedanke ließ mir den Angstschweiß ausbrechen.

»Bettina, das ist doch gerade mein Problem, nein, bloß nicht. Nein.«

»Warum nicht, Lilo.«

»Das würde ich mich nie trauen. Ich habe schreckliche Angst. Ich habe dir auch nur erzählt, dass ich mir wünschte, ich könnte es. Verstehst du das? Nicht weil ich unbedingt Kaffee trinken möchte, ich bin überhaupt keine Kaffeetante. Ich habe nur den Wunsch, dass ich davor keine Angst hätte. Einfach ohne Angst in einem Lokal sitzen können. Aber ich habe nicht mal den Mut, es auszuprobieren. Verstehst du, wie ich es meine?«

»Aber das ist doch ganz einfach, Lilo. Wir gehen zusammen ins Kaufhaus-Restaurant. Wir bedienen uns selber und bezahlen. Dann setzen wir uns an einen Tisch, den du dir aussuchst, vielleicht gleich an der Tür oder wo immer du willst. Wenn du dann Angst bekommst, stehst du einfach auf und gehst. Ich weiß dann

Bescheid. Du lässt Kaffee und Kuchen einfach stehen. Wie findest du meinen Vorschlag?«

Wie einfach das klang. Sollte ich es wirklich ausprobieren? Ich überlegte lange, ja Monate und ich wusste, dass ich es alleine nie schaffen würde.

Bettina ließ auch nicht locker. Irgendwann ließ ich mich überreden.

Als wir die Tür zum Restaurant öffneten, hatte ich das Gefühl, als wäre keine Luft zum Atmen vorhanden. Obwohl ich schon draußen auf der Straße meinen Mantel geöffnet hatte, engte er mich ein, als würde er meinen Körper fest umschnüren. Ich fasste nach meinem Halsausschnitt und zog den Pulli vom Körper.

»Hab keine Angst«, hörte ich Bettina wie aus weiter Ferne sagen und ich fühlte ihre Hand.

»Sieh, da ist der Tresen, hier suchen wir uns ein Stück Kuchen aus. Sag nur, welchen du möchtest, ich mache schon alles. Ich nehme eine Zitronenschnitte. Such dir auch etwas aus.«

Sie nahm ein Tablett, legte schnell Kuchengabeln, Teelöffel und Servietten darauf und war schon wieder an meiner Seite.

»Ich auch«, sagte ich viel zu leise für die Bedienung.

»Noch eine Zitronenschnitte bitte«, bestellte Bettina für mich den Kuchen. Ein paar Schritte weiter gab es die Getränke. Bettina nahm zwei Becher.

»Was möchtest du trinken?«

»Schokolade«, sagte ich kurz und wunderte mich nun doch über die Modernisierung in diesem Restaurant. Keine Bedienung mehr, kein Warten bis die Bedienung kam. Selbstbedienung, wie für mich geschaffen. Hier konnte ich lernen, mich wieder in der Öffentlichkeit zu bewegen. Aber das Schlimmste kam ja noch. Bettina bezahlte an der Kasse.

»Siehst du, so einfach ist es. Ist das nicht toll? Jetzt suchen wir uns einen Platz. Sag, wo du sitzen möchtest. Wie fühlst du dich? Hab keine Angst, wenn du gehen möchtest, dann gehst du, aber warte unten auf mich, wenn du kannst. Sieh, hier ist ein Tisch frei und gleich dort ist die Tür.«

Wie ein kleines Kind kam ich mir vor, nicht wie eine Frau, die schon zwei heranwachsende Kinder hat.

Wir setzten uns und ich hatte genau wie Bettina den Mantel griffbereit neben mir auf den Stuhl gelegt.

»Siehst du, Lilo, alles läuft bestens«, Bettina strahlte mich an und ich versuchte mich weiter auf ihr munteres Geplapper zu konzentrieren. Aber jetzt, wo wir saßen, wanderten meine Blicke durchs ganze Restaurant und suchten nach bekannten Gesichtern. Keines da, aber beruhigt war ich nicht. Pausenlos ging die Tür auf und es traten neue Gäste ein. So wie ich mich fühlte, so muss sich wohl ein entflohener Häftling fühlen, der Angst hat, jeden Moment entdeckt zu werden. Ich zwang mich, auf meinen Teller zu sehen, aß vom Kuchen und überlegte krampfhaft, wann ich aus meinem Becher trinken sollte. Ich muss es wagen, ich muss, ich will. Es kostete mich eine wahnsinnige Überwindung. Mit der rechten Hand hob ich den Becher an, die linke fasste mit zu und ich führte den Becher an den Mund, wobei ich mich, soweit ich konnte, nach vorne beugte, denn der Abstand zwischen Tisch und Mund erschien mir so groß. Das war oft genug der Grund, dass ich meine Tasse nicht anrührte. Meine linke Hand war nun entlastet, den Becher alleine zurückzustellen, schaffte die Rechte alleine. Dass es hier überhaupt Becher gab, machte alles ein wenig einfacher. Ich blieb sitzen, bis wir den Kuchen gegessen und die Becher leergetrunken hatten. Bettina freute sich über mich. Ich wusste nicht, ob ich mich freuen sollte. Zwar hatte ich etwas geschafft, was ich nicht für möglich gehalten hatte, aber die Tür wurde immer wieder aufgestoßen und ich griff erschreckt zu meinem Mantel, als ich mir vorstellte, Herbert würde jetzt zur Tür hereinkommen. Ich kämpfte noch einen Augenblick gegen diese Angst an und dachte schon, es würde reichen, wenn ein Nachbar eintreten würde. Dann würde Herbert auf Umwegen erfahren, wo ich mich rumtrieb.

Dieser Besuch im Restaurant brachte für mich die Wende. Ich verordnete mir eine strenge Therapie und übte, bis ich mich sicherer fühlte. Kaum hatte ich es geschafft, rutschte ich wieder in ein Tief. Hatte ich mich gefangen, führte mich der Weg sofort wieder ins Kaufhaus-Restaurant. Ich wollte in Übung bleiben. Ich wollte es mir nicht mehr nehmen lassen.

Diesen ständige Wechsel meiner Gefühle konnte ich kaum noch verkraften. Jetzt, wo ich Lichtblicke sah, empfand ich jeden Rückfall so schmerzlich, dass ich glaubte, dass es mir besser ging, als ich nur im Tief war. Und doch rappelte ich mich immer wieder hoch, denn die Worte von Dr. Bernhard ließen mich nicht mehr los. Diese Wechselbäder ließen mich häufiger zu Tabletten greifen, deren Wirkung ich immer öfter als Erlösung empfand.

Waren es erst zwei Tabletten, die ich regelmäßig einnahm, so wirkten eines Tages auch keine drei mehr. Dann wurden es immer mehr. So also geriet man in Abhängigkeit.

Nach dem Einkauf ging ich mit Michael wieder einmal in die Apotheke, um Nachschub zu holen. Der Ehemann der Apothekerin stand hinter dem Ladentisch. Er sah auf das Rezept, zögerte, sah zu mir, dann zu Michael.

»Machst du deiner Mutter so viel Kummer, dass sie diese Tabletten einnehmen muss?«, fragte er und sah wieder zu mir.

Ich sagte nichts. Was hätte ich auch sagen sollen?

Er stand einen Moment vor dem Regal, dann holte er mit betont langsamen Bewegungen das Medikament aus einer Schublade. Als er mir wieder gegenüber stand, erklärte er mir:

»Wissen Sie, dass dieses Medikament sehr stark ist? Damit werden Löwen ruhig gestellt. Das ist kein Scherz. Glauben Sie mir!«

Er sah mich unverwandt an und ich wusste nichts zu sagen.

»Muss das sein, dass Sie so ein starkes Medikament einnehmen? Ich bin Chemiker, ich weiß, wovon ich spreche. Vielleicht denken Sie einmal darüber nach.«

Ich erwiderte nichts, bezahlte, nahm die Packung mit den Tabletten und draußen waren wir.

Machst du deiner Mutti so viel Kummer? Machst du deiner Mutti so viel Kummer? Diese Worte verfolgten mich.

Ich habe keine Tablette mehr angerührt. Wochenlang konnte ich nicht richtig schlafen und auch am Tage fand ich keine Ruhe. Total erschöpft war ich, aber ich blieb standhaft.

Diesem Mann bin ich heute noch dankbar, für diese kurze Zeit, die er sich für mich genommen hat, für die Worte, die mich zur Umkehr brachten.

Noch immer hatte ich nicht den Mut zu gehen, obwohl ich mir nach jedem Streit nichts sehnlicher wünschte. Inzwischen hatte ich das Bedürfnis, mich auch Inge und Doris anzuvertrauen. Zaghafte Andeutungen waren es anfangs. Bei jedem Besuch kam etwas mehr aus mir heraus. Ich sprach nicht von meiner Angst, dafür schämte ich mich zu sehr, denn ich brachte das eine nicht mit dem anderen in Verbindung. Für mich blieben es zwei verschiedene Probleme. Also erzählte ich nur von den Schwierigkeiten in unserer Ehe und dem ganzen Kummer, den ich hatte, weil Herbert die Kinder so ungerecht und lieblos behandelte. Was ich als besondere seelische Grausamkeit empfand, waren die tausend Versprechungen, zu denen Herbert sich verleiten ließ, wenn er Michael mit Liebe überschütten wollte. Als Wiedergutmachung für überaus ungerechte Beleidigungen.

Herr Cramer war mal wieder bei uns. In guter Stimmung überredete ich die beiden Männer zu einem verlängerten Wochenende in Bad Kreuznach.

»Erholt euch doch an diesem langen Wochenende, besorgt uns guten Wein und bringt einen kleinen Vorrat mit. Da der Freitag ein Feiertag ist, lohnt sich die Fahrt«, sagte ich ein wenig übermütig. Sie waren begeistert von dieser Idee und ich hörte ausnahmsweise Lobeshymnen von Herbert, die immer seltener wurden.

Ich freute mich auf ein paar entspannte Tage. Die beiden Männer fuhren schon am Donnerstagnachmittag los. Damit hatte ich noch einen Abend mehr für mich gewonnen. Ich lud Doris zu uns ein und Michael freute sich, weil sie Bernd mitbrachte. Die beiden Jungen waren mit ihrem Spiel beschäftigt und wir beiden Frauen saßen gemütlich im Wohnzimmer und ließen uns von Marion, die voll in ihrem Element war, verwöhnen. Sie schütte Thymiantee auf und bediente uns liebevoll. Sie zündete eine Kerze an, stellte den Tee auf den Teewärmer, der seinen würzigen Duft ausströmte, stellte ein paar Plätzchen auf den Tisch und rückte die kleine Vase mit den Blumen mehr in unser Blickfeld. Sie verwöhnte mich so gerne und ich genoss es. Doris lächelte mich an:

»Du hast so liebe Kinder«, sagte sie und ich war stolz.

Ein- bis zweimal in der Woche ging Marion zu Doris und machte dort ihre Hausaufgaben in Geschichte und Englisch, nachdem ich mich ihr anvertraut und von Marions Schulschwierigkeiten erzählt hatte. Ich fand es toll, dass die beiden sich mochten, denn sie sprachen über Gott und die Welt und über Mädchenprobleme. So fühlte sich Marion ein wenig erwachsener und ich mich entlastet.

Wir hatten einen harmonischen Abend verbracht und freuten uns, dass die

Kinder am nächsten Tag nicht zur Schule brauchten, wir ausschlafen, im Bademantel frühstücken konnten, alles nach Lust und Laune. Als ich ins Bett ging, fühlte ich mich so wohl wie lange nicht mehr.

Morgens merkte ich im Halbschlaf, dass Michael zu mir ins Bett kroch.

»Ich mache uns gleich das Frühstück«, sagte er und kuschelte sich hinter meinem Rücken ein. Ich freute mich über diese Worte, über diesen Morgen und über den warmen Körper neben mir.

In der gleichen Sekunde spürte ich seinen Ellenbogen in meinem Rücken. Ein Zucken, ein Zittern, ein Schnaufen, ein Stöhnen. Ich warf mich herum und richtete mich erschrocken auf.

»Michael, Michael!«, rief ich. Ich sah ein schreckliches Bild vor mir. Michael zuckte am ganzen Körper, sein Kopf war eigenartig verkrampft, das Gesicht zuckte, seine Augen waren verdreht und Speichel lief aus seinem Mund.

»Marion, Marion«, rief ich so laut ich konnte, »schnell, du musst einen Notarzt rufen.«

Ich hörte, wie sie mit einem Satz aus ihrem Bett sprang und zu uns kam.

»Marion, ruf den Notarzt, schnell!« Sie rannte ans Telefon.

Michaels Körper war auf einmal still, aber seine Augen waren weit aufgerissen und sein Atem noch schnaubend und stockend. Mein Gott, sein Atem. Setzte der Atem aus? So setzte der Atem aus, als mein Vater starb.

»Michael, nicht. Oh, Michael, nein! Marion, Michael stirbt!«, rief ich und ich hörte, wie sie dem Notarzt erklärte, dass ihr Bruder ohnmächtig sei. Meine tapfere Marion.

Ich wagte keinen Augenblick, Michael aus den Augen zu lassen, bis der Notarzt kam. Sein Atem ging wieder ruhig und er war bei Bewusstsein, als er in den Krankenwagen getragen wurde. Still und sehr blass sah er mich an. Er wirkte sehr müde.

Auf dem Weg ins Krankenhaus fragte ich einen Sanitäter:

»Hatte der Junge einen epileptischen Anfall?«

Er nickte: »Ich glaube, ja.«

Im Krankenhaus musste ich noch einmal alle Beobachtungen schildern.

»Hatte er das schon einmal?«, fragte der Arzt.

»Nein«, antwortete ich.

»Hat er sich in der letzten Zeit verändert?«

»Nein, ich habe nichts bemerkt.«

»Hat er noch eingenässt?«

»Nein – doch, vor ein paar Wochen, ja, und davor auch einmal und eben bei dem Anfall.«

»Hat er oft erbrochen?«

»Ja.«

»Wie ist er in der Schule?«

»Gut.«

»Was hat mein Sohn«, fragte ich den Arzt.

Er wich mir aus und tat, als ob er meine Frage nicht gehört hätte.

»War es ein epileptischer Anfall?«, fragte ich noch einmal. Ich wusste nicht, wieso ich schon im Krankenwagen darauf kam. Mir war der Scherenschleifer eingefallen.

Der Arzt nickte nur kurz und gab der Schwester Anweisung, Michael ins Krankenzimmer zu bringen.

»Diese Anfälle wecken den Verdacht auf Leukämie oder einen Gehirntumor. Wir müssen jetzt die Untersuchungen abwarten. Heute Nachmittag haben wir das erste Ergebnis vorliegen«, sagte der Arzt.

Michael wurde in ein Krankenzimmer geschoben. Ein alter Mann, der mit ihm das Zimmer teilen sollte, lag am Tropf und röchelte schwer. Es gefiel mir nicht, dass Michael das sehen sollte.

Herbert war schon da, als ich nach Hause kam. Er hatte angerufen und wollte wissen, ob alles in Ordnung sei.

»Nichts ist in Ordnung, Mama hat Michael ins Krankenhaus bringen müssen«, berichtete ihm Marion. Er hatte seinen Wochenendausflug sofort abgebrochen. Nun mussten wir warten und die Sorge um Michael wurde von Minute zu Minute größer. Die Stunden zogen sich zu Ewigkeiten. Am frühen Abend erfuhren wir: kein Verdacht auf Leukämie. Nun saß ich den ganzen Tag am Krankenbett und strickte. Den alten Mann hatte man schon in der ersten Nacht, bevor er starb, aus dem Zimmer geholt, sagte mir eine Schwester.

Als Michael an der Wirbelsäule punktiert werden sollte, musste ich das Zimmer verlassen. Ich stand dicht hinter der Tür und presste meine Fingernägel in die Handflächen, dass es schmerzte. Von meiner Schwiegermutter wusste ich, dass diese Untersuchung sehr unangenehm und schmerzhaft ist.

»Bei Kindern ist die Untersuchung nicht so schlimm«, beruhigte mich eine Schwester. Ich litt, als ich das helle Geräusch eines Bohrers hörte.

Als die Tür aufging, saß Michael im Bett und erbrach sich. Es hatte ihn wieder voll gepackt, und als ich am nächsten Morgen sein Krankenzimmer betrat, hing er am Tropf. Die nächsten Untersuchungen wurden außerhalb des Krankenhauses vorgenommen. Mit einem Taxi fuhr ich mit ihm zum Augenarzt und zu einem Kinderarzt, in dessen Praxis ein EEG gemacht wurde. Es war eine einzige Quälerei, denn noch immer erbrach sich Michael alle paar Minuten. Nach der Gehirntomographie, als letzter Untersuchung, konnte auch ein Tumor ausgeschlossen werden. Wir waren erleichtert. Die Ursache seiner Krampfanfälle konnte nicht festgestellt werden. Trotzdem sollte er noch einige Tage zur Beobachtung in der Klinik bleiben. Am Wochenende durften wir ihn aber nach Hause holen. Wie schmal er geworden war, mein kleiner Schatz, und wie elend er aussah, dachte ich bei mir und war erst einmal froh, dass er zwei Tage zu Hause war. Zufrieden spielte er mit seiner Schwester.

Am späten Nachmittag kamen Hans und Bettina. Herbert hatte selbst mit ihnen gesprochen, sich in dieser verzweifelten Situation an unsere Freunde erinnert und sein Herz bei ihnen ausgeschüttet. Ohne Wenn und Aber, ohne jegliches Misstrauen kamen sie zu uns und wollten uns zur Seite stehen. Sie fragten und wir erzählten. Bettina war um mich in Sorge.

»Ach, Lilo, was hast du in den letzten Tagen mitgemacht. So viele Sorgen, meine Güte.«

Herbert hatte vor Sorge um seinen Sohn in der Zwischenzeit Bier und Schnaps getrunken und ohne dass wir es merkten, verlor er die Kontrolle über sich, wurde laut und aggressiv. Ich fragte mich, wieso ihn schon wieder so ein Gemütsumschwung erfasste. Warum jetzt? Warum in dieser Situation? Bettina versuchte, auf ihn einzureden. Erst beruhigend, verständnisvoll, dann energisch. Bettinas Worte rauschten an mir vorbei. Ich sah zu Hans und mir fiel auf, dass er noch gar nichts gesagt hatte.

»Herbert, du solltest dich schämen. Nimm doch einmal Rücksicht auf Lilo und vor allen Dingen auf Michael«, sagte Bettina und sah mich sorgenvoll an.

»Raus!«, schrie Herbert und noch einmal »Raus!«

Hans und Bettina blieben sitzen. Ich wusste, dass sie meinetwegen blieben und hofften, dass sich Herbert beruhigen würde. Wie versteinert saß ich da und verstand nicht einmal, was genau gesagt wurde. Ihren ganzen Stolz unterdrückten die beiden aus Liebe zu mir. Dann aber sprangen sie doch auf, als Herbert mit einer Handbewegung Gläser, Aschenbecher und die Blumen von seinem sonst so behüteten Marmortisch fegte.

»Raus, habe ich gesagt, raus und lasst euch nie wieder hier blicken!«

Ich spürte den fragenden Blick von Bettina und Hans, als wollten sie fragen, was sie jetzt machen sollten.

»Es ist wohl besser, wenn ihr jetzt geht.«, sagte ich ruhig und saß noch immer in meinem Sessel. Selten war ich so gefasst. Mein armer Michael, dachte ich, im Krankenhaus wäre er besser aufgehoben.

Hans und Bettina gingen ganz bedrückt zur Tür und blieben noch einen Moment stehen, als könnten sie es noch nicht begreifen, als hofften sie noch auf eine Kehrtwendung. Stattdessen hörten sie Herberts Worte aus der Wohnung:

»Diese alte Sau, was bildet die sich ein?«

Ich ging zu Michael ins Zimmer. Dort saßen meine beiden. Marion hielt Michael im Arm, als wollte sie ihn beschützen. Was dieses tapfere Mädchen mir alles abnahm. Mit so einer Selbstverständlichkeit. Sie konnte nicht ahnen, wie sehr ich mich durch diese Geste gleichzeitig beschützt fühlte.

Noch hatte ich mich total in der Gewalt, als ich ins Wohnzimmer zurückging. Ruhig setzte ich mich wieder in meinen Sessel und sah zu, wie Herbert sich noch einen Schnaps eingoss. Jetzt etwas zu sagen, wäre sinnlos gewesen, also sagte ich nichts. Durch meine Ruhe musste ich ihn verunsichert haben, sodass er sich erneut einen Schnaps einschüttete, torkelnd das Zimmer verließ, kurz ins Kinderzimmer sah, seine Autoschlüssel schnappte und die Wohnung verließ. Gleich darauf rannten die Kinder ans Fenster und sahen ihren Vater mit dem Auto davonfahren. Welchen stillen Wunsch ich hatte, wagte ich nicht laut zu sagen. Als aber das Telefon klingelte und Michael den Hörer abnahm, hörte ich, dass er das sagte, was ich gedacht hatte.

»Papa ist betrunken mit dem Auto weggefahren, hoffentlich kommt er nicht mehr wieder«, erzählte er Tante Renate, Herberts Schwester.

»Meine Güte, Lilo«, sagte sie erschüttert zu mir, »wenn ein Kind so etwas sagt, muss es schon sehr, sehr schlimm sein. Ihr tut mir so leid und auch die Kinder, vor allem natürlich Michael. Er braucht doch jetzt die Fürsorge seines Vaters.«

Sie ließ sich das erste Mal dazu verleiten, etwas Nachteiliges über ihren Bruder zu sagen.

»Wenn Herbert früher zu Hause war, wurde oft gestritten, wir waren immer froh, wenn er nicht da war«, sagte sie und ich wusste doch, wie sehr sie ihren Bruder liebte.

»Lass uns ein anderes Mal darüber reden«, bat ich, »Herbert könnte jeden Augenblick zurückkommen.«

Am folgenden Tag schlich Herbert durch die Wohnung, nachdem er uns alleine frühstücken ließ. Wir fühlten uns trotzdem beobachtet, weil er jede Bewegung und Regung mit einem kurzen Blick ins Zimmer registrierte. Er blieb ruhig.

Am Nachmittag brachte ich Michael nicht zurück ins Krankenhaus, wie ich es mit der Ärztin verabredet hatte. Wir brauchten uns alle drei, wir gaben uns gegenseitig Halt.

Am Montagmorgen empfing mich die Ärztin mit vorwurfsvollem Blick. Ich stotterte etwas von Erschöpfung. Bisher hatte ich mich von ihr akzeptiert gefühlt.

Michael blieb noch ein paar Tage zur Beobachtung im Krankenhaus, dann holten wir ihn nach Hause.

Regelmäßige Arztbesuche, viele Telefonate, Mühe und Sorgen um Michael bestimmten nun meinen Tagesablauf. Michael musste immer wieder andere Tabletten einnehmen, die sein EEG aber nicht verbesserten oder die er nicht vertragen konnte. Da er aber gleichzeitig verschiedene Tabletten einnahm, war es schwierig herauszufinden, welches Medikament er nicht vertrug. Es musste ausprobiert werden. Langsam wurde eins abgesetzt, von den anderen nahm er dafür mehr ein. Es folgten Blutuntersuchungen und EEGs. Michael ging es nicht besser. Ständige Übelkeit, Appetitlosigkeit und Müdigkeit machten ihm zu schaffen. Zwischendurch bekam er nun noch öfter sein Acetonämisches Erbrechen, was zu einer einzigen Quälerei wurde. Ein plötzliches Absetzen der Medikamente konnte neue epileptische Anfälle auslösen, also musste nach jedem Brechanfall immer wieder versucht werden, die Tabletten noch einmal einzunehmen. Allergrößten Ekel entwickelte Michael gegen diese Medikamente. Geduldig abwartend saß ich neben ihm, bis er bereit war, einen neuen Versuch zu starten, und wir waren heilfroh, wenn er die Tabletten bei sich behielt. Ein Drama wurde es, als Herbert diese Prozedur als so übertrieben darstellte, dass er Michael als Flasche und Versager beschimpfte, der zu doof sei, eine Tablette zu schlucken.

»Stell dich nicht so an«, wetterte er los, und wenn Michael aufs neue erbrach, war der Junge ein Schwein. Apathisch und blass lag Michael in seinem Bett und sprach kaum ein Wort. Groß und traurig sah er mich oft mit seinen braunen Augen an und gab mir damit die Kraft, still zu sein und auf die abscheulichen Bemerkungen seines Vaters nicht zu reagieren. Oft schlossen wir uns im Badezimmer ein, um in Ruhe gelassen zu werden, damit Michael tapfer seine Tabletten einnehmen konnte. Genauso tapfer überhörte ich die Beleidigungen vor der Badezimmertür, dabei streichelte ich Michael oder nahm ihn in die Arme.

»Ich habe dich ganz dolle lieb«, sagte ich und hielt ihn fest, als könnte ich damit einen neuen Würgeanfall verhindern.

Bei Tisch waren Herberts Wutausbrüche nicht zu ertragen. Ich schrie ihn an, wenn er Michael vom Tisch in sein Zimmer schleifte, weil er den zusammengesunkenen Körper Michaels nicht ertragen konnte.

»Reiß dich mal zusammen«, schrie er ihn an und packte diesen schlaffen Jungen am Arm und stieß ihn in sein Zimmer. Michael hatte unlustig in seinem Essen herumgestochert und dabei war ihm die Gabel aus der Hand gefallen.

»Absencen wird der Junge häufig haben, das sind kurze Geistesabwesenheiten, die auf dem EEG laufend zu erkennen sind. Beobachten Sie ihn unauffällig bei den täglichen Begebenheiten. Ihm werden Gegenstände aus den Händen fallen oder er wird beim Sprechen innehalten, Sie werden es auch an seinen Augen erkennen«, erklärte mir der Arzt.

Für Herbert war so etwas nur dummes Gewäsch.

Marion fing an, sich am Tisch auffällig zu benehmen, indem sie besonders lange brauchte, um ihren Käse auszuwickeln oder endlos in ihrer Tasse rührte, um die Blicke ihres Vaters auf sich zu lenken. Ließ er Michael noch immer nicht aus den Augen, so legte sie sogar den Ellenbogen auf den Tisch. Herbert merkte nicht, was sie damit beabsichtigte, und ließ dadurch Michael so manches Mal in Ruhe seine zwei oder drei Häppchen essen. Als es dem Jungen besser ging, revanchierte er sich bei seiner Schwester, indem er sich bewusst daneben benahm, um Marion zu schützen. Ohne Absprache funktionierte dieses Spiel, so als ob jeder, der freiwillig Beschimpfungen über sich ergehen ließ, es gerade besser ertragen konnte. Bei jedem Wutausbruch stieg mein Hass auf Herbert und doch fühlte ich mich durch Michaels Krankheit mehr denn je an ihn gebunden.

Entsetzlich fand ich dann die Medikamente, die einen ständigen Schluckauf verursachten, die nächsten ein Stottern. Auch sie wurden abgesetzt. Von den nächsten, die folgten, bekam er regelrechte Depressionen. Schlapp, blass und müde lehnte er sich gegen die Wand und sackte weinend zusammen und schluchzte.

»Ich weiß nicht, warum ich weinen muss. Ich weiß es nicht, ich muss einfach weinen.«

Ich tröstete ihn und kaum hatte ich ihn beruhigt, weinte er schon wieder. Eigentlich war ich nur noch damit beschäftigt, ihn zu versorgen, zu trösten, ihn zu bitten, dass er ein Schlückchen trinkt oder ein Häppchen isst. Das nächste EEG fiel so aus, dass die Medikamente abermals erhöht werden mussten. Die Blutuntersuchungen wurden neuerdings in einem Labor gemacht. Nachdem einmal drei Versuche der Schwester scheiterten, Michael Blut abzunehmen, weil sie in den dünnen Armen keine Venen fand, fuhren wir am nächsten Tag erneut in das Labor. Ein ausländischer Arzt sprach nett und freundlich auf Michael ein: »Ein Indianer kennt keinen Schmerz«, sagte er, »das kennst du doch, kleiner Mann.«

Michael nickte vertrauensvoll und tapfer. Der Arzt bekreuzigte sich, bevor er in die Vene stach.

»Es tut mir immer wieder weh, wenn ich Kindern Blut abnehmen muss«, entschuldigte er sich. Auch ich betete im Stillen, dass es auf Anhieb klappte und war froh, als sich die Fläschchen mit Blut füllten. Alles drehte sich plötzlich um mich und ich griff ins Leere. Die Schwester, die neben uns stand, führte mich zu einer Liege in den Nebenraum.

Als ich die Praxis verließ, ging ich nicht nach links, zur Straßenbahnhaltestelle, sondern bog nach rechts ab. Wir gingen direkt an dem Frauenhaus vorbei zu Bettina.

»Mein Gott, wie du aussiehst! So blass und zerbrechlich. Komm Lilo, leg dich hin!« Ihre Hände streckten sich nach mir aus und führten mich zu ihrem Sofa. Liebevoll deckte sie mich mit einer Wolldecke zu.

Auch Doris und Inge standen mir zur Seite. Sie waren erschüttert, als ich so nach und nach von meinen Problemen erzählte und besonders über das Unverständnis, das Herbert seinen Kindern entgegenbrachte.

An einem Abend kam Inge zu uns und fragte nach Michael und ich erzählte von den Schwierigkeiten, die er bei der Einnahme seiner Medikamente hatte.

»Du musst viel mehr Geduld aufbringen, Lilo«, tadelte sie mich.

Dann erzählte sie uns:

»Ich weiß, wovon ich spreche. Du weißt doch, ich hatte Krebs. Nach der Operation musste ich auch jeden Tag Tabletten einnehmen, vor denen ich mich mit jedem Tag mehr ekelte. Ich mochte das Döschen nicht mehr sehen. Also stellte ich es auf den Küchenschrank in eine Ecke. Ich stellte eine Kanne davor, damit ich es nicht sah. Dann widerte mich der Blick auf die Kanne schon an, weil ich wusste, dass die Tabletten dahinter standen. Ich stellte sie in den Schrank und mich überfiel Ekel, wenn ich die Schranktür öffnete. Es wurde noch schlimmer. Ich mochte die Küche nicht mehr betreten. Ich versuchte alles, um dagegen anzugehen. Ich schaffte es nicht. Helft eurem Jungen mit viel Geduld, Verständnis und Liebe.«

Herbert sprang auf. »Jetzt reicht es aber. Es ist besser, wenn Sie das Haus verlassen, sonst passiert noch etwas.« Gereizt verließ er das Zimmer.

»Das war wohl doch nicht so gut, dass ich das erzählt habe«, meinte sie enttäuscht und erhob sich.

»Ich lass von mir hören«, sagte ich und brachte sie zur Haustür.

Aufgeregt ging ich in die Wohnung zurück und befürchtete einen Wutausbruch, aber ich sah Herbert nur mit Bier- und Schnapsflasche im Wohnzimmer verschwinden.

Herbert blieb ruhig, denn unerwartet kam uns Herr Cramer besuchen. Mit Klugheit und ein wenig Witz überspielte er Herberts Gereiztheit. Herbert nahm sich sehr zusammen, denn in seiner Firma wollte er als besonders guter Familienvater dastehen. Er wusste ja nicht, dass Herr Cramer längst durchschaute, dass er ihm etwas vorspielte.

Michael bekam schon wieder sein Acetonämisches Erbrechen und in der Neujahrsnacht musste ich den Arzt rufen, der mir vor den Feiertagen ans Herz gelegt hatte, dass ich jederzeit anrufen könnte, und wenn es in der Heiligen Nacht sei. Ich war froh, dass ich einen so verständnisvollen Arzt für Michael gefunden hatte.

»Sie wären in der Uniklinik in den besten Händen«, meinte er wenig später. Ich könnte Ihnen dabei helfen, weil normalerweise keine Kinder dort aufgenommen werden. Es müsste ein EEG für Forschungszwecke gemacht werden, das allerdings drei bis vier Stunden dauern würde. Ich rate Ihnen trotzdem dringend dazu.«

Einige Tage überlegte ich, dann nahm ich sein Angebot an.

Wir hatten zu allen Ärzten großes Vertrauen. Als ich auch hier die Privatnummer von Herrn Dr. Hoffmeister bekam, fühlte ich mich sicher. Gott sei Dank habe ich sie nie gebraucht. Ich schöpfte erst einmal Hoffnung, als es Michael ein paar Tage besser ging. Seine Klassenlehrerin kam ihn besuchen und war sogar davon überzeugt, dass Michael das angefangene Schuljahr schaffen könnte, weil er ein guter Schüler war. Nach Rücksprache mit dem Arzt machten wir einen Versuch. Doch er scheiterte. Michael war viel zu schlapp.

Als das nächste Medikament ausprobiert wurde, lag er wie im hohen Fieber in seinem Bett und hielt sich sein Unterhemd vom Körper. Einen Schlafanzug konnte er nicht vertragen, weil er meinte, ersticken zu müssen.

»Mach das Fenster auf, ich bekomme keine Luft«, bat er und zerrte noch mehr an seinem Unterhemd. Die Bettdecke schob er bis zur Hüfte runter. Ich zog sie etwas höher, denn es war draußen so kalt, dass ich in einem warmen Mantel an seinem Bett saß. Genauso oft, wie ich versuchte, die Decke einige Zentimeter nach oben zu ziehen, genauso oft schob er sie wieder runter. Er glühte und sein Atem war unnatürlich kurz. Mein »Plappermäulchen« sprach kaum ein Wort. Obwohl er den ganzen Tag im Bett lag, fühlte er sich bei diesem Medikament nicht mehr so müde. Hinfällig war er. Sein Anblick tat mir in der Seele weh

Ich hatte es mir zur Angewohnheit gemacht, abends in der Dunkelheit eine halbe Stunde Richtung Rhein spazieren zu gehen. Jetzt ging ich nicht aus Angst vor den Leuten, nein, jetzt hatte ich das Gefühl, unbedingt etwas für mich tun zu müssen. Wie so oft stand ich am Rheinufer und blickte in die dunklen Fluten, verharrte ein paar Minuten und betete um Kraft.

Noch heute sehe ich mich dort in der Dunkelheit am Rheinufer stehen, wenn Frauen erzählen, dass sie von ihren Männern verlassen wurden. Ich hätte diese Frauen alle beneidet. Wie viel leichter hätte ich es gehabt, wenn wir nicht ständig einen Gegner, ja einen Feind, im Hause gehabt hätten. Keine Minute waren wir vor Herberts Angriffen sicher und durch Michaels Krankheit war ich ans Haus gebunden. Marion flüchtete in die Nachbarschaft zu einer Freundin und ich war froh, dass sie dort zu jeder Zeit Unterschlupf fand.

Langsam ging ich den Weg zurück. Ich wusste, dass ich heute noch etwas Ruhe hatte, denn Herbert kam später nach Hause, weil er eine Eigentümer-Versammlung hatte. Ich ging in Marions Zimmer und blätterte gedankenverloren in einem Schulheft. Ein Heft, in dem nur die ersten Seiten beschrieben waren und die letzten. »Selbstmord, Selbstmord, Selbstmord«, las ich auf den letzten drei Seiten dicht an dicht in kleinster Schrift geschrieben. So also sah es in meiner Tochter aus. Sie fühlte sich genauso hilflos wie ich. Sie brauchte mich. Sie brauchte mich sehr.

Ich erwähnte nichts von den geschriebenen Zeilen in ihrem Heft, aber ich bemühte mich sehr um sie und ließ ihre Freundin Gaby wieder zu uns kommen.

Seit Herbert Gaby einmal sehr unfreundlich weggeschickt hatte, verließen die Mädchen die Wohnung, bevor Herbert von der Arbeit nach Hause kam. Ich spürte Gabys Zurückhaltung, aber auch ihre Zuneigung zu mir und so fiel es mir nicht schwer, sie als Verbündete zu gewinnen.

Marion hatte mal ein blau-weiß gemustertes Tuch gefunden, das an den Ecken schon etwas ausgefranst war. Sie liebte dieses Tuch, drehte es zu einem Schlauch und wickelte es um ihren Hals, obwohl sie damit die Wutausbrüche ihres Vaters hervorrief. Er riss es ihr so manches Mal vom Hals. Sie aber trennte sich nicht von ihrem Lieblingsstück und nahm dafür jeden Angriff in Kauf. Ich bewunderte diese ersten Versuche zur Selbständigkeit.

Den Anblick von Gaby konnte Herbert genauso wenig ertragen, weil ihre Pullover alle ein bis zwei Nummern zu groß waren, wie es bei den jungen Mädchen in dieser Zeit modern war.

Aber es lag natürlich nicht am Tuch und auch nicht an den zu großen Pullovern, die sich Marion eines Tages von Gaby auslieh. Herbert störte alles und seine wütenden Blicke ließen sie aus der Wohnung flüchten. Um damit fertig zu werden, ertränkte Herbert immer häufiger seinen Kummer über die ungeratenen Kinder mit Alkohol.

»Kinder in die Welt zu setzen, war mein größter Fehler«, sagte er bei jeder Gelegenheit.

Schon bald fand er einen neuen Anlass, sich aufzuregen. Herbert duldete es nicht, dass sich Marion im Badezimmer einschloss.

»Wo sind wir denn hier?«, brüllte er los und kontrollierte von diesem Tag an, ob sie die Tür auch unverschlossen ließ. Er brauchte gerade dann ein Taschentuch, die dort im Regal lagen, wenn sie im Bad war.

»Lass das Mädchen in Ruhe«, schrie ich ihn an, als er von meinen Erklärungen nichts wissen wollte.

»Mädchen fangen irgendwann an, sich auch vor dem Vater zu schämen. Das ist eine ganz natürliche Entwicklung. Wenn du ein Taschentuch brauchst, dann hole es aus dem Vorratsschrank in der Küche.«

Aber nein, er holte die Taschentücher weiterhin aus dem Bad. Er ließ es erst sein, als ich total ausrastete und ihn als pervers bezeichnete.

Doris fragte mich eines Tages, ob Bernd jeden Tag nach Schulschluss zu uns kommen könnte. Ich war damit einverstanden und Herbert sagte nur: »Wenn es dir nichts ausmacht und er verschwunden ist, wenn ich nach Hause komme.«

Bernd kam also von da an jeden Tag nach der Schule zu uns. Er fühlte sich bei uns wohl, alles fand er toll. Wenn ich backte, wenn ich kochte, dass Michael eine Schwester hatte und vieles mehr. Er spielte vor Michaels Bett, zeigte, was er gerade machte, erzählte, was er dachte, und Michael sah still zu. Oft sackte er vor Müdigkeit in sein Bett zurück und Bernd kam zu mir in die Küche.

»Michael pennt schon wieder«, sagte er dann und ließ sich auf den Fußboden neben dem Herd nieder.

»Bernd, setz dich doch auf den Stuhl«, bot ich ihm an.

»Ich möchte ganz dicht neben dem Herd sitzen, darf ich das? Ich finde es so toll, wenn ich von hier aus zusehen kann, wie sie rumhantieren.«

Er war ein lieber, ganz ruhiger Junge, ein Stubenhocker, wie man so sagt, der mit einer Engelsgeduld an Michaels Krankenbett saß. In der Küche erzählte er mir, was er in der Schule und auf dem Schulhof erlebt hatte. Das Wichtigste erfuhr seine Mutter von mir, denn abends erzählte er kein Sterbenswörtchen mehr aus der Schule. Wenn Michael und Marion miteinander stritten, zog er sich genussvoll in eine Ecke zurück. Er strahlte dann ein wenig, wenn er zu mir kam.

»Das ist Musik in meinen Ohren«, grinste er und ging zurück zu den Streithähnen. Er liebte unser Familienleben.

Wenn er in Michaels Zimmer seine Hausaufgaben machte. sprach er seine Gedanken laut aus und las laut in seinem Buch. Wenn er spielte, sprach er dabei. Er redete und fragte und bekam kaum mal eine Antwort. Er spielte mit den Stofftieren und ahmte die Sprache der Tiere nach.

»Michael ist zu faul zum Reden«, tadelte der große Bär ihn brummend und auch die anderen waren der gleichen Meinung.

Bernd, dieser stille Junge, der früher kaum geredet hatte, war jetzt der Alleinunterhalter. Früher hatte er bei Michael kaum eine Chance, weil Michaels Mundwerk fast nie still stand.

Bernd war mir wirklich eine große Hilfe, wenn er sich so rührend um seinen Freund kümmerte.

Herbert kam einmal früher nach Hause, als Bernd noch bei uns war. Bernd wollte sich gleich verabschieden.

»Bleib doch noch, Bernd«, sagte er freundlich und Bernd brummelte nur »Klasse« und spielte weiter. Nun nahm er es mit der Zeit nicht mehr so genau, weil der Herr Kamper ja so nett war. Wenn Herbert jetzt nach Hause kam, ging er erst in Michaels Zimmer. Er begrüßte Bernd liebevoll und freundlich und strich ihm übers Haar.

»Na, Bernd, wie geht es dir?«

»Gut«, antwortete Bernd verlegen.

»Na, das ist ja fein.«

Ohne seinen Sohn eines Blickes zu würdigen, verließ er das Zimmer. Michael blickte zu mir, als wollte er mich mahnen. Sag nichts, bettelten seine Augen und ich schwieg, als wäre es so in Ordnung. Bernd wurden diese Situationen peinlich. Er hatte längst mitbekommen, dass wir immer auf irgendetwas Liebloses gefasst sein mussten.

Einige Tage später störte Herbert Bernds Anblick, er packte ihn im Genick und schmiss ihn raus. Nach der Schule am anderen Tag stand er wieder auf der Matte. Als ich etwas sagen wollte, winkte er nur ab. Er war schon klug, dieser kleine Mann mit seinen elf Jahren. Er ging wieder rechtzeitig nach Hause.

Michael ging es nach der Einnahme von den neuen Tabletten besser, aber wir machten keinen neuen Versuch, ihn in die Schule zu schicken. Er sollte das Schuljahr wiederholen. Sein Acetonämisches Erbrechen wiederholte sich immer wieder. Als er sich wieder einmal davon erholte und müde und hinfällig am Frühstückstisch saß, sprang Herbert entnervt auf und verließ das Esszimmer. Auf einem Tablett holte er sich dann seine Frühstücksutensilien und verschwand in der Küche. Marion atmete erleichtert auf. Herbert kam zurück, er hatte die Marmelade vergessen, ging wieder, kam zurück und holte noch eine Scheibe Brot, gleich darauf noch den Quark. Wir versuchten uns nicht darüber zu ärgern. Marion kümmerte sich stattdessen liebevoll um Michael. Sie legte ein Sofakissen auf die Sitzbank. Michael legte sich erschöpft darauf und griff dankbar nach Marions Hand. Sie streichelte ihn.

»Ist es gut so?«, Michael nickte nur leicht und schloss seine Augen.

Herbert sah seinen Sohn auf der Eckbank liegen, als er noch einen Blick ins Esszimmer warf, und wir hörten etwas von verrückten Weibern, die bald nicht mehr zu retten seien. Nur der Griff zur Schnapsflasche konnte ihn jetzt trösten.

Damals fing ich an, mich zu fragen, wie lange meine Tochter noch Achtung vor mir haben würde. Sie war 14 Jahre alt und würde sich immer wieder fragen, warum ich mir so viel gefallen ließ. Was sollte ich ihr nur antworten?

Es gab aber auch Zeiten, dann war Michael wieder der allerbeste Freund seines Vaters. Mit Handschlag und Schulterklopfen. Michael war dann glücklich. Sie spielten mit der Eisenbahn und manchmal gesellte sich auch Herr Cramer dazu.

»Ich halte es für dringend notwendig, dass du eine Kur machst«, sagte Herbert so besorgt wie schon lange nicht mehr.

»Du brauchst so viel Kraft und wir brauchen dich alle. Was soll ich nur ohne dich machen?« Er fing fast an zu weinen, als er weiter sprach.

»Ich habe immer Angst, dass du mich verlassen könntest.«

Seine Worte glitten an mir ab wie die vielen Erniedrigungen und Beschimpfungen der letzten Monate. Aber ich wusste auch, dass es richtig wäre, etwas für mich zu tun. Kraft würde ich neben diesem Mann noch sehr viel brauchen. So fragte ich nur, wie er sich das vorstelle. So schnell wie er die Idee hatte, so schnell hatte er alles erledigt, was dazu gehörte.

Ein Platz in der Kurklinik, eine Ferienwohnung am Bodensee für sich und die Kinder in den Osterferien, ein Telefonat bei der Krankenkasse. Ich brauchte nur noch die Koffer zu packen und noch einmal mit Michael in die Uniklinik zur Untersuchung zu fahren. Der Arzt fand unseren Plan gut, zumal die Tabletten, die

Michael im Moment einnahm, für ihn zwar gut verträglich waren, aber kein Medikament auf Dauer.

## *Angst nur Einbildung?*
### *1981*

Wir fuhren Richtung Süden. Herbert und die Kinder brachten mich zum Kurhaus in den Schwarzwald. Bevor sie weiterfuhren, nahmen wir in der Empfangshalle Abschied voneinander.

»Mach dir keine Sorgen um uns, Mama, ich passe auf Michael auf«, versprach Marion zum Abschied und umarmte mich.

»Ich habe dich so dolle lieb«, versicherte sie noch einmal »und ich dich auch«, sagte Michael und mochte mich gar nicht loslassen.

Herbert umarmte mich und gab mir einen Kuss. »Erhol dich gut, Tubbi. Ich liebe dich und ich möchte dich so wieder haben wie du bist.«

Michael strahlte, als er die Worte seines Vater hörte. Er freute sich immer wahnsinnig, wenn sein Papa lieb zu mir war. Marion, mein Mädchen, wirkte so vernünftig und oft schon so erwachsen. Sie verriet ihre Gedanken nicht.

»Passt schön auf euch auf«, sagte ich noch und gab den Kindern ein Küsschen. Es tat mir weh, als ich sie ins Auto steigen sah und sie abfuhren. Meine Sorge um Michael bedrückte mich sehr. Meine Erholung, die ich mir jetzt gönnen wollte, war hauptsächlich für ihn notwendig.

»Was für eine glückliche Familie«, sagte eine Frau hinter mir. Sie hatte uns beobachtet. Ich lächelte sie an, aber ein kleiner Stich ging mir bei diesen Worten durchs Herz.

Mein Zimmer mit Dusche, WC und Balkon gefiel mir, und als ich mich in den Sessel setzte, konnte ich es nicht begreifen, dass ich nun für vier lange Wochen nur für mich da sein sollte. Nach den Tränen, die ich um meine Kinder weinte, überfiel mich so etwas wie ein Glücksgefühl. Erholung, ja, ich will mich erholen. Ich muss mich erholen. Gedanken an Michael dämpften sofort wieder das Glücksgefühl.

Viel Neues kam auf mich zu und viele, viele Ängste, besonders bei den Mahlzeiten im Speisesaal.

Anschluss hatte ich sofort. Schon am ersten Abend gingen wir in einer Gruppe von acht Leuten tanzen. Ausgelassen und fröhlich tanzte ich nach den Rhythmen von ABBA, wie es wilder kaum ging. Ich lachte, dass mir die Tränen kamen. Doch ich wusste, dass ein verkehrtes Wort, ein trübsinniger Gedanke, eine Flut von ungeweinten Tränen ausgelöst hätte. Ich schluckte, als ich mir dieser Situation bewusst wurde. Aber schon riss mich mein flotter Tänzer aus meinen traurigen Gedanken. Meine neuen Bekannten wurden von meiner Fröhlichkeit angesteckt. Sie klatschten begeistert Beifall, als ich mich nach einem langen Tanz setzen musste. Ist das wohl herrlich in dieser Runde, dachte ich und schon schob sich Michaels blasses Gesicht dazwischen. Nein, jetzt nicht. Dieser Abend gehört mir. Jetzt bin ich hier, jetzt bin ich fröhlich. Jetzt lache ich. Jetzt tanze ich. Sonst gibt es nichts.

Unsere Gruppe unternahm in diesen vier Wochen Ausflüge, Wanderungen und manchmal kehrten wir zusammen in ein Weinlokal ein. Wir hatten viel Spaß miteinander, aber sie lernten auch meine andere Seite kennen.

Beim Gespräch mit der Ärztin war ich sehr offen. Sie gab mir das Gefühl, endlos lange Zeit für mich zu haben. Sie verschrieb mir Massagen, Gymnastik, Melissenbäder, Entspannungstherapie und auf meinen Wunsch Gespräche mit einem Psychologen. Als sie eine Gruppentherapie vorschlug, lehnte ich sofort ab, bevor sie die Frage ausgesprochen hatte.

»Warum denn nicht?«, fragte sie mich und alles verkrampfte sich in mir.

»Ich möchte nicht.«

»Ich halte es aber für sehr angebracht.«

Der Gedanke allein versetzte mich schon in Panik. Mit anderen Leuten zusammenzusitzen, sich nicht ablenken können. Damals bei der Lebenshilfe hätte ich es noch geschafft. Nein! Ich soll anderen gegenübersitzen, andere sitzen mir gegenüber, sehen mich an. Wie schrecklich. Mein Atem ging schneller! Oder ging er nur schneller, weil ich die Luft angehalten hatte? Meine Hände waren nassgeschwitzt. Und alles nur bei der bloßen Vorstellung. Dieser Situation sollte ich mich ausliefern? Freiwillig? Warum sollte ich mir so etwas Schreckliches antun, jetzt, wo ich mich erholen wollte. Natürlich möchte ich etwas gegen meine Angst unternehmen, aber nur im Einzelgespräch.

»Nun, wenn Sie es nicht wollen. Sie werden hier zu nichts gezwungen«, sagte die Ärztin verständnisvoll.

Drei Tage später saß ich Dr. Zirkau gegenüber und ich hoffte auf so etwas wie eine Wunderheilung, denn jetzt gehörte er mir für die nächsten Gespräche ganz allein. Da kam kein Herbert mit seinen Problemen dazwischen. Endlich ging es um mich, um mein Hauptproblem.

Meine Kindheit und Jugend wurden wieder kurz aufgerollt, dann fragte er plötzlich: »Mögen Sie sich leiden?«

»Nein«, sagte ich, ohne überlegen zu müssen.

»Warum nicht?«

Ich wusste keine Antwort.

In der nächsten Stunde überfiel er mich mit der Frage: »Finden Sie sich schön?« Irritiert sah ich ihn an.

»Nein.«

»Warum nicht?«

»Warum nicht?«, wiederholte er, nachdem er vergebens auf eine Antwort gewartet hatte.

»Ich weiß nicht.« Er verunsicherte mich mit seinen Fragen.

»Was schätzen Sie an sich?«

»Ich bin kameradschaftlich.«

»Weiter, und was noch?«

»Ich kann schweigen, wenn mir jemand etwas anvertraut.«

»Und was noch?«, fragte er weiter. Mir fiel nichts mehr ein.

Er ließ nicht locker, bis mir noch etwas Positives einfiel.

»Ich halte mich für taktvoll.«

Es entstand eine lange Pause.

»Finden Sie sich schön?«, fragte er noch einmal.

Ich schüttelte diesmal nur den Kopf.

»Warum nicht?«

»Man ist doch eingebildet, wenn man sich schön findet. Eingebildet sollte ich nicht sein.«

»Wer sagt das?«, fragte er.

»Meine Eltern.«

Seine Handfläche schlug auf den Schreibtisch und ich zuckte zusammen.

»Und Ihre Angst ist keine Einbildung?«

Seine Stimme war laut und eindringlich. Ich musste mit den Tränen kämpfen. Den Sinn dieser Worte begriff ich erst am nächsten Tag. Nach dieser Stunde war ich verzweifelt, enttäuscht, dann wütend. Statt mir zu helfen, machte er mich fertig. Das ist doch keine Hilfe. An diesem Tag war ich kaum mehr ansprechbar und ich entschloss mich, nicht mehr zu Dr. Zirkau zu gehen.

Aber seine eindringlichen Worte verfolgten mich auf Schritt und Tritt und irgendwann verstand ich, was er mir klarmachen wollte. Zwei Tage später saß ich ihm wieder gegenüber und das dann regelmäßig jeden zweiten Tag. Traurig, enttäuscht, verzweifelt, aber auch aufs äußerste empört, ja zornig war ich in diesen Sitzungen. Wenn ich dann ab und zu kampflos, ja hilflos in mich zusammensackte, sorgte Dr. Zirkau dafür, dass ich mich voller Stolz aufrichtete. Wie Hammerschläge dröhnten seine Feststellungen, seine Anweisungen, seine Verhaltensmaßregeln, seine Ratschläge in meinen Ohren und setzten sich in meinem Hirn fest.

»Alles ist Einbildung. Wenn ich Angst habe, so ist es Einbildung, aber eine negative Einbildung. Ich will positiv denken. Also rede ich mir ein, dass ich schön bin. Ich mag mich leiden, ich finde mich begehrenswert. Ich bin von mir überzeugt, wenn ich eingebildet bin. Angst heißt Flucht, Feigheit. Angst ist fehlgesteuertes Denken. Alles hängt von meinen Gedanken ab. Und die Gedanken kann ich steuern durch mein Denken. Alles Glück ist nur positives Denken. Ich muss mich selber mögen, dann mögen mich die anderen.

Nicht hoffen, nicht abwarten, bei den anderen hofft man vergebens. Ich muss glauben, wollen, fordern. In mir selbst den Erfolg suchen.

Lieben heißt abhängig sein, aufeinander angewiesen sein. Immer nur zu sagen, ich brauche dich, ohne dich mag ich nicht sein, genügt nicht. Unsere Gedanken leiten uns. Wenn ich will, dass er mich liebt, muss ich es fordern. Ich muss ihn verliebt in mich machen, indem ich mich selbst liebe.«

Und wieder ging es in den meisten Gesprächen um die Eheprobleme. Ich wollte sie hier nicht bearbeiten, aber im Gespräch mit Dr. Zirkau vergaß ich meinen

Vorsatz und fühlte mich schon wieder als Versager, weil er mir gerade eingebläut hatte, ich muss wollen, ich muss fordern. Mein Blut spürte ich durch den Körper rasen. Mein Gesicht brannte vor Erregung und Unsicherheit, als er weiter auf mich einredete.

»Hass, Neid, Eifersucht und Wut Ihres Mannes auf Sie sind Ausdruck für seine Wut auf sich selbst oder auf seine Mutter, die ihn geprägt hat. Niemand darf glücklicher sein als er selbst, genauso ist sein Denken. Die Schranke, die er vor sich und Ihrem gemeinsamen Glück hält, diese Schranke, die seine Mutter vor ihm aufgebaut hat, sie soll nicht nur ab und zu hochgelassen werden, sie soll zertrümmert werden. Sie müssen sie zertrümmern!

Die Wut Ihres Mannes kann ein Vorspiel sein, ein fehlgesteuertes Vorspiel. Er hat Angst, sich abhängig zu machen. Liebe macht aber abhängig. Denken Sie daran, dass auch er nur den Wunsch nach Liebe hat. Nur den Wunsch nach Liebe. Seine Wut ist nur eine Tarnkappe.«

Abermals verließ ich wie betäubt das Sprechzimmer von Dr. Zirkau und zweifelte mal wieder an meinem Verstand. Ich fragte mich, als ich wieder klar denken konnte, ob ich mir mit diesen Gesprächen einen Gefallen tat.

Natürlich, viel später erst erkannte ich das. Alles, was für mich zunächst so unbarmherzig und knallhart klang, verstand ich irgendwann. Wie hätte der gute Dr. Zirkau im Schnellverfahren einer Kur mit diesen wenigen Gesprächen auch vorgehen sollen? Verständnisvoll? Rücksichtsvoll? Vorsichtig? Auf diese Art hätte er mir nicht helfen können. Ich brauchte lange dazu, um das zu erkennen.

In den Tagen meiner Kur empfand ich die Gespräche als äußerst brutal. Aufgebracht und bis ins Innerste aufgewühlt brauchte ich viele Stunden, um mich einigermaßen zu beruhigen, und zu meiner Freude schaffte ich es bei den Wanderungen in der wunderschönen Landschaft, meine Gedanken zu steuern, um mich an dem Schönen, was sich mir bot, zu erfreuen. Wie reich ich mich trotz allem fühlte, wenn ich die Briefe meiner Kinder las, die mich mit Liebe überschütteten. An den Zeilen Marions erkannte ich, dass sie nur unser Geheimnis waren, denn sie schrieb mir beruhigende Worte über das Verhalten ihres Vaters. Sie lachten und hatten Spaß miteinander und nahmen Rücksicht auf Michaels ständige Nebenwirkungen der Medikamente, die sich aber nach wie vor im Rahmen hielten.

Warm wurde mir ums Herz, wenn ich an meine beiden Süßen dachte. Mut, Zuversicht und ein starker Wille durchströmten mich. Meinen Kopf trug ich sehr hoch an diesem Tag. Ich will! Ich will kämpfen. Ich mag mich leiden. Ja, ich mag mich.

Drei Tage vor der Abreise bekam ich am Frühstückstisch einen Panikanfall und zitterte am ganzen Körper. Meine Tischnachbarn brachten mich in mein Zimmer. Ich war total daneben und zitterte auch am Mittagstisch schon wieder wie Espenlaub. Ich konnte meine Suppe nicht essen und auch mein Weinen nicht mehr zurückhalten.

»Was hat sie denn«, fragten Umstehende.

»Es geht wieder heimwärts«, hörte ich Maria, meine Tischnachbarin, sagen.

Maria kam aus Trier. Wir hatten während unserer Freizeit viel gemeinsam unternommen. Schreikrämpfe hätte ich bei diesen Worten kriegen können, mich aber schüttelte ein endlos stilles Weinen.

Ich wurde zur Ärztin gebracht. Sie redete beruhigend auf mich ein. Ich weinte und konnte nichts sagen. Entweder schüttelte ich den Kopf oder ich nickte.

Sie konnte mich nicht beruhigen.

»Ich wünsche Ihnen viel Kraft«, sagte sie am nächsten Tag, beim letzten Gespräch. Mitfühlend sah sie mich an.

Wie viele Menschen mich im Laufe der Jahre mitfühlend angesehen haben, darüber wundere ich mich eigentlich. Oft spielte ich in Gedanken die andere Person, die zuhörte. Ich hörte mir zu, wie ich meine Probleme, Ängste und Sorgen in Worte fasste. Ich sah diese Frau keinesfalls mitfühlend an. Streng sah ich sie an. »Geh«, sagte ich zu dieser Frau. »Nimm deine Kinder und geh!« »Wie denn? Wohin denn?«, fragte sie mich und ich antwortete: »Egal wohin, beende nur dieses Leben. Es ist doch gar kein Leben. Du sagst es doch selber.« Der Gedankengang war unterbrochen, als sie fragte: »Was soll ich mit meinem Jungen machen?« Ich wusste keine Antwort. Sie hat ja recht, diese Frau braucht den Ernährer wegen des Kindes. Sie kann sich keine Arbeit suchen, noch nicht. Aber ich forschte weiter. »Und vorher? Was war vorher? Warum bist du nicht vorher gegangen?«, fragte ich ärgerlich und ungeduldig. »Du hattest schon damals Grund genug zu gehen. Du warst feige. Feige warst du«, versuchte ich sie fertig zu machen. »Aber eigentlich war es doch ganz gut, dass ich nicht gegangen bin. Weißt du, ich hätte immer geglaubt, der Junge ist krank geworden, weil ich ihm seinen Vater genommen habe. Und wo hätte ich ihn lassen sollen, wenn er krank geworden wäre?«

Ich beendete dieses Gespräch mit dieser anstrengenden Frau. »Na gut«, sagte ich nur noch, »aber Mitgefühl kannst du nicht von mir erwarten.«

Albern kommen mir all diese Entschuldigungen jetzt vor, diese Existenzängste, die mich damals plagten, die unnötigen Sorgen, wie ich die Miete bezahlen sollte, wie ich den Lebensunterhalt bestreiten sollte. Wer wusste denn damals etwas von den staatlichen Unterstützungen wie Wohngeld oder Sozialhilfe? Ich nicht. Heute, wo die Kassen der Ämter geplündert sind, da weiß ich, dass ich damals auch Anspruch auf Hilfe unseres Staates gehabt hätte.

Herbert und Michael holten mich ab.

»Endlich, endlich habe ich dich wieder«, sagte Herbert, umarmte und drückte mich. Nach einem Kuss gab er mich frei. Da strahlte mich mein Junge an. Ach, wie ich ihn liebte. Er hatte sich ein wenig erholt. Er sah nicht mehr ganz so blass aus. Und wie er sich freuen konnte!

Noch ein kurzer Blick in die Halle. Ein wehmütiger Blick auf die Klinik. Einige unbeschwerte Tage hatte ich hier verlebt. Sie waren vorbei. Es war schön.

Ich musste lachen, Michael hatte seine Puschen an.

»Wir haben heute früh vergessen, Schuhe anzuziehen. Wir waren so aufgeregt.«

Herbert lachte auch und Michael lachte mit. Wie herrlich, wir lachten! Wie menschlich sich Herbert zeigte. Einfach die Schuhe vergessen und Herbert konnte darüber lachen. Auf der Rückreise hatten wir viel zu erzählen. Michael schlief bald ein.

Zu Hause wurde ich wie eine Königin mit Essen, einem Glas Wein, einem Rosenstrauß und kleinen Geschenken empfangen. Drei Gesichter strahlten. Bevor ich mit Marion ein paar Worte wechseln konnte, bevor ich überhaupt durch die Wohnung gehen konnte, wie es wohl jeder gern macht, wenn er von einer Reise zurückkommt, ergriff Herbert das Kommando.

»Setz dich jetzt ins Wohnzimmer und gönne dir ein paar Tage Ruhe. Hier hast du eine Wolldecke, die kannst du dir über die Beine legen. Ich bringe dir noch etwas zu trinken. Du darfst uns doch nicht verdursten. Komm, Tubbi.«

Er schob mich in den Sessel und ich fühlte mich überrumpelt und leistete nicht den geringsten Widerstand.

Die Kinder kamen hinterher und sahen zu.

»So Kinder, nun lasst eure Mutter zufrieden. Sie soll es doch gut bei uns haben oder? Lasst die Mama schön im Wohnzimmer sitzen und ihr geht in eure Zimmer. Aber leise, denkt immer daran, dass eure Mama Ruhe braucht. Nun geht«, forderte er sie noch einmal auf, als sie mir einen hilflosen Blick zuwarfen. Herbert zupfte noch einmal an der Wolldecke und glaubte, etwas überaus Gutes zu tun, und ich wusste, dass es den ersten Streit geben würde, wenn ich mich widersetzen würde. Ich wollte keinen Streit. Ich sah zur Tür und sah die Kinder im Flur stehen. An den Gesichtern konnte ich ablesen, wie viel sie mir zu erzählen hatten. Michael war schon einiges los geworden, Marion aber hatte noch keine Chance. Und ich? Sollte ich mich auflehnen, wo ich doch gerade erst nach Hause gekommen war? Sollte ich Herbert erklären, wie unnormal ich es fand, hier wie eine Kranke im Sessel zu sitzen, wo ich doch wusste, dass die Kinder meine Nähe suchten und mir zeigen wollten, wie sie sich freuten, dass ich wieder da war?

Herbert kam aus der Küche und schob die Kinder in eines ihrer Zimmer, sah kurz zu mir rein und ging zurück in die Küche, wo er mit dem Geschirr klapperte. Und schon wieder sah ich die großen, dunklen Augen meiner Kinder durch die Türspalte.

»Ihr sollt in eure Zimmer gehen.«

Herbert war schon wieder voll in seinem Element. Wache schieben, kontrollieren. In mir arbeitete es auf Hochtouren. Was mache ich jetzt? Ich erinnerte mich an Dr. Zirkaus Worte. Ich muss ihn verliebt in mich machen! Also gut, bleibe ich sitzen. Lieben heißt, abhängig sein. Ich bin jetzt abhängig. Ich muss mich lieben, dann lieben mich auch die anderen. Verdammt noch mal, so wie ich hier sitze, mag ich mich nicht. Ich sitze hier wie eine alte Frau! Ich warf die Decke zur Seite, stand auf und ging zielsicher in Marions Zimmer. Ich muss mich mögen, jetzt mochte ich mich.

Ich nahm Marion in den Arm und Michael war sofort mit an meiner Seite. Aber Herbert auch.

»Du sollst dich doch ausruhen.«

Mein Herz pochte schon wieder vor Angst. Ganz locker versuchte ich zu erklären:

»Ich war so lange weg, ich möchte durch die Räume gehen, ich halte es im Sessel nicht aus.«

»Wenn ich es schon mal gut mit dir meine. Da seid ihr dran Schuld, merkt euch das. Ihr alleine seid Schuld, wenn eure Mutter krank wird.« Seine Worte klangen vorwurfsvoll.

Er ging aus dem Raum und machte laut die Tür hinter sich zu. Der Haussegen hing schon wieder schief. Und nun?

Wenig später war ich wieder oben auf. Ich hielt mich fest an Sätzen wie: Wenn er Wut hat, meint er nicht mich, er meint sich selber. Ich muss die Schranke niederreißen. Ich will kämpfen. Ich will, ich will kämpfen.

Nur wenige Wochen später wollten wir Marions Konfirmation feiern. Auch zu diesem Anlass luden wir Schwiegermutter nicht zu uns ein. Herbert erkannte selbst, dass sie uns nur pure Feindschaft entgegenbringen würde. Sein Verhältnis zu ihr war mir noch immer unbegreiflich, weil die Hass-Liebe nach wie vor ihre Beziehung bestimmte und von beiden Seiten sorgsam gepflegt wurde. Erst vor kurzem war er wieder einmal zum »Sterbebett« seiner Mutter gerufen worden, und als er dort ankam, saß sie vor dem Fernseher. Empört kam Herbert zurück und seine Prophezeiung, dass die Ehe seiner Schwester durch die täglichen Besuche seiner Mutter außerordentlich belastet würde, bestätigte sich. »Renate greift schon am Vormittag zur Flasche und Norbert kommt gegen die vielen Tränen nicht an und trinkt abends eine halbe Kiste Bier«, sagte er entsetzt. Herbert war nach diesem Besuch für einige Tage überaus liebevoll zu uns.

Nun brauchten wir ihren Besuch nicht zu fürchten. Wir wollten nur zu viert feiern, aber es sollte eine besonders schöne Feier werden, plante Herbert und schäumte mal wieder über vor Glück und Stolz.

»Das bin ich meiner Familie schuldig. Ihr wisst gar nicht, wie sehr ich euch liebe.«

Er bestellte in einem netten Lokal einen Tisch und ein ganz tolles Essen.

»Eine Familienplatte mit vielen verschiedenen Gemüsesorten. Und Kroketten dazu, hörst du, Michael? Die magst du doch auch so gerne. Blumen werden auf dem Tisch stehen und natürlich werden auch Kerzen brennen. Marion, alles für deinen großen Tag. Du wirst sehen, wie schön es wird.« Herbert strahlte und schwärmte. Er wiederholte alles und war von dieser Idee so begeistert, dass er sie noch einmal wiederholte. Ich fand die Idee auch fabelhaft, wirklich. Einmal etwas ganz anderes.

»Marion«, schwärmte Herbert weiter, »an diesen wunderschönen Tag sollst du immer denken. Das will ich damit erreichen und ich will dir zeigen, wie lieb ich dich habe. Euch alle. Ich werde euch zeigen, wie viel ihr mir bedeutet. Was habe ich für eine liebe Familie, wie glücklich ich mich schätzen muss, dass ich euch habe.«

Michael, der arme Kerl, reagierte als Einziger. Er lachte von einem Ohr bis zum anderen. Wie stolz er auf seinen Papa war. Er stand vor ihm und schaute zu ihm auf. Marions Gesicht war undurchdringlich und ihre Augen verrieten nur ein besonnenes »mal sehen«.

»Wie stolz ich auf dich bin, Marion. So eine große Tochter habe ich schon! Wie eine Dame wirst du aussehen in deinem neuen Kleid. Meine Güte, meine Tochter.«

Vormittags war die Konfirmation und anschließend öffnete Marion die Briefe und Päckchen. In einem Blumenstrauß waren Fünfmarkstücke versteckt. Sie suchte sie, wickelte sie aus und legte sie in die Schale zu den Geldscheinen, die sich in den Briefen befanden. Dann gingen wir ins Restaurant. Es war alles so, wie es Herbert erzählt hatte. Aber er strahlte nicht mehr wie vorher. Als Marion die Briefe geöffnet hatte, war irgendetwas mit ihm passiert. Er wurde ungeduldig, sein Gesichts bekam einen gereizten Zug, seine stechenden Augen, die in solchen Momenten schwarz wurden, warnten mich und es kostete mich Kraft, ihn mit einem Glas Wein abzulenken. Ich wusste, dass er am liebsten die Briefe geöffnet hätte, und wie sehr er sich beherrschen musste, um es nicht zu tun. Nur beim Geldzählen war er schneller und ließ es sich nicht nehmen. Marion war beleidigt. Mit Grund, meinte ich. Aber sie beherrschte sich. Herbert aber auch.

Wir prosteten uns zu. Herbert und ich mit einem Glas Wein, die Kinder mit Saft. Michael hatte nicht den erhofften Appetit, den wir uns bei so einem tollen Essen gewünscht hätten. Das Gesicht seines Vaters war gereizt. Wir aßen, aber die Atmosphäre war weder glücklich noch locker. Ich gab mir die größte Mühe, dass es nicht so steif zuging, erzählte etwas Lustiges, dass sich die Gesichter der Kinder erhellten. Froh darüber, dass mir das gelungen war, sah ich zu Herbert hinüber. Er hielt mit dem Essen inne, sah mir einen Moment voll ins Gesicht, aber wenn ich geglaubt hätte, er würde jetzt etwas Nettes sagen, ein Kompliment vielleicht, da sah ich mich getäuscht. Dabei fand ich mich an diesem Tag wirklich toll in meinem schicken Jackenkleid und dem hübschen Chiffontuch, das ich mir locker um die Schultern gelegt hatte.

»Was bist du bloß für eine dumme Kuh«, sagte Herbert, und das an diesem Tag, der doch für Marion unvergesslich bleiben sollte. Was mir da für ein Hass entgegenkam! Ich wäre am liebsten aufgesprungen und hinausgelaufen, aber ich blieb sitzen und sah zu den Kindern. Ich hatte die vage Hoffnung, dass sie es nicht gehört hatten. Sie hatten aber, Herbert hatte diese Worte ja laut und deutlich von sich gegeben. Bleib ruhig sitzen, befahl ich mir und fasste nach Marions Hand, weil ich damit rechnen musste, dass sie aufsprang. Wir versuchten noch, einen Bissen runterzuwürgen, aber vergeblich. Dann aßen wir nur noch den Nachtisch. Keiner sprach noch ein Wort. Wie abgesprochen standen Herbert und ich zur gleichen Zeit auf. Er ging zum Tresen, um zu bezahlen, und ich wartete nicht auf ihn, sondern ging schon mit den Kindern voraus nach Hause. Marion ging sofort in ihr Zimmer, zog sich die alte Jeanshose an und verließ die Wohnung. Michael blieb in seinem Zimmer und ich saß mal wieder wie betäubt in unserem Esszimmer und war kaum fähig, klar zu denken.

Ich hörte Herbert fluchen und schon stand er vor mir.

»Deine Tochter ist weg und das Geld ist weg«, brüllte er mich an.

»Es ist doch ihr Geld«, antwortete ich ganz ruhig und mit einer Gleichgültigkeit, als ginge mich das überhaupt nichts an. Herbert aber rannte in Marions Zimmer zurück und schrie:

»Diese Schlampe, eingeschlossen hat sie es. Die soll was erleben.« Wütend rüttelte er an der Schreibtischlade. Entschlossen stand ich nun doch auf, blieb aber in der offen Tür stehen und sah, wie Herbert die Schublade mit Gewalt aufbrach und das Geld an sich nahm. Ob er hoffte, dass ich ihn nun ansprang, um ihm das Geld zu entreißen, so wie ich es früher getan hätte? Aber mit meiner Gleichgültigkeit hatte er mit Sicherheit nicht gerechnet. Ich setzte mich in Michaels Zimmer und machte die Tür hinter mir zu. Was hätte ich auch für eine Chance gehabt, wenn ich wild auf ihn losgegangen wäre. Am Boden hätte ich mich wiedergefunden mit schmerzenden, blauen Flecken. Jetzt nicht mehr, das nicht mehr. Eigentlich war ich noch nicht einmal so sehr enttäuscht. Wenn Herbert etwas besonders Tolles wollte, misslang ihm das. Er überforderte sich förmlich bei der Planung des guten Vorhabens. War es so weit, war er nicht mehr Herr der Lage, ließ sich aber auch nicht helfen. Marion hatte ein unsichtbares Schutzschild um sich aufgebaut, aber Michael traf es wieder mit aller Härte. Sein Glaube an seinen Vater wurde wieder einmal schwer erschüttert. Um ihn abzulenken, spielte ich mit ihm Schach. Immer wieder kam Herbert zu uns rein. Wir sahen gar nicht auf.

Abends legte er das Geld zurück, aber ohne Marion zu fragen, wechselte er die zwanzig Fünfmarkstücke in einen Schein.

Ich sah ein, dass der Kampf aussichtslos war. Obwohl ich mich nach der Kur gestärkt fühlte, wusste ich trotzdem nicht, wie ich die besagte Schranke niederreißen sollte. Ich konnte nichts lenken, ich hatte nichts zu sagen. Wie sollte ich etwas ändern? Viele Worte von Dr. Zirkau hielt ich für unangebracht, aber Worte, die nur für mich bestimmt waren, mischte ich mit denen von Dr. Bernhard und suchte mir die aus, die mir in meiner Situation hilfreich erschienen. Sätze, die ich bei Dr. Henninger gelernt hatte, redete ich mir wieder ein, aber es gab trotzdem immer Momente, in denen ich hätte zusammenbrechen können. Doch oft reagierte ich auf Herberts Beleidigungen nicht mehr. Unberührt, aufrecht und stolz überhörte ich seine Angriffe. Er wird sich oft über mich gewundert haben. Hatte ich die Kraft, so zu reagieren, war ich stolz auf mich, weil ich mich unter Kontrolle hatte. Das gab mir wiederum Kraft, so weiter zu machen. Ich weinte nur noch selten und ließ mich fallen, wenn Herbert bei der Arbeit und die Kinder in der Schule waren. Irgendwann rutschte ich wieder ab. Herbert war stärker.

Als ich verzweifelt und am Ende mit meinen Nerven war, mischte ich eines Sonntagmorgens eine Schlaftablette in den Frühstücksquark. Seit er bemerkt hatte, dass die Kinder diesen Quark gerne aßen, löffelte er ihn vor ihren Augen weg, egal wie viel ich auf den Tisch stellte. Alles versuchte er, um mich aus der Reserve zu locken. Er nahm die unterste Scheibe Aufschnitt und schob die anderen zur Seite, er wollte das unterste Stück Fleisch und die anderen Stücke fielen auch schon mal neben den Teller auf die Tischdecke. Ich ärgerte mich maßlos, sagte mir aber, dass sein Verhalten primitiv sei. Ich verachtete ihn, aber auch mich, dass ich ihm die Gelegenheit dazu gab.

Ich schärfte den Kindern ein, den Quark nicht anzurühren, oder sich nur an der Seite zu bedienen, wo das Muster im Schälchen war. Wir setzten uns an den Tisch und ich merkte an Herberts Schritt, an seinen Bewegungen, an der Art, wie er sich setzte, wie er zum Messer griff und wie er sich das Brot auf den Teller legte oder schmiss, in welcher Laune er war. Mein Herz raste, meine Hände zitterten, aber ich setzte mich durch, als ich zu Michael sagte, dass er sich sein Brot alleine streichen solle, denn sein Vater fand, dass er es noch immer zu umständlich machte.

»Er lernt es nie, wenn er es nicht selber machen darf«, sagte ich.

Herbert trank einen Schluck Kaffee, dann nahm er seinen Löffel und leerte das Quarkschälchen. Sein triumphierender Blick von einem Kind zum anderen löste sonst Ekel in mir aus. An diesem Morgen nicht.

Ist das ein Widerspruch! Ich hasste es, wenn ich von Herbert beobachtet wurde, ich hasste es, wenn er die Kinder mit seinen bohrenden Blicken verunsicherte. Wir drei taten nun nichts anderes. Wir beobachteten jede Regung, jede Mimik, jede Bewegung von ihm, überwachten jeden Schritt, den er machte, mit heimlichen, versteckten Blicken, um festzustellen, ob wir uns ein wenig sicher fühlen konnten, um uns gegenseitig beizustehen, um uns vor einem Angriff zu schützen oder auf ihn vorbereitet zu sein. Es fielen ein paar Bemerkungen, die reichen würden, um aus braven Kindern widerspenstige oder jähzornige werden zu lassen. Ich wollte mir den Tag nicht ausmalen, an dem sie sich wehren würden. Ich wollte es nicht erleben und doch wünschte ich mir sehnlichst selbstsichere Kinder, die sich nicht nur duckten.

Herbert ging ins Wohnzimmer, saß still im Sessel, dann legte er sich auf Sofa und schlief ein paar Stunden. Die Schlaftablette hatte gewirkt.

Ich fühlte mich als Sieger.

Müde war er auch noch am späten Nachmittag.

»Ich habe wohl eine Erkältung in den Knochen«, meinte er und fragte, ob ich ihm die Haare schneiden würde.

Er saß im Badezimmer auf einem Hocker. Die Kinder durften sich ins Wohnzimmer auf den Teppich setzen und Dick und Doof im Fernsehen ansehen. Ich hörte sie lachen und schon sprang Herbert auf und rannte zu den beiden. Er machte den Fernseher aus und die Kinder mussten zur Strafe jeder ins eigene Zimmer gehen.

»Was haben sie denn gemacht?«, fragte ich.

»Frag nicht so dumm, du hast es doch selber gehört.«

»Ich habe sie lachen hören.«

»Das reicht doch wohl. Die sollen nicht so albern sein«, war seine Antwort.

»Die Sendung ist doch lustig, da kann man doch lachen.«

»Ich will es aber nicht. Basta, aus!« Sein Ton wurde schon wieder barsch.

»Bei dir muss man einen Antrag stellen, wann und ob gelacht werden darf«, konnte ich mir nicht verkneifen zu sagen und mir fiel die Silvesterfeier mit seiner Mutter ein, wo er auch nicht lachen sollte. Und die anderen Begebenheiten bei Norbert und Renate, als seine Mutter ihn für bekloppt erklärte, weil er lachte.

Ich war nicht viel besser. Wie oft wurde ich nervös, wenn die Kinder mal kicherten. Alles verkrampfte sich in mir und ich versuchte, sie abzulenken. Ich erntete einen verständnislosen Blick von Marion, die mein Ablenkungsmanöver durchschaute. Es war nur gut, dass nach zwei Wochenendtagen fünf Wochentage folgten.

## *Hilfe von Freunden*
### *1981/82*

Bei Doris war schon lange mein Zufluchtsort. Jetzt, wo Michael nicht mehr so oft im Bett liegen musste, nahm ich ihn am Arm und zog ihn aus der Wohnung, wenn es zu Hause nicht auszuhalten war und Marion auch schon bei den Nachbarn untergetaucht war. Doris fragte wenig, meistens gar nicht. Sie war so einfühlsam, dass ich mich in ihrer Gegenwart verstanden fühlte. Niemals gab sie mir Ratschläge. Wahrscheinlich hielt sie mich für intelligent genug und nahm an, dass ich längst alles ausprobiert hatte. Ich wusste aus Gesprächen mit ihr, dass sie Männer hasste, die ihre Frauen beherrschen wollten. Aber sie schimpfte niemals auf Herbert. Sie hetzte mich nie auf. Damit half sie mir mehr, als sie ahnte, denn wenn ich nach Hause zurückging, war ich etwas ruhiger.

Ich saß vor ihr wie ein Häufchen Elend, als ich ihr erzählte:

»Mit einer Schlaftablette habe ich ihn müde gemacht und so hatten wir endlich mal einen ruhigen Sonntag. Ich mache es aber nicht noch einmal. Ich will die Kinder da nicht hineinziehen. Und dann muss ich ja auch befürchten, sie könnten doch von der verkehrten Seite essen. Gibt es nicht ein Medikament in Tropfenform? Geschmacklos müsste es sein.«

»Nein, da kann ich dir nicht helfen. Das musst du verstehen«, antwortete sie.

»Bitte Doris«, bat ich.

Sie sah mich durchdringend an »Und wenn etwas passiert, Lilo?«

»Es passiert nichts, ich gehe vorsichtig damit um. Ich gebe lieber etwas weniger als zu viel. Er soll nur ruhiger werden. Ich werde mich doch nicht unglücklich machen, damit tue ich meinen Kindern keinen Gefallen. Nein, umbringen will ich ihn nicht, Doris.«

Nachdenklich schlürfte sie an ihrem Tee, dann nahm sie einen Kugelschreiber und schrieb an den Rand einer Zeitung ein Wort. Sie stand auf und ging aus dem Raum. Ich nahm die Zeitung, riss das Stückchen Papier mit dem Wort heraus und schob es in die Tasche. Ich ging von dort direkt in die Apotheke und bekam die Tropfen. Das Rezept sollte ich nachreichen. Mein Arzt verschrieb mir das Medikament, ohne nachzufragen.

Schon am nächsten Sonntag träufelte ich Herbert von den Tropfen in das Bier, das er sich gleich nach dem Frühstück einschüttete. Wieder ein Frühstück, auf das ich gerne verzichtet hätte.

»Hol mir noch ein paar Flaschen Bier aus dem Kiosk«, sagte er zu Michael. Der Junge schlenderte los, wusste aber gleichzeitig, dass er weder sich noch seiner Schwester noch mir einen Gefallen damit tat.

Aber das Bier, das er geholt hatte, wurde an diesem Tag nicht mehr getrunken. Herbert war zu müde, als Michael zurückkam. Er schlief nicht, saß aber den lieben, langen Tag faul in seinem Sessel. Es gab kein Geschrei beim Mittagessen, kein Genörgel beim Spielen, keinen Aufstand, als wir uns anzogen, um ein wenig rauszugehen, kein Gemeckere und keine Beleidigungen, als wir wiederkamen, und auch am Abend blieb alles still. Eine Wohltat? Ja, an diesem ersten Tag wohl, als ich ihm die Tropfen gab. Nach dem nächsten Mal fand ich keine Erleichterung.

Es ist keine Lösung. Wenn du es nicht mit ihm aushältst, musst du gehen.

Die Tropfen gab ich ihm nur noch einmal, dann ließ ich es sein.

Hellhörig wurde ich, als Herbert immer wieder eine Familie Brenner erwähnte. »Sie sind so nett und erkundigen sich oft nach den Kindern, besonders nach Michaels Gesundheitszustand fragen sie. Selbst haben sie keine Kinder, trotzdem sind sie interessiert oder vielleicht gerade deshalb. Ich weiß es nicht. Ich weiß nur, dass sie sehr nett sind«, erzählte mir Herbert eines Abends.

Damals war ich in einer Verfassung, in der ich jeden Menschen, der Herbert eventuell beeinflussen konnte, angesprochen hätte. Überall, wo ich verständnisvolle Menschen vermutete, erhoffte ich Hilfe. Ich hielt mich schon für ein bisschen überdreht, aber in den vielen Jahren, in denen ich mit niemanden darüber gesprochen hatte, war ich auch nicht weitergekommen. Zwar sagte mir mein Verstand, wenn nicht einmal ein Dr. Bernhard helfen konnte und auch keine Eheberatung, wie soll es da ein Laie schaffen, Herbert zu beeinflussen. Aber was konnte ich noch verkehrt machen? Erst einmal wollte ich nur erreichen, dass Herbert verständnisvoller mit seinem Sohn umging.

Als ich bei Brenners anrief, meldete sich Frau Brenner.

»Mein Mann, erzählt so viel von Ihnen«, sagte ich einleitend.

»Ja, wir mögen Ihren Mann sehr gerne, er erzählt so lieb von Ihnen und Ihren Kindern.«

»Ja, tut er das?«

»Wie geht es Ihrem Jungen?«

»Mal ist er hinfällig, häufig sehr müde. Aber es war schon schlimmer«, berichtete ich.

»Es ist nicht einfach für Sie«, meinte sie verständnisvoll.

»Deshalb rufe ich bei Ihnen an. Ich bitte Sie um Hilfe.«

»Ja, was ist denn?«, fragte sie vorsichtig.

»Mein Mann hat so wenig Verständnis für den Kleinen, vielleicht könnten Sie ihn beeinflussen? Ich weiß, dass er Sie sehr schätzt.«

»Und wie stellen Sie sich das vor?«

»Würden Sie uns besuchen?«, fragte ich mutig.

»Ja, natürlich«, erwiderte sie spontan.

»Da müsste ich meinen Mann erst einmal dazu bringen, dass er Sie einlädt.«

»Ach, das ist einfach. Wir sprechen so oft miteinander. Wir laden uns selber ein«, schlug sie mir vor.

»Aber mein Mann darf keine Ahnung davon haben, dass ich bei Ihnen angerufen habe.«

»Sie können ganz unbesorgt sein. Ich war Sozialarbeiterin, ich weiß, wie ich mit diesen Problemen umzugehen habe. Ich werde schon die richtigen Worte finden. Aber jetzt lernen wir uns erst einmal kennen.«

»Danke, ich danke Ihnen.«

Herr und Frau Brenner kamen schon am folgenden Samstag am frühen Abend, denn sie wollten auch gleich Marion und Michael kennen lernen. Dieses Ehepaar war mir auf Anhieb sympathisch. Warmherzig und sehr taktvoll meisterte Frau Brenner ihre Rolle als meine Verbündete. Herbert schöpfte keinerlei Verdacht, obwohl sie eindringlich über die Probleme im Umgang mit kranken Kindern sprach.

Herbert war ein paar Tage wie ausgewechselt. Michael war wieder sein allerbester Freund.

»Freunde lassen sich nie im Stich«, klärte er seinen Sohn auf. »Du kannst dich immer auf mich verlassen.«

Michael war glücklich und ich hoffte, dass Herbert sich einige Zeit an seine Worte erinnern würde.

Am Montag rief Frau Brenner an:

»Wir mögen Ihren Mann wirklich sehr. Wir waren misstrauisch, bevor wir zu Ihnen kamen, das müssen Sie verstehen, aber nun glauben wir Ihnen. Wenn Sie Probleme haben, bitte, rufen Sie uns an. Wir werden jederzeit für Sie da sein.«

»Danke, Frau Brenner.«

Ich hätte weinen können, so gerührt war ich.

Wie konnte ich damals ahnen, wie oft ich noch dort anrufen würde. Manchmal besuchte sie mich am Vormittag, wenn ich alleine war. Ich erzählte ihr von unserer verkorksten Ehe. Herbert hat nie etwas von diesen Gesprächen erfahren. Helfen konnte sie uns nicht, aber sie gab mir Trost und Beistand und riet mir zur Trennung.

Michael nutzte seine neuen Chancen bei seinem Vater voll aus. Raffiniert zog er ihn in ein Männergespräch, bevor sein Papa sich mit Marion anlegen konnte. Er seifte ihm den Rücken ein, wenn sein Papa in der Badewanne lag, er zog ihn zu der Eisenbahnanlage und sie spielten zusammen. Er lockte seinen Papa aus der Wohnung, indem er vorschlug, eine Fahrradtour zu unternehmen oder einen Hobbyladen aufzusuchen. Ich hörte Michael lachen und sein Blick zu mir sprach Bände. Er beeilte sich beim Schuhe anziehen, warf sich die Jacke über und draußen waren sie. Mir war, als hätte der kleine Kerl für uns Frauen die Verantwortung übernommen. Zwei oder sogar drei Wochen hatte Michael einen verständnisvollen

Vater, dann wurde er zurückgestoßen und alles war wie immer.

Meine zur Schau gestellte Überlegenheit und Ruhe waren Herbert wohl ein Dorn im Auge. Die kleinsten Anlässe benutzte er, um mir zu zeigen, wer im Hause das Sagen hatte. Las ich in der Zeitung, sprach er mich immer wieder an. Wenn ich ihm ruhig Antwort gab, ging er aus dem Zimmer. Kam er zurück, fragte er wieder etwas. Gelassen antwortete ich. Wollte er noch etwas wissen, bekam er eine Antwort und ich war froh, dass ich ruhig geblieben war. Eines Tages las ich gerade intensiv in der Zeitung, jedenfalls versuchte ich es und für Herbert musste es auch so ausgesehen haben.

Bleib ruhig, ganz ruhig, du hast deine Arbeit erledigt, du wirst jetzt ruhig lesen. Ganz ruhig bleiben.

Herbert fragte belanglose Sachen, es grenzte schon an Dummheit. Ich antwortete trotzdem.

Bleib ruhig. Ich fühle mich geborgen bei mir selbst. Ruhe.

Herbert stand vor mir. Ich fühlte seinen Blick auf mir. Ich wartete auf die nächste Frage, aber ihm schien keine mehr einzufallen. Ich sah auf und sah ein Gesicht, in dem es vor Wut kochte. Im selben Augenblick riss er mir die Zeitung aus der Hand, zerriss sie zur Hälfte und noch einmal und ließ die Fetzen zu Boden fallen. Ich stand auf und verließ das Zimmer. Es kostete mich wahnsinnig viel Kraft, ruhig zu bleiben, ein Schluchzen zu unterdrücken. Hätte ich mich gewehrt, er hätte mich doch nur geschlagen oder der Streit hätte meine Kräfte aufgezehrt. Ich fühlte mich so ohnmächtig. In seinen Augen war ich es nicht einmal wert, eine Zeitung lesen. Ich durfte nicht darüber nachdenken, sonst wäre ich doch noch wie das heulende Elend zusammengebrochen. Diese Genugtuung gönnte ich Herbert nicht. Aufrecht stand ich im Bad vor dem Spiegel und hielt stumme Zwiesprache mit meinem Spiegelbild.

Du musst gehen, wenn du es nicht mehr aushältst. Geh doch endlich.

Ein anderes Mal sah ich fern. Nichts Besonderes, ich hatte den Fernseher einfach mal eingeschaltet, weil Herbert an seinem Wagen beschäftigt war. Er kam ins Wohnzimmer und schon am Gesichtsausdruck erkannte ich, dass es ihm nicht passte. Aber ich war schon so weit, dass ich keine Angst mehr hatte, den Fernseher anzumachen. Unwohl war mir, sehr sogar, aber ich zeigte es ihm nicht. Herbert fragte etwas, ich antwortete. Er wollte noch etwas wissen, ich antwortete wieder, sah aber weiter zum Fernseher. Herbert holte einen Ordner aus dem Schrank und stellte sich genau zwischen Sofa und Fernseher, damit ich das Bild nicht sehen konnte. Ob er glaubte, ich würde jetzt etwas sagen? Ich kannte ihn viel zu gut. Ich griff wie gelangweilt nach meiner Handarbeit, die neben mir lag und beschäftigte mich damit. Herbert fand in seinem Ordner nicht, was er gesucht hatte. Er drehte sich um und machte den Fernseher aus, stellte den Ordner in den Schrank und ging wieder nach draußen. Fünf Minuten später war er wieder da, sah kurz ins Wohnzimmer und war schon wieder verschwunden.

Was hatte Dr. Bernhard mal zu ihm gesagt?

»Sie müssen Ihre Frau zu sich hochheben, hochziehen müssen Sie sie und festhalten. Sie sind doch Ihr Mann. Ihre Frau muss sich von Ihnen getragen fühlen, Sie schenken ihr damit Geborgenheit.«

Waren das nur schöne Worte! Wunderschöne Worte! Ich hatte stattdessen das Gefühl, als würde Herbert seine Handflächen mit aller Kraft auf meinen Kopf legen und mich niederdrücken.

Doris erzählte mir von einer Hellseherin. Mir ging das Gespräch danach nicht mehr aus dem Kopf und Remagen war nicht weit entfernt. Ich rief an und bat um einen Termin. Einige Tage später saß ich in einem Hotel und wartete auf meinen Termin. Gegenüber vom Hotel lag ihr Haus an einem Hang. Ich sah sie zum ersten Mal, als sie ihre Hunde durch den Warteraum in den Garten führte. Eine ältere, kleine, schwarzhaarige Frau. Als ich in ihr Zimmer gerufen wurde, stand sie in der Tür und sah mich mit durchdringenden Augen an.

»Kommen Sie rein und nehmen Sie an diesem Tisch Platz.«

Sie zeigte auf einen Stuhl und drehte mir den Rücken zu, ging ans Fenster und zog die Vorhänge ein wenig auf.

»Sie haben ausgelitten, Sie haben es bald überstanden«, sagte sie. Dann drehte sie sich zu mir um, setzte sich mir gegenüber ans andere Tischende und sah mich an.

»Ich werde jetzt alles sagen, was ich sehe. Ich sehe keinen Ablauf vor mir, wie in einem Film, sondern nur Bruchteile von Bildern, die ich dann zusammenfüge. Ich werde kurz nachfragen, ob es stimmt, wegen der Zeit, verstehen Sie? Sie haben gesehen, wie viele Leute draußen warten. Viele haben eine weite Anreise gehabt.

Ihr Leidensweg ist bald beendet. Ihr Mann ist krank, sehr krank. Noch in diesem Jahr sehe ich ihn im Krankenhaus. Sie haben zwei Kinder, ein Mädchen sehe ich und einen Jungen. Stimmt das?«

»Ja«, antwortete ich.

»Ihr Mann ist sehr krank. Ich sehe Geschwister. Ein Bruder macht sich große Sorgen um Sie, ganz große Sorgen. Kann das stimmen?«, fragte sie.

»Nein«, sagte ich, »eine Schwester könnte sich sorgen.«

»Ja, die sehe ich auch. Aber ich sehe den Bruder. Er sorgt sich sehr, ja, sehr große Sorgen macht er sich«, wiederholte sie sich.

»Ich sehe eine schöne Wohnung, eine gepflegte Wohnung und ein wunderbares, harmonisches Familienleben. Die Tür geht auf. Die Kinder krümmen sich vor Schmerzen, seelischen Schmerzen, sie durchleben Qualen. In der Tür steht der Vater. Er droht.

Aber er ist sehr krank. Ihre Kinder sehe ich am Boden liegen. Sie krümmen sich vor Schmerzen. Verstehen Sie? Sie haben Schmerzen, seelische Schmerzen. Ich sehe, dass er mit Ihnen macht, was er will. Sie sollten zum Anwalt gehen. Ja, gehen Sie unbedingt zu einem Anwalt. Ich sehe keine Scheidung, nein, ich sehe keine, aber gehen Sie zu einem Anwalt. Ich sehe Ihren Jungen zusammenbrechen, ich sehe nicht wo. Er ist krank. Er ist krank. Stimmt das?«

»Ja«, sagte ich.

»Eine Nervenkrankheit. Stimmt es?«

»Ja.«

»Ich sehe nicht genau, wo er zusammenbricht. Eine Straße ist es nicht, eine große Halle könnte es sein. Doch, ich sehe Räder. Ja, Räder sehe ich, aber ich kann nicht erkennen, ob es wirklich eine Straße ist. Kaufen Sie Ihrem Sohn eine SOS-Kette. Ich sehe ein großes Wasser. Ein ganz großes. Fahren Sie im Urlaub ans Wasser?«, fragte sie.

»Vielleicht an die Nord- oder Ostsee, ja.«

»Nein, das Wasser, das ich sehe, liegt im Süden.«

»Vielleicht fahren wir an den Bodensee «, sagte ich darauf.

»Nein, es liegt südlicher, das Mittelmeer wird es sein.«

»Da fahren wir mit Sicherheit nicht hin«, antwortete ich überzeugt.

»Es liegt auch westlicher. Komisch. Der Atlantik ist es auch nicht, nein. Es ist auch nicht das Mittelmeer. Aber ich sehe ein ganz großes Wasser. Ganz verschwommen. Ein ganz großes Wasser. Mehr kann ich nicht dazu sagen. Das finde ich aber komisch. Ganz verschwommen sehe ich es. Ihr Sohn leidet entsetzlich. Ich sehe, wie er leidet.

Aber gehen Sie zu einem Anwalt, hören Sie? Ich sehe immer noch keine Scheidung, aber Ihnen wird es bald besser gehen. Wenn wir mehr Zeit hätten, würde ich vielleicht die Scheidung sehen. Sie werden immer ein gutes Verhältnis zu Ihren Kindern behalten.

Sie brauchen sich auch keine Sorgen um sie zu machen, sie gehen einen guten Weg. Ich sehe schon wieder das Wasser. Komisch finde ich das, ganz verschwommen sehe ich das. Die Kinder krümmen sich vor Schmerzen. Gehen Sie zum Anwalt. Ihnen geht es bald besser.«

Damit war ich entlassen.

Nun musst du nur in Ruhe abwarten, sagte ich mir, aber zeitweise war ich mit meinen Nerven wieder am Ende. Wir hatten wieder ein Wochenende vor uns und Herbert brachte uns nur pure Feindschaft entgegen. Wie viel Verzweiflung brachten die vielen Stunden am Wochenende, Verzweiflung und Einsamkeit, die nicht in Worte zu fassen sind.

An einem Novembertag ging ich durch die Straßen der Altstadt und Michael ging als Beschützer mit einem Regenschirm an meiner Seite.

»Mama, wenn dir einer wehtut, den schlage ich zusammen«, sagte er und hielt drohend den Schirm hoch.

Süß ist mein Sohn, aber anlächeln konnte ich ihn nicht. Es war schon fast dunkel, so brauchte ich nicht unbedingt Theater zu spielen. Meine Blicke streiften an den Hausfassaden entlang. Ich sehnte mich so nach Ruhe, Wärme und Geborgenheit in einem freundlichen Zuhause. Überall wo ich entlangging, suchte ich nach einer Wohnung ohne Licht und ohne Gardinen. Eine leere Wohnung für mich und die Kinder, danach sehnte ich mich, an nichts anderes konnte ich bei den Spaziergängen in der Dunkelheit denken. Ich war froh, dass ich bei der Wahrsagerin gewesen war. Noch in diesem Jahr sah sie meinen Mann im Krankenhaus, »er ist schwer krank«, hatte sie gesagt. Ich erhoffte eine grundsätzliche Wendung in meinem entsetzlichen Leben.

Ich hielt Zwiesprache mit Gott bei diesen Spaziergängen. Ich betete und bat um Kraft.

Unerwartet sagte sich Besuch an und ich freute mich sehr darauf. Franz, mein Bruder aus der Tschechoslowakei wollte nach Deutschland kommen und nacheinander alle Geschwister besuchen. Zu uns kam er am Ende seiner Deutschlandreise. Bei der Goldenen Hochzeit meiner Eltern hatte ich ihn das erste Mal gesehen, aber kaum ein Wort mit ihm gewechselt. Nun sollte ich ihn mit meinen 44 Jahren kennen lernen.

Mein Herz machte einen Freudensprung, als Bruder Franz mich in die Arme schloss. Er erzählte von seiner Kindheit, von seiner Jugend und von dem Leben nach dem Krieg in einem fremden Land.

»Ach, Lilo, was mir deine Briefe damals an der Front bedeutet und gegeben haben, das kannst du gar nicht ahnen. Die kleinen Kreise, diese vielen Küsschen von dir. Sie gingen reihum. Alle meine Kameraden wollten deine Briefe sehen. Als kleinen Trost, verstehst du? Es war ein Gruß aus der Heimat. Wir waren alle still, wenn deine Briefe von einem zum anderen gereicht wurden.«

Was dieser Mann für eine Ruhe ausstrahlte mit seinem vornehmen, zurückhaltenden Wesen. Und ich wusste doch, wie schwer die Zeit nach dem Krieg für ihn gewesen war. Er sprach nie darüber, dass er nach Kriegsende von den Tschechen abtransportiert worden war, er und alle Deutschen. Sie sollten erschossen werden. Franz gelang mit einem Kameraden die Flucht auf Leben und Tod. Um größere Chancen zu haben, nicht entdeckt zu werden, trennte er sich von seinem Freund. Seine junge Frau, eine Tschechin versteckte ihn, sie mauerte ihn förmlich ein. Oft fand bei ihr eine Hausdurchsuchung statt, aber das Verlies im Keller fand man nicht. Acht Monate Todesangst mussten sie durchstehen. Aber der Leidensweg in dem fremden Land war damit noch lange nicht beendet. Franz blieb dort, denn er liebte diese Frau. Und sie war es auch gewesen, die meiner Schwester Eva seine Geschichte erzählt hatte. Die Tage mit Franz waren gemütlich und harmonisch, wie in einer Bilderbuchfamilie. Nicht der leichteste Schatten fiel auf diese Stunden, denn auch die beiden Männer verstanden sich gut.

Am Tag der Abreise gingen Franz und ich Arm in Arm spazieren. Franz sprach von der Liebe.

»Liebe ist doch das Wichtigste, das Schönste, was es gibt. Liebe gibt Wärme, Liebe schenkt Geborgenheit. Ja, Lilo, da gibst du mir doch Recht?«

Übermütig drückte er meinen Arm und lachte mich von der Seite her an.

Ein kräftiger Windstoß wirbelte Staub auf, ließ uns die Arme schützend vors Gesicht legen und ersparte mir die Antwort. Was hätte ich auch antworten sollen. Sollte ich ihm sagen, dass Liebe mir viel Enttäuschung und Kummer gebracht hatte? Ich schwieg. Ich wusste nicht, wie viel meine Schwester Eva ihm von früher erzählt hatte. Wie es mir in den letzten Jahren ergangen war, das wusste sie nicht. Wenn ich auf ihre Fragen »Wie geht es dir?« ehrlich antworten wollte, blockte sie das Gespräch sofort ab. Auf eine vorsichtige Andeutung reagierte sie abwehrend, als ob sie mich nicht ernst nahm. Ich fühlte mich so verletzt, dass ich dann äußerst empfindlich reagierte und mich sofort in mein Schneckenhaus zurückzog. Aus der Entfernung hätte sie mir ja auch gar nicht helfen können.

Wir verlebten noch einen wunderschönen Tag mit Franz. Ich wünschte, diese Stunden würden ewig andauern. Meinen Bruder hatten wir alle richtig lieb gewonnen. Am Abend brachten wir ihn zum Bahnhof.

»Bleibt schön brav«, sagte er zu Marion und Michael.

»Passt schön auf euch auf«, waren seine letzten Worte. Bevor er in den Zug stieg, umarmte er Herbert und mich innig und fest.

Er hatte eine lange Reise vor sich. Erst am nächsten Abend wäre er zu Hause gewesen. Er kam nicht mehr an. Beim Umsteigen, eine halbe Stunde vor seinem Ziel, brach er auf dem Bahnhof zusammen. Er war tot.

Ich kam mit den Kindern von Inge, als mir Herbert die Nachricht mitteilte. Es traf mich wie ein Keulenschlag. Herbert machte das Abendbrot.

»Nehmt Rücksicht auf eure Mama, seht doch wie traurig sie ist. Es ist aber auch furchtbar. Vorgestern um diese Zeit war er noch hier bei uns. Es ist so furchtbar für die Mama. Da hat sie ihren Bruder gerade kennen gelernt und verliert ihn schon wieder. Das ist wirklich schrecklich, was da passiert ist. Seid schön rücksichtsvoll und leise und esst anständig.«

Marion machte eine Bewegung, als wollte sie mich in den Arm nehmen und trösten.

»Ich habe doch gesagt, dass ihr eure Mama in Ruhe lassen sollt. Da redet man und redet man, und was machst du, Marion?«

»Nun lass es doch gut sein, sie hat doch gar nichts getan«, meinte ich.

»Das ist doch wohl das Letzte. Da will ich dich in Schutz nehmen und dann bist du so undankbar«, fauchte er mich an.

»Nein, ich danke dir, es war lieb, dass du das Abendbrot gemacht hast. Nun lass uns einfach in Ruhe essen«, bat ich Herbert.

Ich konnte nichts essen. Ich musste immer an Franz denken und ich hatte nicht mitgekriegt, was Michael gerade gemacht hatte. Herbert sprang plötzlich auf, schnappte Michael am Genick und zog ihn aus dem Esszimmer. Dabei kippte Herbert sein Glas um.

»Verdammte Blagen«, schimpfte er und mit seiner Beherrschung war es vorbei, als ich auch noch vorwurfsvoll sagte:

»Und das nennst du Rücksicht nehmen? Du weißt nicht, was du sagst und was du tust.«

Von einer Sekunde zur anderen war ich alles: eine Schlampe, eine Nutte, ein Miststück, ein Stück Dreck, eine Hure und nervenkrank.

Nach diesem plötzlichen Ausbruch saß ich wie betäubt auf meinem Stuhl und nahm kaum wahr, dass mich Marion in ihr Zimmer zog und mich mit einer Decke zudeckte, wofür sie von ihrem Vater reichlich mit ausfallenden Schimpfworten überschüttet wurde. Herbert trank daraufhin Bier und Schnaps und Schnaps und Bier. Demonstrativ kam er in Marions Zimmer und trank sein Glas leer, damit wir es auch mitbekamen. Immer wieder kam er mit Bierflasche und Glas, dann mit einer Kornflasche und Schnapsglas. Eine Situation war das, dass ich glaubte, ich erlebte einen Albtraum. Auch nach weiteren Beleidigungen blieb ich still liegen und dachte nur: Lieber Franz, ich bleibe ganz still, du bist es mir wert, dass ich still bleibe und um dich trauere.

Herbert rief bei Eva an. Sie aber war nach dieser Nachricht vom Tode ihres geliebten Bruders nicht ansprechbar. Sie war mit ihm zusammen aufgewachsen und Franz war vier lange Wochen bei ihr gewesen. Nun telefonierte Herbert mit ihrem Mann Hans. Ich hörte Herbert schimpfen, brüllen und schreien. Zwischendurch stand er mit dem Telefon in der Hand auf und überzeugte sich, dass die Tür zu unserem Zimmer offen stand. Immer wieder öffnete er sie, wenn Marion sie leise geschlossen hatte. Aber seine Worte waren auch bei geschlossenen Türen nicht zu überhören. Er erzählte meinem Schwager, wie oft er in den Puff gehe und was für tolle Bienen und Miezekatzen ihn dort massierten und verwöhnten. Wie gut sie es könnten.

»Ha, da gehe ich oft hin, da ist was im Gange, da geht die Post ab, Hans, das sage ich dir. Da kannst du was erleben, die geilen einen auf.«

Er spielte sich auf, überzeugte sich, dass die Tür offen stand, stieß sie mit dem Fuß noch weiter auf. Er wiederholte alles, brüllte ins Telefon und prahlte mit seiner Mannesstärke. Nach jedem Satz folgte ein höhnisches Lachen. Ein betrunkenes Lachen.

Marion saß an ihrem Schreibtisch. Still und zusammengesunken musste sie sich die Worte ihres Vaters anhören. Michael war allein in seinem Zimmer und war dort dem Ausbruch seines Vaters ausgeliefert. Ich hätte zu ihm gehen können. Ich rührte mich nicht. Ich mochte mich nicht einmal zur Seite drehen. Nicht einmal meinen Kopf von links nach rechts drehen.

Dieses rücksichtslose Schwein, dachte ich, als das Telefongespräch kein Ende nahm. Als er es beendete, stand er grinsend vor mir, schaukelte, suchte nach Halt, dann torkelte er ins Schlafzimmer und es war still.

Wie erstarrt war ich an den nächsten Tagen. Mir fielen die Vorwürfe nach Mamas Tod ein und die Erniedrigungen, als Papa starb.

Schwester Eva wusste nun etwas mit meinen Andeutungen anzufangen. Voller Sorge sagte sie beim nächsten Telefongespräch: »Mein Gott, Lilo, das habe ich doch nie und nimmer geahnt.«

Bis zu den Weihnachtstagen waren die Wochen entsetzlich. Herbert hatte für keinen von uns einen freundlichen Blick, böse Worte wechselten mit eisigem Schweigen ab. Michael machte mir wegen seiner Krankheit wieder Sorgen, Marion wurde in der Schule schlechter und schwänzte dort einige Male. Sie hielt sich viel bei Gaby auf. Vorfreude auf die Feiertage konnte da nicht aufkommen. Eines aber hatte mir die Wahrsagerin genommen: eine Angst, die mich in den letzten Monaten gequält hatte, die Angst, dass ich mich einmal nicht unter Kontrolle haben könnte, wenn mich Herbert mit Beleidigungen bombardierte und mich nicht aus dem Raum ließ.

Als er mir einmal nach so einem Ausbruch in der Küche den Rücken zuwandte, hatte ich das Bedürfnis, ihm das große Messer, das ich gerade in der Hand hielt, in den Rücken zu stoßen. Als er den Raum verlassen hatte, flehte mich Marion an:

»Mama, Mama, bitte tu es nicht! Bitte! Dann verlieren wir dich auch noch.«

Sie hatte meine Gedanken erraten.

Auch die Weihnachtseinkäufe fielen in diesem Jahr rar aus. Seit ich damals im Frauenhaus Zuflucht gesucht hatte, teilte Herbert mir das Geld genau zu. Vorher war er immer großzügig gewesen. Ich hatte kaufen können, was ich für angebracht hielt.

»Sie haben bald ausgelitten«, rief ich mir die Worte der Wahrsagerin ins Gedächtnis. Sie wird alles richtig gesehen haben. Sie hatte sogar Franz gesehen, als noch keiner wusste, dass er uns besuchen würde.

Wiederholt hatte sie von einem Bruder gesprochen, der sich Sorgen um mich machte. Große Sorgen und ich konnte mich nur zu gut daran erinnern, wie eigenartig sie mich dabei angesehen hatte. Ich musste nur noch Geduld haben. Im neuen Jahr würde ich zum Anwalt gehen, tröstete ich mich.

Die Spur eines im Ansatz mühsam erkämpften Selbstbewusstseins war verloren gegangen. Ich war so unglücklich, dass ich es kaum bemerkte. Ich wartete nur noch auf die letzten Tage des Jahres.

Den Tannenbaum hatten wir wie in den letzten Jahren in Marions Zimmer aufgestellt. Der Raum war sehr groß, hier stand außer dem Schreibtisch nur noch ein ausziehbarer Tisch. Deshalb wurde dieser Raum als Weihnachtszimmer eingerichtet, und weil die Kinder im Wohnzimmer nichts vom Tannenbaum gehabt hätten. Herbert wäre bei jeder Bewegung der Kinder in Panik geraten.

Beim Auspacken der Geschenke war es wie immer.

»Pass doch auf, langsam, langsamer, Michael. Pass ein bisschen mit der Schere auf, schneide dich nicht! Langsamer, und jetzt seht mal zum Baum, ich fotografiere euch jetzt. Marion mach doch mal ein freundliches Gesicht! Marion, lach doch mal! So, nun packt eure Geschenke weiter aus und legt das Papier schön zusammen, so wie eure Mama das immer macht. Michael, pass auf! Hörst du?«

Er redete und ermahnte, bekam Durst und ging ins Wohnzimmer. Aufatmen. Das war ja glimpflich abgelaufen.

Später setzte ich mich mit den Kindern an den Tisch, um das neue Spiel auszuprobieren. Es fing gerade an, auch mir Spaß zu machen. Herbert ließ uns in Frieden und ich wurde ruhiger. Was wollte ich noch mehr? Plötzlich ging die Tür auf, Herbert sah kurz ins Zimmer, machte die Deckenbeleuchtung aus, ging wieder hinaus und machte die Tür hinter sich zu.

»Mach das Licht wieder an, Marion, so ist es zu dunkel zum Spielen«, sagte ich nichtsahnend. Sie tat es und wir spielten weiter. Die Tür ging wieder auf, das Licht wurde wieder ausgeschaltet. Raus, Tür zu.

Ich stand auf und machte das Licht wieder an. Kaum hatte ich mich hingesetzt, da flog die Tür schon wieder auf und Herbert machte erneut das Licht aus.

»Lass doch bitte das Licht an. Ich kann die kleine Schrift auf dem Spiel sonst nicht erkennen«, bat ich und stand mit diesen Worten auf, um es wieder anzumachen. Herbert suchte offensichtlich Streit, trotzdem wollte ich mich durchsetzen. Er konnte sich doch nicht alles erlauben. Ich hatte doch auch ein Recht. Wie stand ich denn vor den Kindern da, wenn ich nicht einmal Licht anschalten durfte, wenn ich es wollte?

»Ich warne euch! Wagt nicht noch einmal, das Licht anzuschalten!«

Seine Stimme war laut und gereizt.

»Die Tannenbaumbeleuchtung reicht aber nicht aus, deshalb möchte ich, dass das große Licht brennt«, sagte ich jetzt in bestimmtem Ton.

Breit und drohend stand er in der Tür und schrie:

»Das interessiert mich einen feuchten Dreck, das Licht bleibt aus!«

Ich sah in sein gerötetes, wutverzerrtes Gesicht. Trotzdem machte ich den Versuch, das Licht anzuknipsen. Da packte Herbert mich an den Armen, stieß mich zurück, schraubte die Glühbirne aus der Fassung und knallte sie gegen die Wand.

»Glaube ja nicht, du kannst jetzt aus einem anderen Raum eine Glühbirne holen. Ich drehe alle raus und knalle sie genau wie diese gegen die Wand.«

Er war außer sich und ich wusste, ich musste still sein, ich hatte keine andere Wahl.

Du musst ruhig sein, sagte ich mir, ganz ruhig, denke an die Worte der Wahrsagerin. Du musst an die Worte glauben. Sie sah ihn im Krankenhaus, sie hat eine Krankheit gesehen. Es wird schon stimmen, sie hat auch andere Dinge erkannt. Oder sah sie das Krankenhaus nur, weil Herbert sich vorige Woche, auch nach einem heftigen Streit, in die Hand geschnitten hatte und dann ins Krankenhaus gefahren war, weil die Wunde genäht werden musste? Aber sie sprach von einer Krankheit. Wie absurd es mir vorkam, darauf zu warten. Auf eine Krankheit zu warten, so als wäre es meine Erlösung. Herbert war krank, da gab es überhaupt keinen Zweifel. Ein gesunder Mensch hat keine so unkontrollierten Tobsuchtsanfälle. Und ich? Was war mit mir, wenn ich noch lauter zurückschrie, mich verteidigen wollte, wild ausflippte vor Verzweiflung, wenn Herbert triumphierend vor mir stand und mich anschrie: »Du bist krank, du bist nicht ganz dicht da oben«, und mit seinen Fingerknöchel auf meinen Kopf hämmerte?

Ich schlug vor Wut seine Hände von meiner Stirn weg.

»Da, da! Siehst du, wie krank du bist?«, beleidigte er mich weiter und ich schluchzte.

Ja, so war es vor Jahren. Es ist das letzte Weihnachtsfest mit ihm. Niemals wieder! Ich darf es den Kindern nicht antun. Niemals wieder, nie, nie wieder ein Weihnachtsfest! Ich verspreche es euch, dachte ich, aber laut sagte ich es nicht.

Am ersten Feiertag ließ Herbert uns alleine frühstücken. Er stand erst auf, als wir fertig waren. Mein Herz schlug trotzdem wie wild, als ich seine Schritte hörte, und ich spielte einen kurzen Moment mit dem Gedanken, ihm doch noch einmal ein paar Tropfen Beruhigungsmittel zu geben. Nein nicht, lass es sein. Wenn du es nicht aushältst, musst du gehen. Zum wievielten Male sagte ich mir das schon?

Herbert hielt sich stundenlang im Wohnzimmer auf und ich betrat es nicht. Als es schon dunkel wurde, kam er zu uns und fing an zu reden:

»Ich weiß nicht, warum ich das getan habe, es tut mir so leid. Ihr ward so lieb und habt so schön gespielt. Ich konnte den Anblick nicht ertragen. Nicht einmal ein Spiel gönne ich euch am Heiligen Abend. Heute Abend möchte ich mit euch spielen. Wir gehören doch zusammen. Ich hab euch doch lieb, auch wenn ihr mir das nicht glaubt. Bitte, verzeiht mir noch ein einziges Mal. Ich sehe doch ein, wie verkehrt ich euch behandle. Ich hab euch wirklich lieb«. Ganz zerknirscht stand Herbert vor uns.

Keiner antwortete. Abends spielte er mit den Kindern, ich blätterte in einem neuen Lexikon. Wenn die drei sich gegenseitig rauswarfen, sah ich kurz auf. Wäre es doch immer so friedlich.

Außer der Tannenbaumbeleuchtung brannte auch das Deckenlicht.

»Ich kann nicht einmal bei diesem Licht die winzige Schrift erkennen. Marion, mach doch bitte noch deine Schreibtischlampe an. Ja, so ist es besser. Was bin ich doch für ein Idiot«, stellte Herbert fest und schüttelte über so viel eigene Dummheit den Kopf.

Michael kicherte leise und was Herbert sonst zur Weißglut gebrachte hätte, tat ihm in diesem Moment gut. Einer hatte ihm mit seinem Kichern verziehen.

Doch als die Kinder als Wiedergutmachung anschließend fernsehen durften und nebeneinander in einem Sessel saßen, war Herbert aus irgendeinem Grund auf achtzig.

»Michael, steh auf und geh raus!«

Michael stand auf und wusste nicht, was er getan hatte. Fragend sah er seinen Vater an.

»Warum denn?«

»Warum denn, warum denn?«, äffte Herbert ihn nach.

»Sieh doch mal, wie du aussiehst.«

Ich sah nichts. Er war schon gewaschen und hatte über seinen Schlafanzug den Bademantel angezogen. Michael sah an sich runter, und weil er nichts sah, war sein Vater auf neunzig.

»Binde deinen Gürtel zu, wie sich das gehört.«

Ach, das war es, was ihn störte. Michael griff zum Bindegürtel und wollte ihn zubinden.

»Geh in den Flur und mach es dort. So etwas macht man nicht im Wohnzimmer.«

Michael ging raus. Im selben Augenblick sprang Marion aus dem Sessel. Sie hatte das Interesse an dem Fernsehprogramm verloren. Nun durfte Michael auch nicht mehr ins Wohnzimmer.

»Da hast du es. Deine verzogenen, ungeratenen Kinder.«

Ich blieb sitzen, ich wollte ihn nicht noch mehr reizen.

Das Jahr ging zu Ende. Es stellte sich keine Veränderung ein. Als Herbert auch am letzten Tag des Jahres rumkommandierte und tobte, wünschte ich, die Hellseherin würde recht behalten und Herbert würde schwer krank werden.

Wir wünschten uns nicht einmal ein frohes Neues Jahr.

Nach dem vergeblichen Hoffen auf eine Veränderung brach ich förmlich zusammen. Im Haushalt erledigte ich nur noch die nötigsten Arbeiten, hatte aber Hilfe von Marion und ihrer Freundin Gaby. Halt fand ich auch bei Michael und Bernd.

Bevor Herbert nach Hause kam, aßen die Kinder schon ihr Abendbrot. Sie machten sich ihre Schnitten alleine in der Küche fertig und stellten den Teller ins Esszimmer. Dann wurde noch etwas zu trinken geholt, so konnten sie in Ruhe essen. Jede Minute ohne Herbert war für uns so kostbar. Wir haben darüber nie ein Wort verloren, aber wir mussten wohl alle drei die gleichen Gefühle und Empfindungen haben.

Einmal kam Herbert früher nach Hause und regte sich über das Gerenne von der Küche zum Esszimmer und wieder zurück furchtbar auf.

»Solche Sitten dulde ich nicht in meiner Wohnung. Bei euch tickt es wohl nicht richtig im Kopf.«

Unbeholfen und mit eingezogenem Kopf standen die Kinder in der Küche und hielten ihre Becher und die Kanne mit dem fertig angerührten Kakao in den Händen.

»So eine Schnapsidee kann nur von eurer geisteskranken Mutter kommen. Euch müsste man in einen Sack stecken und darauf schlagen, ich würde immer den Richtigen treffen«, hörte ich ihn fluchen, als ich zur Jacke und zu meiner Einkaufstasche griff. Im Treppenhaus holten mich die Kinder ein. Beide mit ihrem Anorak im Arm. Stillschweigend gingen wir durch die Straßen und dann ins Geschäft. Ich mochte es, wenn die Kinder dabei waren.

Sie lenkten mich von meiner Angst ab, von der Enge im Geschäft, von der Enge zwischen den Regalen. Sie lenkten mich ab, wenn wir in der Schlange vor der Kasse standen. Zeitweise war dieses »In-der-Schlange-Stehen« am aller schlimmsten. Aber ständig übte ich, die Einkäufe ohne Angst zu überstehen. Wenn ich selbst in die Regale greifen konnte, ging es noch, musste ich aber am Käsestand, beim Metzger oder beim Brotstand meine Wünsche äußern, dann stand die Angst groß und gewaltig, ja gefährlich und bedrohlich neben mir – hinter mir. Ich konnte sie nicht sehen, aber fühlen. Nein, ich hatte keine Angst. Die Angst hatte mich. Sie packte mich hart und fest, sie schüttelte mich, sie raubte mir das Denken, sie drohte mich zu ersticken. Sie machte mich wahnsinnig.

Ein Anruf aus der Schule. Marions Schulnoten sanken gewaltig. Sie machte oft keine Hausaufgaben, sie fehlte oft in der Schule. Ich redete auf Marion ein, doch vernünftig zu sein, aber sie sah mich nur mit ihren großen, dunkelbraunen Augen verständnislos an. Ich überprüfte ihre Hausaufgaben und merkte, dass ich damit absolut überfordert war. Ich bat ein etwas älteres Mädchen aus der Nachbarschaft um Hilfe. Sie übten die Mathematikaufgaben, Marion begriff sie und versagte bei den Klassenarbeiten aufs Neue. Beim Elternsprechtag erfuhr ich, dass Marion sich niemals meldete, und wenn sie aufgerufen wurde, sah sie die Lehrer nur an und schwieg.

Außerdem war Michaels EEG wieder miserabel, er musste daraufhin noch mehr Tabletten nehmen. Kaum hatte er das Versäumte in der Schule aufgeholt, so musste er schon wieder zu Hause bleiben. Müde und schlapp, von den Tabletten benommen, wurde er in seiner Klasse zum Prügelknaben, den man bei jeder Gelegenheit boxte und schuppste. Er flehte mich förmlich an, bei den Lehrern nichts davon zu erwähnen.

»Damit machst du alles nur noch schlimmer«, meinte er müde.

An der Bushaltestelle hatte er meistens von Gaby und ihren Klassenkameradinnen Beistand. Trotzdem machte ich mir große Sorgen, denn Michaels Gleichgewicht geriet schon bei der kleinsten Kleinigkeit ins Wanken. Die SOS-Kette hatte ich ihm nach dem Besuch bei der Wahrsagerin sofort gekauft.

Kurz darauf folgte ein nächster Anruf aus der Schule. Michaels Religionslehrerin machte sich große Sorgen.

»Nicht nur weil er so blass aussieht, er ist so entsetzlich traurig. Michael sitzt auf seinem Platz, als ob alles an ihm vorbeirauscht«, erzählte sie. Ich merkte, dass sie sich rücksichtsvoll und vorsichtig ausdrücken wollte.

»Er nimmt starke Tabletten. Wenn ich lese, was alles auf dem Beipackzettel steht, wundere ich mich, dass er überhaupt zur Schule gehen kann. Unkonzentriertheit, Übelkeit, Halluzinationen«, zählte ich auf.

»Nein, Frau Kamper, da ist noch mehr. Er malt sich so winzig klein und den Vater neben sich so riesig. Nicht nur einmal, öfter. Und er spricht viel vom Tod. Und von Ihnen spricht er.«

Mir saß ein Kloß im Hals und ich wusste, dass es keinen Sinn hatte, etwas zu verleugnen.

»Ich will nicht in Sie dringen, Sie brauchen mir nichts zu erzählen, Frau Kamper. Ich biete Ihnen nur meine Hilfe an«, sprach sie weiter.

»Wir haben viele Schwierigkeiten zu Hause und ich weiß, dass Michael viel vom Tod redet«, sagte ich nur.

»Wenn Sie damit einverstanden sind, nehme ich Michael nach der Schule mal mit zu mir nach Hause. Er kann bei uns mitessen, ich habe auch zwei Kinder. Vielleicht gefällt es ihm bei uns. Ich bringe ihn auch wieder nach Hause, wann immer er möchte.«

»Danke, ich nehme Ihre Hilfe gerne an.«

Es gefiel Michael, trotzdem war er nur einmal dort. Es war ihm zu anstrengend. Zu Hause schlief er nach dem Mittagessen oft vor Erschöpfung ein.

Herbert brachte eines Tages eine große Flasche Wasser mit nach Hause.

»Sieh mal, was ich hier habe. Es ist Wasser aus Lourdes. Ein Arbeitskollege betreute eine Gruppe Schwerstbehinderte auf der Fahrt zu dieser Quelle. Er brachte das Wasser für Michael mit, in der Hoffnung, dass es auch ihm hilft. Ist das nicht nett?«

Jeden Tag rieb ich Michaels Körper damit ein, besonders seinen Hinterkopf. Immer wieder erzählte ich ihm die Geschichte von Bernadette, die dort in einer Grotte die Jungfrau Maria gesehen hatte. Ich selber glaubte an die Wunder von Lourdes und hoffte sehr, dass auch Michael geholfen würde.

War das das ganz große Wasser im Südwesten, dass aber nicht das Mittelmeer und auch nicht der Atlantik war, weil es noch viel, viel größer war? Meinte die Wahrsagerin dieses Wasser? Natürlich musste sie es gemeint haben. Sollte es helfen? Sollte es lindern?

Nach dem nächsten EEG sagte der Arzt zu mir: »Seltsam, sein EEG ist dieses Mal viel besser.« Vier Wochen später war es wieder schlecht.

Ein Pastor rief bei mir an, ob er mal bei mir vorbeikommen könnte.

»Ja, natürlich«, sagte ich, obwohl ich ihn nur vom Namen her kannte. Er war Pastor in der Kirchengemeinde, in der Marion konfirmiert worden war und hatte ihre Pastorin mal vertreten. Er kam noch am selben Vormittag, weil er das Gespräch mit mir für dringend hielt. Ich konnte mir nicht erklären, was er über Marion erzählen konnte.

Es ging aber um Michael. Michael hatte in seinem früheren Kindergarten nach einem Pastor gefragt und war dann zu ihm gebracht worden.

»Michael? Aber warum denn?«

»Er bat mich, Sie zu besuchen. Meine Mama braucht Hilfe«, sagte er zu mir.

Ich war erschüttert und sprachlos.

»Wie kann ich Ihnen helfen? Sie haben Schwierigkeiten mit seinem Vater, erzählte er mir.«

»Ja, wir führen keine gute Ehe. Genauer gesagt, es ist die Hölle. Michael war lange krank, damit wird sein Vater nicht fertig.«

»Und vorher verstanden Sie sich?«, wollte er wissen.

»Ja, wie war er da? Es war auch schlimm, aber anders. Damals war ihm Michael zu munter, zu lebendig, zu wild. Dabei war er gar kein wildes Kind. Michael war ein fröhliches Kind, ein Kasper. Aber jetzt – es ist einfach furchtbar.«

Wir schwiegen, dann fragte er, ob wir denn schon ein mal an eine Eheberatung gedacht hätten. Ich winkte ab.

»Da waren wir vor vielen Jahren über einen langen Zeitraum.«

»Was kann ich denn nun für Sie tun? Wie kann ich Ihnen helfen?«

»Vielen Dank, Sie können mir nicht helfen. Ich weiß, dass ich etwas ändern muss.«

»Denken Sie an Scheidung?«

»Erst einmal eine Trennung, eine Wohnung.«

»Ihr Mann muss sich eine Wohnung suchen.«

»Nein, mein Mann wird mich eher umbringen als hier ausziehen. Er hat schon oft damit gedroht. Ich weiß, dass ich gehen muss. Ich werde auch gehen.«

»Sie sind stark«, sagte er, als er sich von mir verabschiedete.

Ich und stark, dass ich nicht lache! Aber er war nicht der Einzige, der mir das sagte.

## *Der Wille zum Leben*
## *1982*

Michael ging es nach erneuten Acetonämischen Erbrechen wieder schlecht. Der Schulunterricht wurde ihm zu einer enormen Belastung. Immer wieder musste er in seinem elenden Zustand den Schulstoff, den er versäumt hatte, aufholen.

»Du bist eine Flasche, ein Versager. Kinder in die Welt zu setzen, war mein größter Fehler«, hörten wir von Herbert und schlichen traurig zu Doris. Ich sprach kaum ein Wort bei ihr. Sie sah mich nur an, schob mich auf die Liege im Kinderzimmer und deckte mich zu. Es gab nichts mehr zu erzählen, es wären nur Wiederholungen gewesen.

Reden bringt nichts mehr. Ich muss Kräfte sammeln, damit ich gehen kann.

Dann wollte ich doch wieder reden. Ich rief bei Dr. Hoffmeister, Michaels Arzt in der Uniklinik, an.

»Wann haben Sie wohl mal Zeit für ein Gespräch?«, fragte ich mutig.

»Ich höre zu und habe viel Zeit für Sie«, ermunterte er mich. Ich war beeindruckt von so viel Hilfsbereitschaft. Dr. Hoffmeister hörte zu. Und ich bemühte mich, ruhig und sachlich zu bleiben. Ich erzählte auch von den letzten beiden Ereignissen:

»Michael hatte vier Tage nichts gegessen, und als er am vierten Abend den Wunsch äußerte, einmal am Knäckebrot abbeißen zu dürfen, flippte sein Vater aus. Er nahm ihm das Knäckebrot weg, schimpfte, drohte und stand mit erhobener Hand vor dem Bett. Über so eine Kleinigkeit hörten wir die schlimmsten Schimpfworte. Ich weiß nicht ein noch aus. Ich weiß nicht, was ich machen soll. Er müsste sich doch freuen, dass der Junge ein wenig Appetit hat.«

»Warum, meinen Sie denn, hat er sich am meisten aufgeregt?«, fragte er nach.

»Weil es schon kurz vor neun Uhr abends war.«

»Das findet er so schlimm? Hat er den Jungen geschlagen?«

»Einen leichten Schlag gab er ihm und wütend und drohend stand er vor ihm.«

Ohne große Pause erzählte ich gleich die nächste Begebenheit:

»Gestern Abend kam ich von einer Freundin nach Hause, da schmiss er ohne besonderen Grund ein volles Bierglas an die Wand. Immer passiert bei uns so etwas Furchtbares. Immer!«

Als ich Dr. Hoffmeister ein paar Sprüche aufzählte, die wir uns laufend anhören mussten, sagte er nach längerem Gespräch:

»Wenn das alles stimmt, Frau Kamper, was Sie mir da erzählt haben, dann haben Sie Grund genug beim LKH anzurufen und Ihren Mann abholen zu lassen.«

»Da kennen Sie meinen Mann nicht, er würde mich umbringen.«

»Da wird sich Ihr Mann aber wundern, da hätte er nicht die geringste Chance.«

Ich sah meine Felle davon schwimmen. Auf die Schnelle konnte ich darin keine Lösung meiner Probleme sehen, aber ich würde es Herbert durchaus einmal gönnen, dass er von zwei starken Männern gepackt und mit Gewalt aus unserer Wohnung gezerrt würde. Die Vorstellung, dass er einmal überwältigt würde, so wie ich es oft erdulden musste, war verlockend.

»Ich habe meinem Mann schon oft eine Scheidung vorgeschlagen, ihm auch gesagt, dass ich gehe, wenn er sich nicht ändert. Er antwortet nur mit der Drohung, dass ich mir das gut überlegen solle, sonst passiere ein Unglück und das hätte ich ganz alleine zu verantworten. Ich weiß nicht, wozu er wirklich fähig ist. Ich habe Angst.«

»Ein Ausweg wäre erst einmal ein Gespräch bei mir. Aber so schnell wie möglich. Ich werde ihm sofort einen Therapieplatz verschaffen. Meinen Sie, dass er das annehmen würde?«, fragte er zweifelnd.

»Vielleicht nimmt er das Angebot an, ich weiß, dass er selbst darunter leidet. Er weint sogar, wenn er wieder einmal ausgeflippt ist. So verzweifelt ist er dann. Wir waren auch schon zusammen in einer Therapie«, erzählte ich hoffnungsvoll.

»Ihr Mann braucht eine Therapie ganz für sich alleine.«

Ich war Dr. Hoffmeister so dankbar. Nun musste ich einen günstigen Augenblick abpassen und Herbert erst einmal zu einem Gespräch mit dem Arzt überreden.

Am nächsten Tag bat ich bei der Eheberatung um einen Termin. Ich machte von Anfang an klar, dass es diesmal darum geht, meine Ehe zu beenden, und dass mich die Angst vor den finanziellen Sorgen seit Jahren vor diesem Schritt zurückgehalten hat.

Nachdem die Eheberaterin sich ein Bild von unserer Ehe gemacht hatte und sie erkannte, in welchem Zustand ich war, sagte sie: »Da gebe ich Ihnen Recht, da gibt es nichts zu kitten.«

Und sie zählte auf, was mir im Falle einer Scheidung zustehen würde: Unterhalt, Wohngeld, Kindergeld, im Notfall Hilfe vom Sozialamt.

»Dass Ihr Mann seine Arbeit aufgibt, glaube ich nicht«, beruhigte sie mich, »damit drohen die Männer gerne, aber es sind die wenigsten, die ihre Drohung in die Tat umsetzen.«

»Da brauche ich mir also keine Sorgen zu machen?«, fragte ich erleichtert.

Sie schüttelte den Kopf:

»Wenn Sie doch noch einmal Hilfe brauchen«, sagte sie und gab mir einen Zettel mit einem neuen Termin.

Aufatmend stand ich wieder auf der Straße. Endlich wusste ich, dass ich auch ohne Herbert existieren konnte. Eine Last war von meinen Schultern gefallen. Wie einfach alles war, dachte ich. Ein Anruf, ein Gespräch und ich war einen Schritt weiter. Niemand verwehrte mir seine Hilfe. Ich erlebte oft in meinen verzweifelten

Situationen so etwas wie Glücksmomente. Instinktiv hatte ich immer gefühlt, wo ich Hilfe erwarten konnte und ich nahm sie an.

Jedes Gespräch mit hilfsbereiten Menschen tat mir gut. Jedes Mal passierte etwas mit mir, die Zuversicht und der Mut in mir wuchsen. Nur die Abstände von einer Beratung zur anderen, von einem hilfreichen Gespräch zum nächsten, waren zu lang, viel zu lang.

Am Abend regte sich Herbert über so banale Sachen auf, dass ich gar nicht verstand, um was es eigentlich ging. Der Streit war einfach da und ich wusste nicht, was ihn ausgelöste hatte. Wie so oft. Seine Demütigungen an diesem Abend gaben mir den Mut, ihm von dem Gespräch mit der Eheberaterin zu erzählen.

»Wieso das denn?«

»Ich musste mich einfach mal aussprechen.«

»Lass uns zusammen dort hingehen«, bat er mich.

»Ich sehe keinen Sinn darin, überhaupt keinen«, gab ich ihm deutlich zu verstehen. Alles hatte ich erwartet, Beschimpfungen, einen neuen Wutausbruch, aber doch nicht das.

»Bitte, Tubbi, lass uns zusammen hingehen, ja?«, bettelte er.

In meinem Kopf arbeitete es auf Hochtouren.

»Ja, gut«, sagte ich. »Ich werde einen Termin vereinbaren.«

Die Eheberaterin war erstaunt, dass ich so schnell von mir hören ließ.

»Vielleicht können Sie meinem Mann klarmachen, dass es für uns besser wäre, auseinander zu gehen, vielleicht ist er dann einsichtig. Ich denke wirklich nur noch an Trennung.«

»Es ist gut. Sie brauchen keine Angst zu haben. Sie können nichts schlimmer machen, als es schon ist«, beruhigte sie mich.

Wie recht sie hatte, wie gut es für mich war, zu handeln, auch wenn sie mir nicht helfen konnte. Helfen konnte ich mir nur alleine. Aber um mir alleine helfen zu können, brauchte ich Anstöße. Und die wiederum bekam ich in den Gesprächen. Ich hatte in den letzten Wochen Riesenschritte gemacht. Mir war klar geworden, dass keiner zu mir kommt, mich an die Hand nimmt und mich in eine bessere Welt führt. Weil mir keiner die Verantwortung abnehmen konnte, musste ich selber die Initiative ergreifen.

Wir gingen zur Eheberatung. Herbert war wieder voller Hoffnung, mich aber konnten seine Versprechungen nicht mehr beeindrucken. Aber die Gelegenheit nutzte ich aus und überredete ihn zu einem Gespräch bei Dr. Hoffmeister. Er wünschte sich einen sofortigen Termin.

Erst einmal saßen wir nun der Eheberaterin gegenüber. Sie hatte mich darauf vorbereitet, dass sie zuerst Herbert reden lassen wollte.

»Ihre Ehe ist total zerrüttet. Was halten Sie von einer Trennung, Herr Kamper?«

»Nein, das kommt überhaupt nicht in Frage. So schnell werfe ich die Flinte nicht ins Korn.«

»Meinen Sie denn, dass Ihre Frau nicht lange genug um Ihre Ehe gekämpft hat? Sie hat viel Geduld aufgebracht.«

»Doch, doch, das will ich auch nicht abstreiten. Auf keinen Fall will ich damit sagen, dass sie keine Geduld aufgebracht hat. Ich habe meine Frau immer bewundert.«

»Wie soll es denn Ihrer Meinung nach weitergehen?«, fragte die Eheberaterin.

»Ich würde am liebsten mit Leuten reden, die die gleichen Probleme haben.«

»Ja, was halten Sie von einer Selbsthilfegruppe? Ich suche Ihnen die Adresse raus und Sie können sie dann telefonisch erfragen.«

»Ja, ich möchte dort hingehen und ich möchte auch hier Ihre Hilfe annehmen«, sagte Herbert fest.

Sie sah mich an: »Wie ist es mit Ihnen?«

»Nein, ich will nicht«, sagte ich genauso fest.

Damit hatte Herbert nicht gerechnet. Ich sah ihn unsicher werden.

»Ich kann dich nicht zwingen«, meinte er. »Aber in diese Gruppe werde ich gehen.«

Er bat mich einen Tag später, die Adresse zu erfragen. Ich gab sie ihm und er legte sie in eine Schublade.

Tieferschüttert kam Herbert von seinem Gespräch mit Dr. Hoffmeister zurück. Ich fand wohl die richtigen Worte, um ihm beizustehen. Er nahm die nächsten Termine bei einem Psychiater wahr, den Dr. Hoffmeister vermittelt hatte. Herbert wurde durch diese Gespräche bewusst, wie es um ihn stand. Er entschuldigte und verteidigte sich nicht. Er hatte nur noch den Wunsch, sich helfen zu lassen. Er wollte sich ändern. Ihm war klar, wie krank er war.

»Ich habe den festen Willen, mich zu ändern. Das bin ich euch schuldig. Ach, Tubbi, was habe ich euch angetan. Ich will euch nicht verlieren. Ihr seid mein Leben, ihr seid mein Ein und Alles. Ich liebe euch, ich liebe dich über alles. Jetzt wird alles gut. Was habe ich nur in Marion zerstört, was muss Michael gelitten haben. Alles hat jetzt ein Ende, glaube mir.«

Weil es Michaels Wunsch war, versprach Herbert ihm:

»Wir beide fahren bald nach Lourdes, Michael. Wir zwei Männer fahren dort hin, ich verspreche es dir«, und Michael freute sich über die Worte seines Vaters.

Herberts Verhalten veränderte sich nach jedem Gespräch, aber ich sah ihm auch die Erschöpfung an und ich sah, wie er litt.

Hoffnung keimte in mir auf.

Aber nach vier Wochen teilte Herbert mir mit, dass er die Therapie unmöglich fortsetzen könne.

»Und warum nicht?«, fragte ich enttäuscht.

»Ich müsste jetzt eine Einwilligung zur Therapie, die drei Jahre dauert, unterschreiben. Sie wollen mich auch mit Hypnose behandeln. Ich müsste dann zweimal in der Woche zur Behandlung kommen, einmal davon am Vormittag. Ich kann das nicht. Ich kann unmöglich drei Jahre lang einmal in der Woche meinen Arbeitsplatz verlassen. Die Hinfahrt, die Behandlung, die Rückfahrt, da ist ein halber Tag weg. Und die Belastung nach der Behandlung muss ich auch in Betracht ziehen. Drei Jahre lang. So gerne ich die Therapie machen möchte, es geht nicht.«

Aus! Das war die letzte Chance. Das war der letzte Versuch, dachte ich.

Wir waren beide enttäuscht und traurig. Jeder auf seine Art.

Herbert versuchte mich am nächsten Tag aufzumuntern.

»Glaub mir, Tubbi, die wenigen Gespräche haben mir schon gezeigt, worauf es ankommt. Ich weiß, was mit mir los ist. Ich weiß, dass ich eigentlich Hilfe brauche. Es ist schlimm für uns, schlimm für dich. Ich weiß es. Ich weiß es jetzt. Aber mit deiner Hilfe schaffe ich es. Ich will es schaffen. Ich weiß, dass es meine letzte Chance ist. Lass uns einen neuen Anfang wagen. Ich weiß, worauf es ankommt. Wir fahren erst einmal in die Ferien. Und du wirst sehen, es wird alles gut.«

Ich sagte nichts. Ich glaubte ihm nicht mehr. Verlass dich nur auf dich selbst, sagte ich zu mir. Mach dir keine falschen Hoffnungen. Lass dich nicht hochheben, du fällst sonst so tief.

Eigentlich hätte ich in dieser Zeit psychologische Unterstützung gebraucht. Bei Dr. Bernhard hätte ich gerne eine neue Therapie angefangen. Aber ich wollte nicht wieder über die Vergangenheit reden. Ich wollte nur ein Gespräch über die aktuellen Dinge führen. Sie alleine waren Belastung genug. Ich ging zur Eheberaterin.

»Sie suchen Hilfe, Sie suchen einen Ausweg, das ist sehr viel. Sie sind stark. Trotz allem«, sagte die Eheberaterin zu mir.

»Aber warum meine Hilflosigkeit?«

»Sie sind zu Recht enttäuscht. In Ihrer Ehe war kein Platz, Ihre Stärken zu entwickeln. Da war kein Platz für Neues, für Anregendes. In Ihnen ist nur Schmerz. Der seelische Schmerz ließ Ihnen keinen Raum.«

Ich verstand, was sie meinte. Ich arbeitete die Worte von Dr. Bernhard wieder durch und formulierte meine eigenen Sätze. Ich will mich lösen, ich will frei sein. Ich will frei sein von diesem Schmerz. Ich will ihn nicht mehr spüren. Ich will es nicht mehr. Ich lasse es nicht mehr zu.

Nun wollte ich es wissen. Ich wollte wissen, wie stark ich war. Bettina rief an. Sie wusste, dass sich Herbert einen Tag Urlaub für meinen Geburtstag genommen hatte.

»Kann ich denn morgen anrufen, Lilo? Darf ich dir morgen gratulieren? Oder möchtest du es nicht?«, fragte sie.

»Oh, doch, Bettina. Natürlich möchte ich es. Ich bitte dich sogar darum.«

»Und wenn du dann Ärger bekommst?«

»Herbert muss lernen, damit umzugehen, ganz einfach«, sagte ich.

Die Kinder waren in der Schule. Herbert war friedlich und goss zur Feier des Tages ein Glas Wein ein und wir stießen an.

»Auf mein tapferes Frauchen und bleib schön gesund.«

Wir tranken den ersten Schluck, als das Telefon läutete. Schon bevor ich den Hörer abnahm, freute ich mich auf Bettinas Gratulation. Vor allen Dingen bewunderte ich meinen Mut. Oh, ja, so weit war ich schon. Ich hatte keine Angst. Ich hatte Geburtstag und bekam nun einen Anruf.

»Ist denn alles in Ordnung?«, fragte Bettina am anderen Ende. » Du brauchst nur ja oder nein zu sagen, ich lege dann gleich auf.«

»Doch, Bettina, mir geht es gut. Nein.«

Ich legte den Hörer auf. Herbert hatte mir sein Glas Wein ins Gesicht schütten wollen, traf aber nicht genau. Vom Hals über die Brust lief der Wein an meinem Körper hinunter. Mein dünnes Kleid nahm nur wenig Flüssigkeit auf.

»Für dich ist wohl nur wichtig, dass du recht viele Gratulanten an deinem Geburtstag hast?« Ich verstand die Welt nicht mehr und dachte an die vielen Geburtstage, an denen ich ihn mit einer Torte verwöhnt und auch Kuchen für seine Kollegen gebacken hatte.

»Halt deine Klappe, was ruft die doofe Sau hier auch an.«

»Es ist mein Geburtstag«, verteidigte ich mich.

»Du bist ein blödes Miststück.«

»Und du ein Egoist.«

Ich ging ins Bad und zog mich um.

Damit bestraft er sich nur selber, soll er nur so weitermachen. Hätte ich den Anruf rückgängig machen können, ich hätte es nicht getan.

Das Schlimmste am Tag waren dann die traurigen Blicke der Kinder, die so gerne meinen Geburtstag in Harmonie gefeiert hätten. So aßen wir den Kuchen am Nachmittag alleine, aber Herbert ließ uns in Frieden. Das war auch ein Geschenk. Immer gab es an meinem Geburtstag dieses Theater. Vor zwei Jahren war es die Fahrradtour, davor der Brief meiner Schwester.

Marion fuhr mit einer Jugendgruppe in die Ferien und wir drei in den Harz. Dieser Urlaub war einigermaßen zu ertragen, obwohl Michael für einige Tage mit seinem Erbrechen kämpfte. Wir wurden vom Hausmeister eingeladen, der dort die Wohnungen von Herberts Firma betreute. Dort saßen wir im Garten oder abends im gemütlichen Wohnzimmer bei einem Glas Wein. Besonders freute mich, dass Frau Bartels unseren Michael so gerne mochte, ja, sie hatte ihn richtig in ihr Herz geschlossen. Herbert war für ein paar Stunden stolz auf seinen tapferen Jungen, aber Frau Bartels überhörte auch die kleinen unschönen Bemerkungen nicht, die Herbert sich nicht verkneifen konnte. Hellhörig, wie wohl nur eine Mutter sein kann, sagte sie mit weinerlicher Stimme zu mir:

»Sie haben es aber auch nicht einfach. Aber stehen Sie dem Jungen bei. Ich weiß, wie es ist, ein krankes Kind zu haben. Mein Junge ist gestorben.«

Sie wischte sich die Tränen ab und putzte sich die Nase.

»Ich muss jeden Tag an ihn denken, obwohl es schon über zwanzig Jahre her ist. Er hatte genauso große, dunkelbraune Augen wie ihr Michael.«

Zwei Tage vor unserer Rückreise rief ich aus einer Telefonzelle zu Hause an. Wir wussten, dass Marion schon zu Hause sein müsste. Ihre Ferien waren durchweg schön und ich freute mich darüber.

Herbert stand vor der Telefonzelle und sah mich an.

»Tubbi«, sagte er nach dem Gespräch mit Marion, »wie schön du ausgesehen hast. Dein Gesichtsausdruck, es lag so viel Glück in deinem Gesicht, eben als du mit Marion telefoniertest. Sagenhaft! So möchte ich dich immer sehen. So glücklich. Du hast es verdient. Wenn es einer verdient, dann du. Alles, alles werde ich versuchen, dass du es immer bist.« Er sah mich so liebevoll an und streichelte ganz zart meine Wange. Neben uns hörten wir ein freudiges, kurzes »Hi«, wie es Michael immer von sich gab, wenn er sich freute. »Es wird alles gut, Tubbi, ich verspreche es dir. Ich liebe dich so sehr.«

Ich konnte nicht mehr daran glauben, aber wenn ich ruhig und beherrscht war, glaubte Herbert, es sei alles gut. Zärtlichkeiten hatte es schon lange nicht mehr gegeben, auch nie nach einem Streit. Und Streit hatten wir fast immer.

Marion erzählte begeistert aus ihren Ferien, dann sagte sie mit ernster Miene:

»Mama, ich habe Beate kennen gelernt, ein ganz nettes Mädchen. Ich werde sie jetzt öfter treffen und sie auch zu Hause besuchen. Ihre Mutter hat auch zwei Kinder und sie ist vor einem Jahr von ihrem Mann weggegangen. Mama, sie hat auch zwei Kinder.«

Es klang wie eine Ermutigung oder wie ein Aufforderung.

»Wie heißt sie denn und wo wohnt sie?«, wollte ich ein paar Tage später wissen. Ich merkte mir den Namen und die Adresse.

Wir bekamen von Bruder Günther und seiner Frau Rosi eine Einladung zur Silbernen Hochzeit. Mich traf fast der Schlag. Eine große Feier sollte es werden. Meine ganze Familie sollte daran teilnehmen. Meine Geschwister mit Nichten und Neffen, die Geschwister meiner Mutter, die noch lebten, weil sie alle viel jünger waren als Mama. Meine Cousins und Cousinen mit ihren Ehepartnern waren eingeladen. Ich bekam bei dieser Vorstellung, zwischen so vielen Menschen zu sitzen, jetzt schon Platzangst.

Von meiner Angst hatte Herbert noch immer keine Ahnung. Bei den vielen Streitereien mit ihm war ich immer froh gewesen, dass er nichts davon wusste.

Bei der Feier in einem schicken Restaurant am See saß ich zwischen meinen Brüdern Günther und Kurt. Elend war mir, dabei sah ich in dem langen, schwarzen Abendkleid, das mir Bettina geliehen hatte, fabelhaft aus. Toll fand ich mich, so lange ich mich zu Hause vor dem Spiegel bewundern konnte, jetzt fühlte ich mich klein und hässlich, einfach miserabel. Am liebsten hätte ich mich in Luft aufgelöst, als mir ein gleichaltriger Cousin, mit dem ich als Kind so gerne gespielt hatte, mir sein Weinglas entgegenhielt und mir zuprostete. Unsicher hob ich mein Weinglas und beobachtete, wie er sein Glas an den Mund führte. Unbeholfen stellte ich meins schnell zurück und stieß dabei an meinen Teller. Schnell sagte ich etwas zu Kurt und er beugte sich zu mir, damit er mich besser verstand. Meinen Cousin würdigte ich keines Blickes mehr. Krampfhaft überlegte ich, mit welchen Worten ich meine Brüder ablenken könnte, um ähnliche Situationen überspielen zu können, denen ich mich nicht gewachsen fühlte. Zum Glück gelang es mir diesmal. Ich gab mir Mühe, nicht in die Runde zu blicken, damit ich von niemandem angesehen, angelächelt wurde, mir nicht noch einmal jemand zuprostete. Ich fühlte mich entsetzlich. Als alles vorbei war, ging es mir immer noch schlecht, denn ich erlebte in Gedanken jede Bewegung, jede Geste, jedes Gespräch noch einmal. Auch am nächsten Tag fühlte ich mich nicht besser. Wieder war ich unkonzentriert, unglücklich über das Gestern und voller Angst vor dem Heute. Das Einzige, was ich für einige Sekunden bedauerte, war, dass mein Cousin Martin nicht da war. Martin, mit dem ich das letzte Jahr meiner Schulzeit verlebt hatte. Einen Augenblick bedauerte ich es, dann fand ich es wieder gut. Er hätte mich sicherlich in ein Gespräch hineingezogen, hätte sich vielleicht zu mir gesetzt, um Erinnerungen aus der Kindheit auszutauschen, gefragt, wie es mir in Köln geht. Hätten Günther und Rosi eine Ahnung gehabt, was ich wegen dieser Feier auf mich genommen hatte, vielleicht wäre es für sie ein besonderes Geschenk gewesen. Ein Geschenk, das man nicht mit Gold bezahlen konnte. Ich sehnte mich nach Hause. Da hatte ich ja den Himmel auf Erden, trotz allem! Wie war das möglich?

Ich fragte mich, warum ich in der Gesellschaft von meinen Angehörigen so unsicher wurde. Ich glaube, ich schämte mich um meiner selbst willen. Ich wollte nicht, dass jemand vermutete oder erfuhr, wie es in mir aussah. Was aus mir geworden war, sollte keiner wissen.

Herbert war bester Laune und sehr zuversichtlich. Ich war ruhig und bereit, für mich zu kämpfen.

Doris war für ein Jahr nach Göttingen gegangen, Bernd wohnte nun bei den Großeltern im Erftkreis.

»Du kannst mit den Kindern in meine Wohnung ziehen oder nur für ein paar Tage, wenn du es zu Hause nicht mehr aushältst«, sagte sie und gab mir die Schlüssel für ihre Wohnung. Ich verwahrte sie gut. Herbert wusste nichts davon. Ich war schon so weit, dass ich es nicht als Lösung empfand, nur ein paar Tage oder ein paar Stunden dort Zuflucht zu suchen.

Wenn du gehst, gehst du für immer, sagte ich mir. Ich muss etwas auf die Beine stellen, damit ich nicht wieder abrutsche.

Zwei Fliegen schlug ich mit einer Klappe, als ich an den Gesprächsstunden der Selbsthilfegruppe für Anfallskranke teilnahm. Ich tat etwas für Michael, aber auch gleichzeitig etwas für mich. Ich lernte in der Gruppe zu sprechen. Auch wenn es mir nicht immer gelang, ein paar Worte zu sagen, aber ich ging hin. Ich war dabei.

Aus der Zeitung suchte ich mir für zweimal in der Woche eine Putzstelle in einem sehr gepflegten Haushalt. Sollte unsere Ehe halten, so würde ich mir von dem Geld etwas Besonderes kaufen. Hielt sie nicht, so hatte ich einen Notgroschen, dachte ich mir. Herbert sagte ich noch nichts davon. Ich wollte es auch erst einmal ausprobieren, ganz alleine für mich, um nicht schon wieder unter Druck zu stehen. An einem Freitag, Anfang September, wollte ich anfangen und ich freute mich über meine Entschlossenheit. Donnerstags rief Herbert aus der Firma an.

»Wir bekommen heute Abend Besuch, lieben Besuch. Kannst du Bartels morgen früh ein Frühstück machen? Sie übernachten in unserer Straße in einem Hotel.«

Ich freute mich über Bartels Besuch und erinnerte mich an die harmonischen

Stunden im letzten Urlaub, die wir bei ihnen verbracht hatten. Gleichzeitig ärgerte ich mich, dass ich Herbert sagen musste, dass ich am anderen Morgen keine Zeit hatte.

»Warum das denn nicht?« Es war keine Frage, eher ein Vorwurf.

»Ich habe eine Putzstelle angenommen, morgen früh wollte ich das erste Mal dort hin und ich möchte es nicht verschieben. Ich habe den Leuten versprochen zu kommen.«

Nun war mein Geheimnis nur ein Geheimnis von drei Tagen gewesen. Ich fühlte mich schon wieder so klein.

»Ach, so«, sagte Herbert. »Na, ja.«

Herr und Frau Bartels trafen etwas früher ein als Herbert. Wir saßen schon gemütlich beieinander, als er kam. Ich merkte sofort, dass ihm eine Laus über die Leber gelaufen war. Ein ziemlich große Laus, dachte ich bei mir und hatte den Verdacht, dass es meinetwegen war. Nach dem Abendbrot setzten wir uns ins Wohnzimmer und schon nach dem ersten Bier erlebte ich einen Herbert, der mal wieder von einer Sekunde zur anderen so ausflippte, dass es kein Bremsen gab. Ohne Rücksicht auf unsere Gäste verlor er seine Beherrschung.

»Sehen Sie sich dieses Miststück an, ohne mein Wissen nimmt sie eine Arbeit an. Stellen Sie sich das einmal vor! So ein hinterlistiges Weibstück! Sagt nichts davon, und wenn ich heute nicht zufällig angerufen hätte, um zu sagen, dass Sie kommen, wer weiß, wann ich es mal erfahren hätte!«

Erst wollte ich aufspringen und hinauslaufen. Nein, du bleibst sitzen, du bleibst ganz ruhig sitzen. Du regst dich nicht auf. Du hast nichts verbrochen. Du bleibst ganz ruhig. Soll er doch toben. Soll er sich den Gnadenstoß geben. Du willst, dass er weiter tobt. Zeig dein wahres Gesicht. Bleib ruhig, ganz ruhig, es ist bald vorbei. Er will es so. Herbert, tobe weiter, tobe, so viel du willst. Dann weiß ich endlich, was ich tun muss.

Zu Bartels gewandt sagte ich ruhig:

»Eigentlich sollte es eine Überraschung werden. Von dem Geld hätte ich eine schöne Brücke oder einen kleinen Teppich kaufen wollen. Wäre das so schlimm?«

»Hören Sie dieses Dreckstück, hören Sie dieses hinterhältige Dreckstück. Ha, dass ich nicht lache! Diese Schlampe war mal fähig, ins Frauenhaus zu rennen. Jawohl, ins Frauenhaus. In so einem Rattenloch hat sie Zuflucht gesucht. Das glauben Sie nicht? Warten Sie, ich zeige Ihnen die Rechnung.« Bei diesen Worten holte er seinen Ordner aus dem Schrank. Bartels sahen mich beide ungläubig an.

Bleibe ganz ruhig, bleibe ruhig, befahl ich mir weiter. Und alles, was noch gesagt wurde, glitt an mir ab. Nichts traf mich mehr. Nichts. Nichts. Aber ich fühlte mich nicht wie ein Nichts, ganz und gar nicht.

»Da, da sehen Sie die Rechnung! Die Rechnung aus dem Rattenloch. Haut hier ab und ich darf zahlen. Blechen darf ich, nichts als blechen und dann schleift mich diese verdammte Sau noch zu einer Eheberatung. Dieses verdammte Weibstück, dieses Miststück mit dem Heiligenschein. Sehen Sie sich diese Frau an, wie sie dort unschuldig sitzt!«

Angriffslustig sah er mich an und seine ausgestreckte Hand fuchtelte vor meinem Gesicht. Sein Zeigefinger berührte fast meine Nasenspitze. Es hätte ihm mit Sicherheit gefallen, wenn ich wütend aufgesprungen wäre oder seine Hand vor meinem Gesicht weggeschlagen hätte. Ich tat ihm weder den einen noch den anderen Gefallen. Was muss sich dieser Mann morgen schämen, dachte ich und blieb ruhig.

»Zu einer Therapie sollte ich gehen, stellen Sie sich das bitte einmal vor. Ich, zu einer Therapie. Als wenn ich so etwas nötig hätte. Ich. Dieses verlogene Stück ist sogar zu einem Anwalt gegangen. Jawohl, diese Schlampe wollte erzwingen, dass ich sie anständig behandle. Aufgefordert wurde ich dazu, weil sie sonst die Scheidung einreichen würde. Der Anwalt hatte ausgerechnet, was ich bezahlen müsste. Die bekommt keinen Pfennig von mir, keinen Pfifferling. Nicht das Schwarze unter dem Fingernagel gönne ich ihr. Verrecken soll sie mit ihrem Kroppzeug.« Er lachte hämisch, als er weiter schimpfte:

»Die Glucke soll verrecken mit ihren Küken.«

Frau Bartels warf jetzt vorsichtig ein, doch auf die Kinder Rücksicht zu nehmen. Und schon folgte auch schon sein berühmter Spruch:

»Kinder, ich höre Kinder. Kinder in die Welt zu setzen, müsste bestraft werden. Jawohl! Bestraft werden. Das müsste bestraft werden!«

Seine Stimme war bei diesen Wiederholungen nicht mehr ganz so laut. Er wirkte erschöpft.

Frau Bartels war bei den letzten Worten Herberts zusammengezuckt und blickte hilfesuchend zu ihrem Mann. Was sie wohl dachten? Ob sie sich wunderten, weil ich so ruhig blieb?

Ich blieb ruhig und gefasst, bis sie sich verabschiedeten.

Schrecklich müde war ich am nächsten Tag, aber ich wollte bei dem ersten Schritt, den ich ins eigene, neue Leben tat, nicht kneifen. Abends, als die Kinder schon zu Bett gegangen waren, schimpfte Herbert immer noch. Dann versuchte er mit mir zu reden. Ich wollte nicht, aber er war den ganzen Abend auf Schritt und Tritt neben mir. Er schimpfte, beleidigte mich, bettelte um Vernunft und schimpfte wieder. Es kostete mich meine ganze Kraft, einigermaßen ruhig zu bleiben. Innerlich war ich fast am Ende. Bei der ersten, besten Gelegenheit floh ich ins Schlafzimmer und schloss die Tür hinter mir ab. Herbert rüttelte an der Tür und fluchte, dann war es still. Ich zog mich aus und legte mich ins Bett. Dann hörte ich Herbert schon wieder an der Tür, laute Schritte, eine andere Tür und dann Michaels Aufschrei.

»Hol das Beil aus dem Keller, aber dalli!«, hörte ich Herbert brüllen.

Michael weinte, ich öffnete die Schlafzimmertür und legte mich wieder ins Bett. Herbert setzte sich mit einem Stuhl vor mein Bett und jedes Mal, wenn ich die Augen schloss, gab er mir einen Stoss. Ich war so müde, so erschöpft. Herbert aber hatte an diesem Abend eine Beharrlichkeit, die ich kaum an ihm kannte. Immer wieder stieß er mich an. Es war zum Wahnsinnigwerden. Aber ich wusste, dass er mich nirgendwo in dieser Wohnung in Ruhe lassen würde. Der Mann ist irrsinnig! Nein, ich bin es. Ich lasse es zu, dass er mich so behandelt. Wie ich diesen Mann hasse! Nein, denke anders, denke richtig. Ich hasse mich, weil ich es zulasse. Ich verachte mich, wenn ich nicht gehe.

Als ich endlich den Mut hatte, aufzustehen und auch noch sagte: »Du bist nicht mehr normal«, legte er seine beiden Hände um meinen Hals und ich sah ihn sicherlich für einen Bruchteil von Sekunden mit schreckensweiten Augen an. Er ließ sofort von mir ab und ging ins Wohnzimmer, wo er dann auch schlief.

»Ich glaube, wenn ich tot wäre, dann wäre der Papa lieb zu dir«, sagte mir Michael am nächsten Tag. »Mama, er ist nur so böse zu dir, weil ich da bin.«

Ich war betroffen über diese Worte. Denkt er auch an Selbstmord wie Marion vor einiger Zeit?

Marion stand neben ihm, nahm ihn am Arm und brachte ihn in sein Zimmer.

»Mama hat viel Kummer, Michael, lass sie sich nicht noch deinetwegen sorgen. Sie braucht dich, sie braucht uns beide. Du darfst sie nicht alleine lassen. Mich auch nicht. Was sollen wir denn ohne dich machen?«, hörte ich ihre beschwörenden Worte. Das war mein Mädchen, das in der Schule keinen Mucks sagte.

Als Michael wieder zu mir kam und seine Arme um mich legte, drückte ich ihn an mich und sagte: »Ich hab dich ganz, ganz dolle lieb, das darfst du nie vergessen.« Ich bekam einen Kuss von ihm und noch einen von Marion.

Nachdem ich im Frauenhaus gewesen war, hielt Herbert unsere Kassette mit Urkunden, Papieren und meinen Goldmünzen für sein Eigentum. Der Zweitschlüssel war nicht auffindbar. Er wusste nicht, dass ich es festgestellt hatte. Ich sagte nichts dazu und fragte auch nicht danach, er hätte doch nur misstrauisch reagiert. Ich wartete monatelang, dass er irgendwann einmal den Schlüssel stecken ließ. Irgendwann vergaß er ihn wirklich abzuziehen und ich ließ noch am gleichen Tage einen Zweitschlüssel für mich anfertigen. Abends stürzte Herbert von der Wohnungstür sofort zum Wohnzimmerschrank und nahm den Kassettenschlüssel an sich. Wie auffällig er es machte, aber ich stellte mich so beschäftigt, dass er mich für ahnungslos hielt. Meine Goldmünzen waren nicht in der Kassette, das hatte ich an diesem Tage festgestellt. Wo er sie wohl versteckt haben mochte?

Ich schaute in alle Schubladen und suchte nach der kleinen, schwarzen Schatulle, fand sie aber nicht. Stattdessen fiel mir die Telefonnummer der Selbsthilfegruppe in die Hände, die Herbert vor vielen Monaten einmal hatte haben wollen. Er war nie hingegangen, hatte auch nie wieder davon gesprochen, auch keinen Versuch gestartet, Kontakt aufzunehmen. Ich drehte den Zettel in meiner Hand und überlegte, ob ich dort hingehen sollte. Kurz entschlossen rief ich an und ließ mir die Adresse geben.

Mit der Straßenbahn fuhr ich zum evangelischen Gemeindehaus. Ein paar Schritte musste ich noch zu Fuß gehen. Meine Bewegungen wurden mit jedem Schritt langsamer. Dann stand ich vor dem Gemeindehaus und wagte nicht hineinzugehen. Langsam ging ich den Weg zurück, drehte mich um, sprach mir Mut zu und stand wieder vor dem Gemeindehaus.

Du musst etwas für dich tun, sagte ich mir. Hier kannst du vielleicht reden. Hier hast du vielleicht den Mut, über deine Angst zu reden. Immer wurden die Eheprobleme in den Vordergrund gestellt. Du willst deine Angst verlieren, die tausend Mal schlimmer ist als deine Ehe. Wenn Herbert dich schlecht behandelte, da konntest du dich verteidigen, konntest toben oder wegrennen. Du konntest ihn belügen oder Heimlichkeiten haben, ihm nicht vertrauen oder schweigen. Statt ihn zu lieben, konntest du ihn verachten, statt ihn anzulachen, an ihm vorbeisehen. Du konntest die Gleichgültige spielen oder die Tapfere, Stolz zeigen oder deine Verzweiflung oder Mutlosigkeit. Alles konntest du ausprobieren. Der Angst aber bist du hilflos ausgeliefert. Überall verfolgt sie dich und drohend steht sie neben dir. Mit gewaltiger Kraft schlägt sie ein großes dunkles Tuch über dich und hüllt dich ein. Sie engt dich so ein, dass sie dir die Luft zum Atmen nimmt. Da ist kein Schlupfloch, keine Spalte, wo du entkommen könntest. Und je mehr du dich wehrst, je mehr du um dich schlägst, umso fester packt sie zu. Lässt sie dich los, so bist du trotzdem nicht frei, weil du diese schrecklichen Minuten nicht so schnell vergessen kannst. In Gedanken erlebst du sie wieder und immer wieder und du suchst einen Weg, dich von ihr zu befreien. Du möchtest dies oder jenes ausprobieren, aber erbarmungslos holt sie dich überall ein, überrumpelt dich aufs Neue. Es gibt nur einen Ort, wo du vor ihr sicher bist. Zu Hause. Und es gibt eine Zeit, wo sie sämtliches Interesse an dir verloren hat. Wenn du alleine bist. Außerhalb deiner vier Wände ist die Angst so gewaltig. So manches Mal brachte sie dich in Gefahr, als du auf der Straße Nachbarn oder Bekannte zu spät bemerktest. Du suchtest erst in der Ferne nach bekannten Gesichtern, um ihnen rechtzeitig auszuweichen und hast im letzten Augenblick gesehen, dass sie dir schon fast gegenüberstanden. Panik erfasste dich, dass du ohne nach links oder nach rechts zu sehen, die Straße überquertest. Du konntest von Glück reden, dass dich kein Radfahrer oder sogar ein Auto anfuhr. Überfiel dich Panik, sahst du keine Gefahr. Du wurdest zur Gefahr.

Die Angst, die Gefahr, die Gewalt. Wieso waren das alles weibliche Substantive? Was hast du für verrückte Gedanken? Denke positiv! Die Liebe, die Zärtlichkeit.

Du musst nur positiv denken. Quatsch, du sollst erst einmal gar nicht denken. Gehe jetzt in das Gemeindehaus.

Unentschlossen stand ich da, machte kehrt und fuhr verzweifelt zurück nach Hause.

Die Verzweiflung, die Unentschlossenheit. Ich werde noch verrückt.

Eine Woche später schaffte ich es und ging hinein. Selbstbewusst, mit aufrechtem Gang trat ich ein, sagte man mir später.

Ein Mann saß alleine in der Sitzecke, im Hintergrund standen ein paar Frauen und unterhielten sich. Damit dieser Mann mich nicht direkt ansehen konnte, setzte ich mich ganz bewusst neben ihn. Er hatte volles, lockiges, etwas graumeliertes Haar, war braungebrannt und hatte einen zufriedenen Gesichtsausdruck, der mich daran zweifeln ließ, dass ich hier in der richtigen Gruppe war. Er sah ganz und gar nicht nach einem Mann mit Problemen aus. Nacheinander kamen noch mehrere andere Gruppenmitglieder. Nach einer kurzen Vorstellungsrunde hatte jeder die Gelegenheit, über seine Probleme zu reden. Ich nannte nur meinen Namen. Beim nächsten Treffen begann ich zu sprechen. Ich berichtete über die verzweifelte Situation in meiner Ehe und dass ich nun unbedingt meine Ehe beenden wollte und es noch immer nicht wagte, den entscheidenden Schritt zu tun.

»Du bist sehr tapfer«, sagte Agnes, die Sprecherin dieser Gruppe.

»Nein«, antwortete ich, »ich halte mich nicht für tapfer. Mein Selbsterhaltungstrieb lässt mich endlich handeln. Ich gehe sonst zu Grunde. Ich habe mich für das Leben entschieden.«

Still und nachdenklich hatten mir die Gruppenmitglieder zugehört. Ich sah in die ernsten Augen des braungebrannten Mannes, der mir dieses Mal gegenübersaß.

»Du erzählst so, als ob du aus einem Buch erzählst, gar nicht so, als ob du die Betroffene, die Leidende bist«, sagte Agnes. Ich war erstaunt. Ich war überhaupt über mich erstaunt, dass ich reden konnte, reden, vor so vielen Menschen.

Von nun an ging ich regelmäßig in diese Gruppe.

Ich besorgte mir Bücher, die mir zur Lebenshilfe empfohlen wurden und erhoffte mir durch diese Lektüre, mit den plausibel klingenden Rezepten, eine Besserung. Enttäuscht legte ich die Bücher später beiseite. Es wäre wohl zu schön gewesen, wenn ich auf diesem Wege, daheim in der gemütlichen Sofaecke, geheilt worden wäre.

Vom vielen Denken erschöpft, von vielen Zweifeln zermürbt begann wieder ein Wochenende. Nächtelang hatte ich kaum ein Auge zumachen können, weil ich nur noch grübelte, statt zu handeln. Zeitweise aber überschlugen sich meine Gedanken, dann verfiel ich vor lauter Unentschlossenheit in tiefe Traurigkeit. Nachmittags wollte Herbert etwas an seinem Wagen reparieren. Ich legte mich in Michaels Zimmer auf die Liege. Die Kinder waren draußen und ich dachte, ich hätte eine Stunde für mich. Herbert war kaum unten, schon betrat er wieder die Wohnung und suchte mich.

»Ach, da bist du«, sagte er nur und draußen war er wieder. Kaum war er unten, klingelte er an der Haustür. Ich stand auf und sah vom Balkon aus nach unten.

»Wirfst du mir mal einen Putzlappen runter?«

Ich legte mich wieder hin, es klingelte schon wieder und ich ging zum Balkon.

»Wirfst du mir mal einen Schraubenzieher runter?«

Ich tat es. Kaum lag ich, klingelte es schon wieder.

»Ich brauche noch ein Ledertuch«, rief Herbert hoch.

Er bekam sein Ledertuch, aber ich wusste, dass er es darauf abgesehen hatte, mich zu stören.

Kaum lag ich, klingelte es schon wieder. Jetzt nicht aufstehen, einfach liegen bleiben! Einfach nicht zum Balkon gehen. Ach, es hätte doch keinen Sinn gehabt. Er würde hochkommen und ein Affentheater machen. Also stand ich wieder auf.

»In der Werkzeugkiste liegt eine Rolle Draht, wirf sie mir mal runter.«

Eine kurze Zeit war Ruhe. Es fiel ihm wohl nichts mehr ein, was er hätte gebrauchen können. Dieses Mal kam er selber. Nun hatte er etwas zu hämmern. Laut und lange dröhnte es an der Wand, neben der ich lag. Wollte er, dass ich ihn anspreche, mich beschwere. Wollte er, dass ich vor Wut aufspringe und schimpfe? Den Gefallen tat ich ihm nicht. Ich blieb liegen und las. Ein paar Mal öffnete er die Tür, knallte sie rücksichtslos wieder zu, um sie gleich wieder zu öffnen. Er holte etwas, Tür zu. Tür auf, etwas suchen, Tür zu. Tür auf und wieder Tür zu. Scheinbar unbeeindruckt blieb ich liegen und tat so, als hätte ich das alles nicht bemerkt.

Als Herbert noch einmal zum Auto ging, klingelte das Telefon. Herberts Schwester Renate rief an und erkundigte sich nach Michaels Gesundheitszustand und nach Herberts Launen. Dann weinte sie.

»Norbert und ich, wir werden uns trennen. Spätestens im Januar ist Norberts Haus fertig, dann zieht er aus.«

»Und du, Renate? Willst du es auch?«, fragte ich.

»Nein«, antwortete sie verzweifelt. »Ich liebe ihn noch immer.«

»Gibt es kein Zurück?«

»Nein, Lilo, Norbert hat sich entschieden. Es gibt keine Hoffnung mehr für mich.«

Mir ging durch den Kopf: Schwiegermutter, nun hast du auch die Ehe deiner Tochter zerstört.

## *Weg in die Freiheit*
## *1983*

Gleich am Montag suchte ich die Telefonnummer von Beates Mutter heraus. Am anderen Ende der Leitung nahm niemand den Hörer ab. Ich war enttäuscht, aber ich wollte es zu einer anderen Zeit noch einmal versuchen. Irgendetwas musste ich tun.

Ich blätterte im Telefonbuch. Seelsorger, las ich. Ob ein Seelsorger Beistand leisten kann? Du musst es ausprobieren, dann wirst du es wissen, sagte ich mir. Warum ich den dritten Namen von einer langen Reihe auswählte, weiß ich nicht.

Eine Frau meldete sich. Ich wurde unsicher, doch ich fragte:

»Ihr Mann ist Seelsorger? Kann ich ihn wohl mal sprechen?«

»Er ist nicht da. Worum geht es denn?«

»Ich brauche Hilfe. Wann kann ich denn noch einmal anrufen?«

»Vielleicht kann ich Ihnen helfen«, sagte sie und ich wusste nicht, was ich darauf antworten sollte.

»Ich ... ich weiß nicht ... ich bin in ... in ... einer schwierigen Lage«, stotterte ich und fand meinen Anruf ziemlich dumm.

»Wenn Sie es möchten, höre ich Ihnen zu. Ich bin Psychologin«, ermunterte sie mich. Ich fand anscheinend die richtigen Worte und sie hörte mir geduldig zu. Wir verabredeten neue Gespräche. Lange Gespräche. Was für ein Zufall. Ein Blick ins

Telefonbuch, einmal wählen, Gespräche, Hilfe.

Noch am gleichen Tag startete ich den nächsten Anruf bei Beates Mutter.

»Unsere Töchter haben sich in den Ferien kennen gelernt, Frau Reuser. Ich weiß von Marion, dass Sie vor einem Jahr mit Ihren Kindern Ihren Mann verlassen haben. Darüber möchte ich gerne mit Ihnen reden. Vor allen Dingen möchte ich wissen, wie Sie finanziell über die Runden kommen. Ich will meinen Mann auch verlassen.«

Wir verabredeten uns für den Samstagnachmittag.

Den Weg zu Frau Reuser musste ich mit dem Bus zurücklegen. Ängstlich und unsicher fragte ich den Fahrer nach der mir unbekannten Haltestelle, an der ich aussteigen musste. Freundlich lächelte er mich an und sagte:

»Ich sage Ihnen Bescheid, wenn Sie aussteigen müssen.«

Freundlich? Zu mir? Bin ich das wert? Durch die freundlichen Worte des Busfahrers merkte ich, wie tief unten ich war. In mir war kaum noch Leben. Wie in Trance hatte ich die letzten Wochen verbracht. Wie im Zeitlupentempo bewegte ich mich und jeder Fremde könnte vermuten, dass ich Tabletten eingenommen hätte. Mein Verstand sagte mir nur noch, du musst durchhalten, sonst wirst du immer so ein menschliches Wrack bleiben. Die Gespräche mit der Psychologin waren in den letzten Tagen meine einzige Kraftquelle. Ob dieser Fahrer wusste, was er mir mit seiner Freundlichkeit für ein Geschenk machte? Ob es wohl ein gutes Omen war? Würde das Gespräch mit Frau Reuser mir Mut machen?

Bei dieser Fahrt merkte ich, wie klein meine Welt geworden war. Gespräche am Telefon, Fahrten in die Uniklinik, die Einkäufe, ab und zu ein Gespräch in der Schule, wenn Elternsprechtag war. Das war meine Welt. Und es gab Zeiten, da hatte ich das Gefühl, sie ist noch viel zu groß. Damals, als ich noch nicht einmal durch das Treppenhaus gehen konnte. Jetzt eroberte ich mir doch schon Stück für Stück mehr von der Welt zurück. Ich saß jetzt im Bus, ich fuhr einmal in der Woche zu dieser Selbsthilfegruppe, einmal im Monat zur Gruppe der Anfallskranken. Und ist meine Welt auch klein, winzig klein, ich bekomme Hilfe, wohin ich auch gehe.

»Hier müssen Sie aussteigen«, sagte der nette Busfahrer und lachte mich an.

»Danke«, sagte ich, stieg aus und lächelte zurück, als ich mich noch einmal umsah.

Frau Reuser wartete schon auf mich. Sie war jung, hübsch, redegewandt und offensichtlich eine tüchtige Frau, sodass ich mir dumm und klein vorkam. Als sie mich auch noch an den Kaffeetisch bat, war ich nur noch mit meiner aufkommenden Angst beschäftigt.

»Für mich bitte nur halb voll, ich trinke wenig Kaffee«, bat ich.

Ich trank, als Frau Reuser von ihren Kindern abgelenkt wurde und aufstand. Krampfhaft überlegte ich, was sie mir erzählt hatte. Vor lauter Unsicherheit hatte ich wieder kein Wort von dem verstanden, was sie mir gesagt hatte.

»Sie werden es schaffen«, hörte ich dann, »ich hatte vorher auch viele Bedenken, dann klappte alles besser, als ich dachte.«

Sie hatte sich sogar die Mühe gemacht und ihre Ausgaben aufgeschrieben, damit ich eine genaue Übersicht hatte.

»Nebenan ist übrigens eine Wohnung frei. Eine Dreizimmerwohnung. Wir könnten doch gleich beim Hausmeister anrufen, ja? Ist doch erst einmal nur eine Frage«, mit diesen Worten spielte sie meine Anspannung herunter.

Der Hausmeister war zu Hause und zeigte mir kurz darauf die Wohnung.

»Ich überlege es mir, ich rufe an«, sagte ich ganz benommen.

Meine Gedanken überstützten sich. So viel Glück? Sollte ich zugreifen?

»Ich werde Ihnen helfen, wo ich kann«, bot mir Frau Reuser an. Hilfe von einer Frau, die ich vor zwei Stunden noch gar nicht kannte.

Nun gab es viel zu überlegen. Zweifel überkamen mich, dann aber umso mehr die Entschlossenheit. Dann wieder kleine Zweifel. War ich wieder entschlossen, dachte ich darüber nach, wie ich nun alles in die Tat umsetzen sollte.

Ein paar entsetzliche Tage folgten. Zur Gruppe ging ich nicht. Auch bei der Psychologin rief ich nicht an. Jetzt musste ich alles alleine mit mir abmachen.

Um Achtung vor mir selbst zu haben, musste ich handeln – endlich handeln!

In einer der nächsten Nächte hatte ich einen wundersamen Traum, den ich als Wegweisung auffasste. Ich hatte mir eine Wohnung angesehen. Als ich aus dem Haus trat, warteten meine Eltern auf mich. Mama lächelte mich glücklich an und Papa nickte mir zu, als wollte er sagen: »Nimm die Wohnung!«

Eine Nacht später schwebte ich von einem Hügel zum anderen. Leicht berührten meine Fußspitzen die grünen Wiesen einer wunderschönen Landschaft und ich schwebte sanft zum nächsten Hügel.

Wohlig und ausgeruht erwachte ich. Dieser Traum schien mir die Freiheit zu versprechen.

Herbert war nach Hause gekommen, hatte seine Tasche abgestellt und war noch einmal weggefahren.

Ich ging ins Esszimmer und sah aus dem Fenster. Dort unten stand Herbert und unterhielt sich mit Nachbarn. Schnell drehte ich mich um und nahm aus Herberts Aktentasche seinen Notizblock. Oktober – November. Wann musste er beruflich verreisen? Wir hatten Mitte Oktober. Ende Oktober nicht. Anfang November. Am Vierten hatte er etwas vor.

Einen Blick noch einmal aus dem Fenster. Alles klar. Am Elften musste er einen Tag nach Frankfurt. Dort war er einmal im Jahr. Dann fuhr Herbert rechtzeitig in der Frühe weg und kam spät wieder zurück. Das war mein Tag! Lieber ein paar Tage länger warten, aber ganz sicher sein, dass er weit weg war. Herbert an dem Tag meines Auszuges weit weg zu wissen, würde mir Sicherheit geben. Ich legte das Notizbuch zurück und sah meine schwarze Schmuckschatulle mit meinen Goldmünzen. Er nahm sie jeden Tag mit in die Firma. Ich ließ sie erst einmal in der Tasche. Ich hielt mich einen Moment für ein raffiniertes Frauenzimmer. Ein Dreckstück. Herbert hatte Recht. Quatsch! Am nächsten Tag quälten mich meine Zweifel noch mehr. Ich hatte eine Wohnung. Ich brauchte nur anzurufen. Ich tat es nicht.

Als ich am Abend Michael das feuchte Haar aus der Stirn strich, seine Wange streichelte und ihm einen Gute-Nacht-Kuss gab, war mir so weh ums Herz.

»Mama, ich bete jeden Abend zum lieben Gott, dass er dir die Kraft gibt, mit uns wegzugehen.«, sagte er leise.

Mein armer Kleiner, dachte ich. Seine Worte erschütterten mich. Ruhelos ging ich ins Esszimmer, sprang wieder auf und ging ins Bad. Ich betrachtete mich im Spiegel. Mama, ich bete jeden Abend. Mein Gott, er wartete auf meine Entscheidung. Auf meine Hilfe. Nur ich kann ihn aus diesem Familiendrama rausholen. Verdammt noch mal! Nun handle! Noch einmal soll er mich nicht bitten müssen. Wie oft hatte Marion schon zaghaft gefragt, ob ich nicht gehen möchte. Aber jetzt sieht es anders aus. Ich hätte eine Wohnung. Ich brauche nur zuzugreifen. Tu es! Sei nicht feige. Mein Spiegelbild sah mich streng an. Willst du leben?, fragte ich es. Verdammt, gib Antwort. Willst du leben oder dahinvegetieren, wie seit vielen Jahren? Ich muss für die Kinder leben. Nein, nicht nur für die Kinder. Ich will auch ein Leben für mich. Jawohl, auch für mich. Ich bin es wert, ich bin es wert! Ich will leben. Endlich leben. Und wieder hörte ich Michaels Worte: Mama, ich bete jeden Abend, dass du die Kraft findest. Vor Schmerz hätte ich schreien können.

Ruhig und beherrscht ging ich in Marions Zimmer. Sie saß am Schreibtisch. Sie schrieb nicht, sie las nicht, sie malte nicht, sie sah nur zum Fenster. Ich legte meine Arme um sie. Wie dankbar ich meinem Mädchen war, dass sie jetzt nichts sagte und nichts fragte. Ich wollte nichts erzählen, bevor ich alles in die Wege geleitet hatte. Kein Wort vorher. Bloß keine Versprechungen. Handeln! Erst handeln. Gleich morgen früh.

Marion lehnte sich an mich. Immer wieder wunderte ich mich, dass ich ihre Liebe noch nicht verloren hatte.

Am nächsten Tag rief ich bei dem Hausmeister an und zwei Stunden später hatte ich den Mietvertrag in der Tasche. Ich rief einen Spediteur an und vereinbarte einen Termin, an dem er sich die Sachen ansehen sollte, die er einpacken und einladen musste.

Fast drei Wochen lagen noch vor mir. Ich musste ruhig bleiben, so sein wie immer. Es kostete mich viel Kraft. Ich ging zu Inge, rief bei Bettina an. Ihre Hilfe lehnte ich für den Umzug ab. Der Zufall aber meinte es gut mit mir. Nach vielen Jahren traf ich Frau Grüter, unsere ehemalige Nachbarin, mit den beiden Jungen wieder.

»Wie geht es Ihnen denn? Sind die Kinder gesund? Wie geht es Marion, sie war doch damals viel krank? Ach, und der kleine Michael, das war ja so ein hübscher Kerl. Wie alt ist er denn jetzt?«

»Zwölf ist er schon.«

»Nun erzählen Sie doch mal etwas. Sie sind so still. Ich bin neugierig, ich möchte jetzt alles wissen. Da steht mein Auto. Wollen wir uns in den Wagen setzen?«

Wir setzten uns ins Auto und erzählten. Ich berichtete ihr auch davon, dass ich mich von meinem Mann trennen wollte. Sie sah mich erstaunt, fast erschrocken an.

Sie beneidete mich damals um meinen liebevollen, fürsorglichen Mann.

»Das tut mir aber leid, wirklich, Frau Kamper. Und nun zieht Ihr Mann aus?«

»Nein, ich ziehe aus, heimlich, ohne dass er es weiß. Mein Mann hat eine Trennung oder Scheidung stets abgelehnt.«

»Und wann ist es so weit?«

»Am 11. November.«

»Ich komme. Ich helfe Ihnen«, sagte sie, als wäre es das Selbstverständlichste von der Welt. Ihre Hilfe nahm ich an. Wenn wirklich irgendetwas schief laufen sollte, sie war stark genug, um damit fertig zu werden.

Wie ich die letzten vierzehn Tage verlebte, weiß ich nicht mehr. Die Stunden und die Tage wurden zur Ewigkeit. Ich war ständig bemüht, die Nerven zu behalten. Überlegenheit und Ruhe musste ich ausstrahlen, damit die Kinder Halt an mir hatten. Wie gelassen es meine Kinder aufnahmen, als ich ihnen sagte, dass wir ausziehen. Sie zeigten keine offene Freude, keine Begeisterung, sie sagten kein Wort dazu. Ernst sahen sie mich an und umarmten mich. Ich hörte von den beiden nicht ein einziges Gespräch darüber, keine Andeutung beim Spiel, keine Planung, keine Fragen. Das Gesagte, das Geplante existierte nur in jedem selber. Instinktiv wussten die beiden, wenn wir nicht darüber redeten, konnten wir uns auch nicht verplappern. So fühlte sich jeder in seinem Schweigen sicher. Jeder von uns schenkte dem anderen Sicherheit, keiner brachte den anderen durch eine unbedachte Bemerkung in Verlegenheit. Marion ging nicht mehr zu ihrer Freundin. Sie spielte ausdauernd mit Michael Winnetou und mit ihren Barbiepuppen. Geduldiger, zufriedener, gelöster. Sie lenkten sich ab. Es gelang ihnen prächtig, bis auf den letzten Tag.

In die Gruppe ging ich nicht, aber ich führte in den letzten drei Wochen lange Gespräche mit der Psychologin. Drei Tage vor meinem geplanten Auszug telefonierte ich wieder mit ihr und bat sie noch einmal um Hilfe.

»Mein Mann braucht Hilfe«, sagte ich ihr.

»Haben Sie Angst, er könnte sich etwas antun?«, fragte sie mich.

»Nein, deshalb habe ich keine Angst mehr. Die hatte ich lange genug, denn auch damit hatte er immer wieder gedroht. Wenn er sich jetzt umbringt, fühle ich mich nicht schuldig, das weiß ich ganz genau. Es würde mich nicht belasten. Ich denke nur, dass er mich andauernd belästigen wird, wenn er keine Hilfe bekommt.«

»Das muss ich leider ablehnen. Ich bin durch die vielen Gespräche mit Ihnen befangen«, antwortete sie mir.

»Er wird einen Schock bekommen, wenn er in die halbleere Wohnung kommt.«

»Ja, das wird er wohl. Ich könnte meinen Mann bitten, ihm zu helfen.«

»Das wäre sehr nett. Ich habe Hilfe gesucht und angenommen. Mein Mann hat niemanden.«

Am nächsten Tag sprach ich mit dem Seelsorger.

»Wie kann ich Ihrem Mann helfen? Was meinen Sie?«, fragte er ohne Umschweife.

»Wichtig ist, dass er erst einmal reden kann und er muss lernen, seinen Weg alleine weiterzugehen, weil diese Ehe kein Leben mehr ist, auch für ihn nicht. Das war eine Quälerei, mehr nicht. Wenn er die Achtung vor sich selbst nicht verlieren möchte, soll er uns in Ruhe lassen.«

»Ich werde alles versuchen. Was meinen Sie, wann er anrufen wird?«

»Am Donnerstagabend. Ich lege Ihre Telefonnummer auf den Tisch und schreibe, dass Sie und Ihre Frau in den letzten Wochen meine Vertrauten waren und dass Sie auf einen Anruf von ihm warten.«

»Vielleicht ruft er gar nicht an«, meinte der Seelsorger am anderen Ende der Leitung.

»Doch, er ruft an. Er hat sonst niemanden, mit dem er offen reden kann.«

»Ist gut! Ich weiß dann Bescheid. Ich wünsche Ihnen die Kraft, die Sie brauchen.«

»Ich melde mich nach dem Auszug noch einmal bei Ihrer Frau. Und vielen Dank für Ihre Hilfe«, sagte ich zum Schluss des Gespräches.

Am Abend nahm ich meine Goldmünzen aus der Schmuckschatulle, um die viele Gummibänder gewickelt waren. Ich legte Groschen hinein, damit sie ungefähr das Gewicht der Münzen ausglichen.

Leider hatte ich den Ratschlag meiner Schwester Eva missachtet und mein heimlich erspartes Geld immer wieder für größere, besondere Anschaffungen ausgegeben. Einmal Matratzen, dann neue Federbetten, mal eine teure Porzellanfigur, die ich Herbert zum Geburtstag geschenkt hatte, oder ich hatte Geschirr gekauft. Wie dumm ich war! Aber jetzt hatte ich meine Goldmünzen, so viel Erspartes, dass ich den Umzug bezahlen konnte und noch etwas für das tägliche Leben übrig behielt. Wöchentlich bekam ich ja das Geld für das Putzen. Ich wollte mir auch noch gleich eine andere Putzstelle suchen. Es wird schon alles klappen. Es muss!

Als die Kinder am Tag vor dem Auszug aus der Schule kamen, waren sie gereizt wie selten. Jedes ging in sein Zimmer und ärgerte sich über sich selbst. Zusätzlich wurden meine Nerven noch strapaziert, weil die Waschmaschine defekt war und Herbert den Handwerker für heute bestellte hatte. Er kam und die Rechnung, die dann zu begleichen war, brachte mich fast um den Verstand. Das Haushaltsgeld hatte ich gerade bekommen und Herbert sagte noch:

»Leg es erst einmal aus. Samstag hole ich dann Geld.«

Marion war für den Nachmittag mit Gaby verabredet. Michael und ich wollten in der Innenstadt am großen St. Martins-Umzug teilnehmen. Es war genau das Richtige, um sich an diesem letzten Tag abzulenken. Ich hatte Herbert gesagt, dass wir später nach Hause kommen. Er war in den letzten Tagen friedlicher als sonst. Jeden Schritt, jede Bewegung, jeden Gedanken erlebte ich bewusst, wie man es eigentlich selten tut. Alles beobachtete ich an mir. Ich bewunderte mich. Ich staunte über mich und doch kam ich mir vor, als handelte ich wie eine aufgezogene Puppe, die jetzt nur machen konnte, was ihr vorgegeben war.

Fröhliche Kinder zogen an uns vorbei und ich blickte zu Michael. Sein Gesicht war ernst. Auf dem Nachhauseweg, den wir ganz langsam zurücklegten, klingelte er dann aber doch noch an verschiedenen Türen und sang sein Martinslied, wenn die Tür geöffnet wurde. Zum Schluss unseres Umzuges ging Michael noch zu Inge. Sie wohnte im fünften Stock. Ich blieb unten und setzte mich auf einen Holzpflock, der als Abgrenzung zwischen Fußweg und Spielplatz diente. Tief atmete ich die klare, kühle Abendluft ein. Morgen – morgen. Der langersehnte Tag. Morgen – morgen. Steh ich das durch? Ich muss. Ich muss es schaffen. Morgen! Und bei dem Gedanken drehte sich mein Magen schon wieder um. Könnte ich doch meine Gedanken abstellen. Ich fand den Aus-Knopf nicht. Ich hob mein Gesicht zum Himmel. Wie still alles war und wie friedlich. Tausende von Sternen blinkten mir freundlich zu, als wollten sie mir Mut zusprechen. Morgen! Morgen um diese Zeit hast du alles überstanden. Morgen beginnt für dich ein neues Leben. Morgen. Und wieder drehte sich mein ganzes Inneres um. Ich atmete tief durch. Bleib ruhig, nur noch ein paar Stunden, dann hast du es geschafft. In den letzten Wochen hast du alles gut gemacht. Nun hältst du auch noch die wenigen Stunden durch. Bleibe ganz ruhig. Sieh die Sterne an. Heute strahlen sie nur für dich. Wie schön dieser Sternenhimmel ist. Wie schön er aussieht. Und ringsherum ist Ruhe. Stille – Ruhe. So ruhig musst du auch sein. Ich betete um Kraft mit dem Blick zu den Sternen.

Als Michael reichlich beschenkt zurückkam, gingen wir zu einer Telefonzelle. Ich rief bei Herberts Arbeitskollegen, Herrn Cramer, an. Obwohl ich inzwischen wusste, wie verschwiegen er war, rief ich erst am letzten Abend an.

»Haben Sie morgen Abend etwas vor?«, fragte ich ihn direkt.

»Nein, Frau Kamper, was ist denn?«

»Mein Mann braucht morgen Abend Ihre Hilfe, Sie müssen unbedingt Zeit für ihn haben.«

Er schwieg eine Weile, dann sagte er in seiner klugen, einfühlsamen Art:

»Ich verstehe. Ist es so weit?«

Darauf gab ich ihm keine Antwort. »Danke«, sagte ich nur kurz und legte auf.

Zu Hause war es friedlich. Herbert hatte sogar das Abendbrot für die Kinder vorbereitet. Und ich »raffiniertes Biest« hatte gestern Abend vorgeschlagen, dass Herbert und ich in ein Lokal gehen und ein Bauernfrühstück essen könnten. Herbert ging sofort darauf ein. Schlecht kam ich mir vor. Herbert musste annehmen, dass ich Nerven wie Drahtseile hatte. Aber ich tat es, um meine Nerven nicht unnötig zu belasten.

Als wir draußen waren, fiel mir ein Stein vom Herzen. Das war geschafft. Die Kinder brauchten Ruhe, ihre Nerven lagen blank. Jetzt hatten sie Ruhe. Oder sie konnten sich anschreien, wie sie es wollten.

Herbert bestellte sich ein Essen. Ich entschuldigte mich damit, dass ich so viel Süßes nach dem Martinsumzug gegessen hatte. Herbert glaubte mir und bestellte einen Magenbitter. Der tat mir gut. Dann tranken wir ein Bier und seltsamerweise erzählte Herbert viel von seiner Arbeit. Er drehte mir an diesem Abend weder seine Schulter noch seinen Rücken zu, wie er es sich angewöhnt hatte.

Wie schaffe ich das nur, hier so ruhig meinem Mann gegenüberzusitzen, den ich morgen verlassen werde? Wie sehr ich ihn einmal geliebt habe. Und was hat er mir alles angetan. Oft habe ich seinetwegen geweint. Wie oft war ich an seiner Seite verzweifelt. Alles ist vorbei. Gut, dass er nicht hinter meiner Stirn lesen kann. So endet also unsere Ehe. Ich empfand keinen Hass auf ihn. Verachtung? Auch nicht. Nicht mehr. Mitleid? Gleichgültigkeit? Egal, ich wollte den Abend lange hinauszögern.

»Ich muss morgen früh raus, lass uns gehen«, schlug Herbert vor.

Als wir um die Ecke bogen, hatte Herbert an diesem Abend keinen Grund über seine ungeratenen Kinder zu schimpfen, weil auch in Marions Zimmer kein Licht mehr brannte. Es fiel mir noch ein Stein vom Herzen.

Wir standen früh auf. Verständlicherweise hatte ich kaum geschlafen. Den Frühstückstisch deckte ich wie immer, blieb auch im Morgenmantel. Alles war wie jeden Morgen, nur früher, so brauchte ich die Kinder auch noch nicht zu wecken. Herbert verließ zwanzig Minuten vor sieben Uhr das Haus.

»Tschüss, bis heute Abend.« Ein letzter Kuss und er ging. Herbert drehte sich noch einmal um und ich sah an seinen Augen, an seinem Gesichtsausdruck, dass er mir noch etwas sagen wollte. Er zögerte, dann ging er. Als Herberts Wagen unten abfuhr, standen die Kinder auf. Im Nu waren wir angezogen, wir frühstückten und dann lief alles wie am Schnürchen. Kein Handgriff war überflüssig. Der Packer wusste, wenn der rote VW-Variant weg ist, darf er klingeln.

»Alles in Ordnung?«, fragte er.

Er holte Kartons, ein zweiter Packer kam dazu. Die Kinder packten ihre Sachen ein. Ich zeigte, was wir alles mitnehmen wollten, holte alles aus den Schränken und legte es bereit. Frau Grüter kam, dann der Möbelwagen und noch zwei kräftige Männer, die sofort die ersten Möbel nach unten trugen. Die Kinderzimmer wurden leergeräumt und unser Esszimmer, das ich einst mit so viel Liebe als Bauernstübchen eingerichtet hatte, nahm ich mit. Auch meine Matratze, mein Federbett, die Hälfte der Handtücher und Bettwäsche packte ich ein. Wohn- und Schlafzimmer, Küchen- und Flurmöbel ließ ich stehen. Die Möbelleute, Frau Grüter und die Kinder brachten alles zum Möbelwagen. Mir ging es so miserabel, dass ich glaubte, ich stehe es nicht durch. Aber die viele Arbeit lenkte mich immer wieder ab. Die Kinder sprachen kein Wort. Aber sie schleppten und schleppten und liefen treppauf und treppab. Zwischendurch sahen sie mich sorgenvoll an, wenn sie an mir vorbeiliefen. Ich war froh, dass Frau Grüter oft an meiner Seite stand und mir Mut zusprach.

»Sie schaffen es, wir schaffen es. In zwei Stunden sind wir weg. In einer Stunde sind wir weg. Gleich haben wir es geschafft. Gleich sind wir hier raus. Gleich haben Sie das Schlimmste überstanden. Wenn wir erst raus sind, geht es Ihnen besser, Sie werden es sehen.«

Sie war ein Schatz.

Ich schrieb noch ein paar Zeilen an Herbert: »Du hast mir keine andere Wahl gelassen, als unsere Ehe so zu beenden. Für uns alle ist es besser, wenn wir getrennte Wege gehen. Eine anständige Trennung wäre mir lieber gewesen. Wenn du Hilfe brauchst oder mit jemandem sprechen möchtest, ruf diese Nummer an. Lilo.«

Noch einmal ging ich durch die Räume, dann zog ich die Tür hinter mir zu. Wir stiegen in Frau Grüters Wagen, und als sie anfuhr, wurde mir von Sekunde zu Sekunde leichter. Ist es wahr? Ist es wirklich wahr? Fahre ich in die Freiheit? Ich atmete tief durch, schloss die Augen und lehnte mich zurück. Freiheit!

Mir war noch leichter, als wir in unserer neuen Wohnung ankamen. Ich hatte sie, seit ich den Mietvertrag unterschrieben hatte, nicht mehr betreten. Marion und Beate hatten sie notdürftig ausgefegt. Unwichtig. Jetzt war es unser neues Heim. Und dann wurde nach einer Pause unser Hab und Gut hineingetragen.

Energisch schob mich Marion ins Badezimmer.

»So Mama, ich habe dir Badewasser eingelassen. Da liegt ein sauberer Schlafanzug, und wenn du fertig bist, essen wir Abendbrot.«

Ohne Widerspruch tat ich, was sie sagte. Als ich in die Küche trat, war der Abendbrottisch liebevoll gedeckt. Sogar eine Kerze hatte sie angezündet. Anschließend stand ich am Fenster und sah auf die vielen Lichter in der Ferne. Links und rechts lehnten sich die Kinder an mich. Ich legte meine Arme um sie. Ich fühlte mich gut, frei und leicht.

Tief und fest schlief ich in dieser Nacht, und als ich am Morgen erwachte, musste ich erst überlegen, wo ich war.

Am zweiten Abend wagte ich mich in der Dunkelheit nach draußen. Der Tag war anstrengend gewesen und ich wollte mit meinen Gedanken alleine sein. Von einer Telefonzelle aus rief ich erst einmal die Psychologin an.

»Es hat alles geklappt«, erzählte ich ihr.

»Und wie geht es Ihnen jetzt?«

»Ich bin so froh, dass ich es geschafft habe.«

»Ihr Mann hat hier tatsächlich angerufen. Mein Mann hatte ein sehr langes Gespräch mit ihm. Und er hat Ihren Mann dazu überredet, erst einmal ein paar Tage wegzufahren. Das will Ihr Mann auch tun und er will es auch akzeptieren, dass Sie Ihren eigenen Weg ohne ihn weitergehen wollen.«

»Ja, das ist gut«, antwortete ich erleichtert.

Ich ging um den großen Häuserblock. Vor einem Feld blieb ich stehen. Ich hatte es endlich geschafft, mich aus dieser schrecklichen Ehe zu befreien. Ich konnte stolz auf mich sein. Ich hatte keinen Feind mehr. Er kann mich nicht mehr demütigen, nicht mehr klein machen. Ich bin geflüchtet. Herbert hat mich in die Situation gebracht, wegen der er seine Mutter immer bedauerte. Und doch hat Schwiegermutter es in einer Beziehung leichter gehabt, dachte ich. Sie konnte ihren Kindern von einem guten, lieben Papa erzählen. Ich ließ meine Tränen fließen. Lange Zeit hatte ich nicht mehr geweint, weil ich wie versteinert war. Als ich nach Hause ging, hatte ich mich wieder gefasst.

Herbert machte keinerlei Schwierigkeiten. Er bat mich zwar, zurückzukommen. Auf mein striktes Nein hin blieb er aber gefasst. Er bemühte sich sogar, dass ich in unsere Wohnung zurückziehen könnte, weil sie preiswerter und größer war. Mit den großen Möbelstücken konnte er nichts mehr anfangen, denn er musste sich in der kleinen Wohnung, die er gemietet hatte, neu einrichten. Aber unsere alte Wohnung bekam ich nicht.

»Eine Frau, die ihren Mann verlässt, bekommt von mir keine Wohnung«, hatte sein Chef gesagt.

Mir war es recht. Zu einem neuen Anfang gehört wohl eine neue Wohnung.

Zuhause war für mich zu einem Wort geworden, dass wie die schönste Musik klang. Auf dem Weg von der Arbeit zurück freute ich mich auf mein Zuhause. Wenn ich beim Einkaufen war, beglückte mich der Gedanke, dass ich gleich wieder in meine Wohnung gehen würde. Kam ich vom Gruppengespräch nach Hause, war jeder Schritt, den ich ging, so leicht und federnd. Ich hatte das Gefühl, als wäre ich mehr aus Watte als aus Fleisch und Blut. Ich sah unsere erleuchteten Fenster, mir wurde so warm ums Herz. Wie glücklich ich war! Mein Zuhause. Ich hatte endlich ein Zuhause, in dem ich mich geborgen fühlte.

Ich nahm noch zwei Putzstellen an, sodass ich jeden Vormittag unterwegs war. Die Kinder aber spielten jeden Tag »Ehestreit«. Am liebsten hätte ich mir die Ohren zugehalten. Da musste ich alle Schimpfworte wieder hören und erfuhr, wie sie die vielen Streitereien empfunden und erlebt hatten. Sie tobten und schrieen sich an. Sie verarbeiteten ihre Vergangenheit und ich ließ sie gewähren. Es war gut so, denn bald gaben sie Ruhe und waren friedlich. Wir verlebten ein wunderschönes Weihnachtsfest mit Familie Reuser. Auch unser gemeinsamer Jahreswechsel war sehr lustig. Mit der Gruppe verbrachte ich ebenfalls glückliche Stunden.

Zu Hause amüsierten wir uns über Michaels sonderbaren Appetit. Vierzehn Tage lang stand er nur auf Spinat. Dann wollte er am liebsten morgens, mittags und auch abends nichts als Sahneheringe essen. Vierzehn Tage später wollte er am laufenden Band nur Sahne trinken. Sein Acetonämisches Erbrechen hat sich nie mehr eingestellt.

Karnevalsamstag wollte die Gruppe feiern. Christian, dieser braungebrannte Typ aus der Selbsthilfegruppe, lebte nach der Scheidung von seiner Frau in einem großen Gartenhaus, deshalb hatte er Platz zum Feiern. Frau Reuser lieh mir ein flottes Kostüm. Als ich es anprobierte und vor dem großen Spiegel stand, freute ich mich. Frech sah ich in der weißen Latzhose aus, die meine schlanke Figur betonte. Ein kesses Nickituch, Ringelsöckchen und flache Schuhe dazu. Toll. Ausgelassen und fröhlich feierten wir. In der Küche erledigte ich zwischendurch den Abwasch. Christian kam dazu und trocknete ab. Er gefiel mir mehr, als ich wollte. Hatte ich mir nicht vorgenommen, mich vorläufig für keinen Mann zu interessieren. Die Nase hatte ich doch gestrichen voll. Später einmal. Die Kinder hatten Anspruch darauf, endlich eine Mutter zu haben, eine Mutter, die liebevoll war, auch konsequent, wann immer sie es für richtig hielt.

Trotzdem hatte ich, als Christian mich nach Hause brachte, den Wunsch, er würde mich küssen.

Marion wurde ein munteres, fröhliches Mädchen. Sie war viel mit Beate zusammen, aber auch Gaby kam noch oft zu uns. An den Karnevalstagen lief sie kostümiert und geschminkt durch die Straßen und erzählte von den ersten kleinen

Flirts und Schwärmereien.

Plötzlich ging es Michael wieder schlechter, aber den Karnevalszug in der Innenstadt wollte er unbedingt sehen. Zu Dritt standen wir am Straßenrand, als die geschmückten Wagen, die Tanzgruppen und die Musikanten an uns vorbeizogen. Kamellen wurden geworfen. Michael stand unlustig, müde und schlapp gegen mich gelehnt.

Müde war er auch in der folgenden Zeit. Er schlief den ganzen Tag, mochte nichts essen, nichts trinken und ich weckte ihn nur zu den Tabletteneinnahmen. Am dritten Tag schlief er immer noch so viel. Holte ich ihn aus dem Bett und brachte ihn zur Toilette, musste ich ihn mehr tragen als führen. Dann sackte er ins Bett zurück. Ich rief Dr. Hoffmeister an.

Tabletten-Unverträglichkeit stellten die Ärzte fest. Zwei Medikamente wurden sofort abgesetzt, dafür bekam er vorübergehend ein anderes. Jeden Tag fuhren wir in die Klinik. Als er sich erholt hatte, fand der Arzt auch endlich das Medikament, das bei Michael die wenigsten Nebenwirkungen zeigte, das ihm half und das er über Jahre einnehmen konnte.

Als ich wieder in die Gruppe ging, löste sich der Schock. Dass ich meinen Jungen fast vergiftet hätte, machte mir sehr zu schaffen. Mich erfasste das heulende Elend, alle waren baff.

»Lilo, du weinst? Du hast doch noch nie geweint. Was ist denn passiert?«

Ich konnte nicht sprechen.

Christian brachte mich mit seinem Wagen nach Hause.

Michael erholte sich zusehends. In dem neuen Wohngebiet lernte er seinen neuen Freund Markus kennen. Michael wurde ein Junge, der balgte, der gerne mit dem Fahrrad fuhr und sich zum Fußballspiel verabredete. Aber mit seinen wachsamen Augen und seinem ausgeprägten Feingefühl musste ich vor ihm immer auf der Hut sein, damit er weder meine Sorgen noch kleinen Kümmernisse wahrnahm.

Bald darauf waren die Kinder soweit, dass ich ihnen einen erneuten Umzug zumuten konnte. Die Miete war für meine Verhältnisse viel zu hoch. Ganz spontan war ich eines Tages in eine Hausverwaltung gegangen und der Hausverwalter hatte erstaunlicherweise sofort eine Wohnung für mich, die vor fünf Minuten gekündigt worden war.

»Gerade eben«, sagte er begeistert, »die können Sie haben.«

Als ich die Wohnung renovierte, stand Christian jeden Tag nach seiner Arbeit strahlend in der Tür und packte wie selbstverständlich bei allen Arbeiten mit an. Stillschweigend erledigte er Arbeiten, die ich noch gar nicht hätte machen können. Die Kinder mochten ihn. Michael mit seinem Scharfsinn hatte, bevor ich es bemerkte, längst erkannt, dass mich Christian sehr mochte.

»Wäre es nicht schön, wenn wir eine Familie wären?«, meinte er.

Als Christian mich das erste Mal in seine Arme nahm, war es um mich geschehen.

»Nun weiß ich wieder, wofür ich arbeite«, sagte er. Als ich in die neue Wohnung zog, holte auch Christian wenig später seine Habseligkeiten. Wir mussten lachen, als wir seine Sachen auspackten. Wir hatten nun alles doppelt oder gar nicht.

»Wie unkompliziert du bist. Wie konnte dich dein Mann gehen lassen?«, sagte Christian einmal zu mir.

»Er hat mich nicht gehen lassen, ich habe mich heimlich davonstehlen müssen. Wie gut, dass ich es getan habe, sonst hätten wir uns nie kennen gelernt«, lachte ich ihn glücklich an. Ich war verliebt. Niemals hätte ich es für möglich gehalten, dass ich mich noch einmal so verlieben könnte.

»Ich könnte vor Glück weinen, weißt du das?«, sagte Christian.

»Noch vor kurzem habe ich zu jemandem gesagt, dass ich mich noch einmal richtig verlieben möchte. Meine Lilofee, du bist meine Lilofee.« Bei diesen Worten zog er mich zärtlich in seine Arme.

Lilofee. Wie lange war das schon her, dass ich so genannt wurde. Mir wurde so warm uns Herz, ich fühlte mich geborgen.

Jeder neue Tag wurde ein Geschenk für uns. Am Abend gingen wir Hand in Hand durch die Felder. Anschließend saßen wir auf dem Balkon und lauschten in die laue Sommernacht. Ich erlebte leidenschaftliche Stunden, die ich lange nicht erlebt hatte.

Nun dachte ich auch an eine berufliche Veränderung.

»Handwerklich begabte Frau gesucht«, las ich rein zufällig in der Zeitung. Nicht weit von uns entfernt. Ein kurzer Anruf. Fünfzehn Minuten später stellte ich mich vor. Herr Struwenreich erklärte mir etwas von einem Modul.

»Dies ist eine Zeichnung, dies ist das Modul. Können Sie etwas erkennen?«, fragte er mich.

Ein Blick und ich antwortete: »Das ist das, und das ist das.« Ich zeigte vom Modul auf das Papier.

Von 120 Bewerberinnen bekam ich die gutbezahlte Halbtagsstelle.

Wieder einen Schritt weiter.

An den Gruppengesprächen nahm ich nicht mehr teil, die anderen Teilnehmer wurden mir zu vertraut. Die privaten Einladungen machten mir Angst, weil sie schon fast Familienfeiern gleichkamen. So zog ich mich zurück und hoffte, dass sich meine Unsicherheit nun langsam von alleine geben würde, denn die vielen Veränderungen veränderten auch mich. Ein neuer Beruf, die Kinder, die Veränderungen der Kinder, meine Liebe zu Christian, der Haushalt. Mein Leben war vollgepackt.

Mit Waltraud telefonierte ich noch oft. Sie wartete förmlich auf jeden Anruf und freute sich und machte sich meinetwegen Sorgen.

»Du hättest anspruchsvoller sein müssen. Dein Mann hat viel zu viel bekommen.«

»Das Wertvollste habe ich bei mir und das sind die Kinder«, antwortete ich.

»Trotzdem, so wie er dich behandelt hat, hätte er es verdient, dass er Unterhalt zahlen müsste, Lilo. Und wie lange du es ausgehalten hast. Meine Güte, nein!

Wenn ich daran denke.«

»Ich weiß, dass ich mindestens zwölf Jahre verschenkt habe. Aber es lässt sich nicht mehr ändern, Waltraud. Es ist vorbei. Das zählt jetzt. Ich denke nicht daran, was einmal war. Ich denke an Heute, an Morgen. Ich werde mir doch nicht den Kopf zerbrechen, über das, was ich alles verkehrt gemacht habe und doch nicht mehr ändern kann. Würde ich jetzt ständig darüber nachdenken, würde ich kein Ende finden. Ich habe es eben nicht früher geschafft. Ich würde wieder etwas versäumen, ich würde das Heute versäumen. Verstehst du, was ich meine? Ich habe doch schon so viel versäumt. Für mich darf nur das Heute zählen.«

Ich wollte wirklich nicht mehr an das Gestern denken und wenn, dann voller Dankbarkeit, das überstanden zu haben. Wehmütig wurde mir nur ums Herz, wenn ich Kinder lachen und toben sah, wenn sie ihren Eltern widersprachen und sich selbstbewusst und ohne Angst mit ihnen anlegten. Wie gerne hätte ich meinen Kindern nur einen Teil dessen weitergegeben, was ich einmal von meinen Eltern erhalten hatte. Dieser Gedanke wird mir Zeit meines Lebens die Tränen in die Augen treiben. Ich erinnere mich an ein Gespräch mit meinen Eltern, als ich mal fragte:

»Wie kann ich das je wieder gutmachen, was ihr alles für mich getan habt?«, und sie darauf antworteten:

»Kind, gib es an deine Kinder weiter, dann ist es gut.«

Ich habe so wenig weitergeben können. Nie mehr konnte ich das Versäumte gutmachen.

Mit Inge traf ich mich nur noch selten. Irgendwann hatte sie einen Freund und die Telefongespräche mit ihr wurden immer seltener. Die gute Freundschaft mit Hans und Bettina ging bedauerlicherweise auch zu Ende.

Dr. Hoffmeister verließ die Uniklinik und Dr. Alfons, Michaels Sprachpädagogen, traf ich noch einmal zufällig auf der Straße. Er freute sich über meine Entscheidung.

Frau Reuser half ich bei ihrem Umzug in eine andere Wohnung und ich war froh, dass ich mich revanchieren konnte.

Zu Christian empfand ich eine tiefe Liebe. Seine ruhige Art war es, die ich jetzt brauchte. Den großen Redner hatte ich ja lange genug gehabt. Christian engte mich nie ein und er verstand meine Sorgen. Still stand er in schlimmen Situationen an meiner Seite und schenkte mir dadurch Kraft.

Doris rief mich eines Tages an und fragte, ob sie mich besuchen könnte.

»Du hast es also doch noch geschafft«, stellte sie lächelnd fest. »Weißt du, ich habe dich immer bewundert, wie du das alles ausgehalten hast.«

Ich war erstaunt, dass sie so etwas sagte.

»Habe ich dich nicht genervt? Jahrein, jahraus hast du immer wieder die gleiche Leier von mir gehört.«

»Nein«, antwortete sie, »genervt hast du mich nie. Du hast nie gejammert. Du konntest dich nur nicht entscheiden. Das tat mir immer so leid. Du brauchtest viel Zeit. Aber nun hast du es geschafft.«

Sie zog kurz darauf in eine andere Stadt. Bernd, der noch immer bei seinen Großeltern lebte, kam aber regelmäßig an manchen Wochenenden zu uns und in den Ferien verbrachte er oft ein oder zwei Wochen in unserer Familie.

Auf den Tag genau, nach 21 Jahren, wurde meine Ehe geschieden. Für mich war es ein guter Tag. Herbert weinte bei der Scheidung. Zu meiner Überraschung lud er mich ins Café ein und ich ging mit. Bei einem Kännchen Kaffee, die Tasse jeweils nur halb gefüllt, überstand ich dieses Beisammensein ohne Komplikationen.

## *Die Angst ist nicht vorbei*
### *1986*

In der kleinen Elektronikfirma lernte ich elektronische Leiterplatten mit Dioden, Kondensatoren, Widerständen und Transistoren zu bestücken und mit Hunderten von diesen Bauteilen, die es wiederum in vielen, vielen verschiedenen Stärken von Kilowatt und Ohm gab, einzulöten. Viel Spaß machte mir diese Arbeit. Da ich nur vier Stunden täglich tätig war, unterbrach ich meine Arbeit mit keiner Pause. Wegen Aufgabe der Firma hielt ich ein Jahr später meine Kündigung in den Händen. Mich traf fast der Schlag. Zwei Tage war ich geknickt, dann schlug ich mal wieder das Telefonbuch auf, rief eine Firma dieser Art an, hatte am nächsten Tag ein Vorstellungsgespräch und eine neue Arbeit. Eine Vollbeschäftigung.

Wieder ein Schritt weiter. Meine Kündigung hatte mir Glück gebracht. Nun hatte ich auch keine Geldsorgen mehr.

Alles, aber auch alles hätte nun so schön sein können. Natürlich war es anstrengend für mich, neben meiner Arbeit einen Vierpersonen-Haushalt zu versorgen. Was mich nun wie Keulenschläge traf, war zu erfahren, was aus mir geworden war. Wenn ich auch gut mit meiner Arbeit fertig wurde, so merkte ich erst jetzt, dass meine Angst vor Menschen sich nicht verlieren würde, sondern immer größer wurde. Es war mir, als ob ich als Nichtschwimmerin ins Meer gestürzt wurde. Ahnungslos nahm ich in dieser großen Firma, in der über tausend Leute beschäftigt waren, eine Arbeit an und wusste nicht, wie ich damit fertig werden sollte. Ich scheute die Menschen, ich mochte nicht mit ihnen reden. Mir brach der Angstschweiß aus, wenn jemand neben mir stehen blieb und mich ansprach. In die Pause zu gehen, fand ich schrecklich. Ich hasste die Betriebsversammlungen, die vielen Besprechungen, die Geburtstagsfeiern, die Betriebsausflüge, die Weihnachtsfeiern. Alle freuten sich, wenn wieder eine Feier angekündigt wurde. Mir wurde jedes Mal hundeelend. Krank war ich geradezu und statt zwanzig Minuten in der Kantine zu sitzen, hätte ich freiwillig und liebend gerne zwei Stunden gearbeitet. Mir wurde bewusst, jetzt erst richtig bewusst, wie kaputt ich war. Zuerst glaubte ich, wenn ich alles mitmachte, alles mitfeierte, gegen meine Unsicherheit anginge, würde sie sich verlieren, die Angst würde abklingen. Ich täuschte mich gewaltig. Mein Berufsleben wurde der reinste Spießrutenlauf. Ich war Stresssituationen ausgeliefert, die mich total fertig machten. Nicht die leiseste Kontrolle hatte ich über mich.

Natürlich erlebte ich auch Feiern, die glimpflich abliefen. Da schlug ich mich Tage und Nächte mit dieser Erwartungsangst rum, malte mir die schlimmsten Situationen aus, überlegte krampfhaft, wie ich damit umgehen sollte, wie ich mich verhalten, wie ich reagieren, am besten antworten oder einer Frage ausweichen konnte. Ich steigerte mich so hinein, dass ich mit dem Gedanken spielte, zum Arzt zu gehen, um mich krankschreiben zu lassen. In der Nacht vor der Feier machte ich kein Auge zu, bei der Arbeit war ich unkonzentriert. Regelrecht schlecht war mir. Ich beneidete meine Kolleginnen, die sich alle auf den Nachmittag freuten, die schnell ihren Arbeitsplatz aufräumten und sich schminkten, um rechtzeitig in der Kantine zu sein. Mit Herzrasen und nassgeschwitzten Händen folgte ich ihnen, um auch zeitig dort zu sein, damit ich einen Platz ergattern konnte, der mir Schutz gab. Am Rande, in einer Ecke oder gegenüber von Personen, die so viel über sich und andere redeten, dass sie mich glatt übersehen würden. Es folgten Ansprachen. Ich nahm ein halbes belegtes Brötchen. Kaffee nicht, dafür ein halbes Glas Orangensaft, wenn ich das Glück hatte, dass sich jemand anbot, es mir einzuschütten, weil er sich gerade selbst bediente. Alle sah ich heiter lachen und erzählen. Mein Blick wanderte immer wieder zu der großen Uhr. Wann gehen die Ersten? Welchen Grund kann ich haben, um den Raum zu verlassen? Nach Hause durfte ich noch nicht, meine Arbeitszeit war noch nicht beendet. Ein Blick zur Uhr. Der Zeiger rückte gerade eine Minute weiter. Hannelore, die mir gegenübersaß, erzählte gerade etwas Lustiges. Ich sah zu ihr. Wir redegewandt sie ist, wie selbstsicher, immer darauf bedacht, im Mittelpunkt zu stehen. Einfach toll. Konnte sie mir doch etwas von ihrer Sicherheit abgeben. Bei den Gedanken war der Zeiger wieder etwas weitergerückt. Ich verhielt mich so, als hätte ich zugehört. Die anderen lachten, also lachte ich auch. Ich versuchte, hinzuhören. Reiß dich doch mal zusammen, sagte ich mir.

Einige standen auf, rückten ihre Stühle, sie tauschten ihre Plätze. Meine Angst begann erneut. Mir wurde schwindelig. Um mich abzulenken, griff ich zu meinem Glas, nippte aber nur. Ein wenig Saft sollte im Glas bleiben, damit ich mich jederzeit, mit einmal Nippen, ablenken konnte. Dass die Zeit auch so langsam lief. Mir war, als säße ich schon Stunden hier. Es war so anstrengend. Es war entsetzlich. Neben mir wurden zwei Plätze frei. Mein Vorgesetzter setzte sich zu mir. Ich hätte ihn zum Teufel jagen können, doch er zog mich in ein Gespräch. Irgendwann erzählte er, dass er der Meinung sei, nichts in seinem Leben erreicht zu haben. Er fühlte sich ein wenig als Versager. Ich hörte zu. Er hatte auch ein Problem. Dadurch fühlte ich mich sicherer. Trotzdem war ich froh, als der Nachmittag zu Ende war. Ein Zentnergewicht fiel von mir ab. Jetzt duschen und unter die Bettdecke kriechen können. Vor allen Dingen schlafen. Den Schlaf der letzten Nacht nachholen. Nicht mehr denken. Wie oft ich in solchen Augenblicken an Tabletten dachte.

Zu Hause wartete meine Familie aufs Essen, auf Gespräche, auf Liebe. Ich hatte keine Stunde für mich.

Wenn ich am nächsten Morgen zur Arbeit ging, war ich froh, dass der gestrige Tag, zwar unter enormer Anspannung, aber doch glimpflich überstanden war. Einige peinliche Minuten durchlebte ich noch einmal und ließ sie anders abspielen. Machte mir Vorwürfe, dass ich nicht einfach alles locker auf mich zukommen lasse. Nicht weiter denken. Gestern war gestern. Heute ist ein neuer Tag. Heute wird es besser sein. Jetzt geht es mir gut. Nur das zählt. Das ist wichtig. Ich bin gesund. Ich kann gehen und sehen. Ich kann arbeiten. Ich habe eine Arbeit. Ich werde geliebt. Was will ich noch mehr? Bei diesen Gedanken wurde mein Schritt flotter.

»Du strahlst schon wieder am frühen Morgen«, stellte eine Kollegin fest, der ich als erste begegnete. Ich begann mit meiner Arbeit. Ich war ruhig. Eine Stunde später sollten wir zum Chef kommen. Eine Besprechung. Schon wieder. Musste das sein? Wieder etwas, was mich beunruhigte. Kamen schon wieder Situationen auf mich zu, denen ich nicht gewachsen war? Ich wurde nach einer kurzen Phase der Ruhe wieder herausgerissen.

Die Besprechung fiel dieses Mal ganz kurz aus. Wir brauchten uns gar nicht erst zu setzen. Wir sollten nur auf ein neues Bauteil achten. Kurz und schmerzlos war die Besprechung. Es hatte sich nicht gelohnt, sich nur eine Sekunde darüber Gedanken zu machen. Das werde ich auch nie wieder tun. Wozu nur? Ich hatte überhaupt keinen Grund. Ich hatte mich so gut eingearbeitet.

Dadurch, dass ich vor Jahren bei der Eheberatung und auch bei Psychologen in Behandlung war, wusste ich, dass ich unter regelrechten Panikattacken litt.

Noch hatte ich die Hoffnung auf Besserung, ohne professionelle Hilfe annehmen zu müssen, nicht aufgegeben. Ich kämpfte mich von einer Besprechung zur anderen.

Mir wurde klar, wie viele Jahre ich von der Gesellschaft ausgesperrt war. Nach den Feiern und wöchentlichen Zusammenkünften mit meinen Geschwistern lief kaum noch etwas an Geselligkeit. Wie lange war das schon her? Damals, als wir noch in Hamburg wohnten und Michael noch nicht geboren war. Und dann wurden aus wenigen Feiern Eifersuchtsszenen. Es war kein Wunder, dass ich so geworden war. Dann aber dachte ich an die vielen Menschen, die einen Grund hatten, vor Angst umzukommen. Sie hatten ein triftigen Grund. Sie hatten Angst, die verständlich war. Angst wegen einer Krankheit, Angst um ihr Leben, Angst vor dem Tod, Angst um ihr Kind. Alles Ängste, die begründet waren. Ängste, die jeder begreifen konnte.

Meine Angst war unbegründet. Meine Angst konnte ich nicht akzeptieren. Einbildung. Verdammt, ja sie war Einbildung. Aber sie war da! Ich hatte Angst vor meinem Mann, das konnte ich verstehen. Oft hatte ich Angst um Michael. Das konnte ich auch verstehen. Hätte ich Angst vor der Dunkelheit, vor Gewitter, ich könnte es verstehen. Aber Angst, dass ich versage, Angst, dass ich stottere, nicht die richtigen Worte finde, weil ich vor Verlegenheit rot werden könnte, Angst, dass jemand bemerken würde, dass meine Hände zitterten, dass ich vor Aufregung keine Luft bekam, dass mir der kalte Schweiß ausbrach. Nein, das konnte ich nicht verstehen.

Ich muss mich ändern. Ich muss die Angst überlisten. Einfach nicht an sie denken. Dann bleibt sie weg. Sie lässt mich in Ruhe. Sie muss sich von mir abwenden, weil ich nicht länger ihr Opfer sein will.

Als ich das nächste Mal angesprochen wurde, stand sie schon wieder beharrlich neben mir.

Auch vor dem ersten Betriebsausflug wollte ich nicht kneifen, obwohl ich wusste, dass ich stundenlang wie eine Gefangene im Bus verbringen musste. Wir fuhren Richtung Süden, immer am Rhein entlang. Das Wetter war herrlich und die Stimmung schien bei allen gut zu sein. Ein Reiseführer erklärte die vorbeiziehende Landschaft, Berge, Felsen und Burgen, machte hier und dort eine lustige Bemerkung oder einen kleinen Witz. Es wurde viel gelacht. Auch für mich hätte die Fahrt schön sein können, aber meine Gedanken eilten der Fahrt voraus, denn ich wusste, dass wir bald eine Pause in einem Restaurant einlegen würden. Nach der Weiterfahrt sollte das Mittagessen, Kaffeetrinken und Abendbrot folgen. Mich quälten Gedanken, die sich nicht abstellen ließen. Liebend gerne säße ich jetzt an meinem Arbeitsplatz, aber ich wollte ja kämpfen.

Ich versuchte mich auf die Erzählungen des Reiseführers zu konzentrieren. Sagen hatten mich doch schon als Kind interessiert. Ich hatte sie alle gelesen. Jetzt konnte ich die Burgen bewundern. Eine sollte nach dem Frühstück besichtigt werden.

Noch von der Pause im Lokal total mitgenommen, verlor ich bei der Besichtigung fast den Verstand. Eingeengt von den vielen Kolleginnen und Kollegen sollten wir auf einer schmalen Wendeltreppe nach oben auf die Burg steigen, wo uns eine wunderbare Aussicht versprochen wurde. Ich ließ mich zur Seite drängen, blieb stehen, ließ alle vorbeigehen, und als die letzten zwischen den Mauern verschwunden waren, stand ich alleine in den Gemäuern. Ich sah auf die Stufen, machte vorsichtig einen Schritt zur nächsten Stufe, dann noch einen Schritt nach oben. Ich sah die Rundung des Ganges, in der die Treppe nach oben ging. Keinen Schritt wagte ich weiterzugehen. Ich blickte nur auf Gestein und Gewölbe. Es drohte mich zu erdrücken. Panik erfasste mich. Nichts als zurück. Ich stand wieder in dem Raum, von denen die Folterkammern abgingen. Wohin? Den ganzen Weg zurück. Wo sind wir hergekommen? Ich suchte. Ich fand den Weg, rannte zum Parkplatz, wo unsere Busse standen, und setzte mich in den Bus.

Später kamen fröhlich lachend alle anderen und stiegen in die Busse. Ich bemerkte, dass ich in einem verkehrten Bus Platz genommen hatte. Wie gelähmt saß ich auf meinem Platz und konnte mich nicht von der Stelle rühren. Meine Güte, steig aus und setz dich wieder in den richtigen Bus. Ich tat es erst, als ich gesucht wurde. Es war mir so entsetzlich peinlich. Wäre ich doch bloß zu Hause geblieben. Der Tag war schrecklich für mich; alles, was noch folgte, nahm ich vor tausend Ängsten nicht richtig wahr. Das Mittagessen war die reinste Qual. Mein Glas Wein rührte ich nicht an, eine Kollegin freute sich, dass sie es bekam. Bei der Ortsbesichtigung ging ich einfach mit; ich sah nichts, ich hörte nichts. Die Rückfahrt war noch das Gnädigste, was ich auf dieser Fahrt erlebte.

Nie mehr tue ich mir so etwas an! Nie mehr, das schwor ich mir.

Ich bin wirklich nie wieder mitgefahren.

Nach diesem Erlebnis häuften sich meine Angstanfälle in Situationen, wo ich sie am allerwenigsten erwartet hätte.

Ich sah ein, dass es so nicht weitergehen konnte.

Um mir den weiten Weg zum Psychologen zu ersparen, suchte ich ganz in meiner Nähe eine Ärztin auf. Ich erzählte ihr von meinen Ängsten und den vergeblichen Bemühungen, sie in den Griff zu bekommen, erzählte ihr aber auch, dass es mir schon viel, viel schlechter gegangen war. Sie hörte zu und fragte, ob ich Selbstmordgedanken hätte.

Als ich verneinte, sah sie mich lange an. Sie glaubte mir nicht und konnte mir auch die beschriebene Angst nicht abnehmen.

»In unserer Praxis beginnt jetzt eine Gruppe, in der Autogenes Training erlernt wird. Nehmen Sie doch daran teil«, schlug sie mir vor.

»Das kenne ich schon«, antwortete ich.

»Frischen Sie das Training auf, es schadet nichts und außerdem finden auch Gespräche statt. Wissen Sie, ich habe zur Zeit so viele junge, selbstmordgefährdete Klienten, dass ich Ihnen eine Behandlung abschlagen muss. Sie sind stark genug.«

Damit war ich entlassen.

Sollte ich jetzt stolz auf mich sein? Sollte ich mich freuen? Ich tat es nicht, sondern ging traurig nach Hause.

An dem Kursus nahm ich trotzdem teil. Nach dem Autogenen Training sprachen wir über unsere Probleme, nicht intensiv, eher oberflächlich. Ich fühlte mich dort in Gegenwart der anderen wohl, aber nur wegen des gedämpften Lichts. Helles Licht dürfte es nirgendwo geben, wo ich mich aufhielt, dachte ich.

Dr. Christen leitete die Gruppe. Er war auch bereit, mit mir Einzelgespräche zu führen. Weil er nicht mit der Krankenkasse zusammenarbeitete, musste ich die Behandlungen selbst bezahlen. Lange Zeit ging ich zu ihm. Er ging sehr auf mich ein, aber nach anfänglichen Erfolgen, trat keine Besserung mehr ein. An eine fürchterliche Situation erinnere ich mich noch besonders, als er mich in Hypnose versetzt hatte:

Es ist Mittagspause in der Firma. Ich sehe auf die Uhr, stehe auf und gehe in den Waschraum. Mir geht es gut, als ich meine Hände wasche. Ich gehe über den Hof und werde unruhig. Dann gehe ich ins Treppenhaus. Ich nehme die ersten Stufen und werde unruhiger, noch ein paar Stufen und ich bekomme Angst. Schreckliche Angst in der zweiten Etage. Auf den Stufen zur dritten Etage will ich um mich schlagen. Aber in der Hypnose liegen meine Arme unbeweglich neben mir. Ich habe das Gefühl, dass ich meinen Kopf hin und her werfe. Mein Gesicht verzerrt sich vor Angst, weil ich gleich die Kantine betreten muss. Ich schluchze auf.

Dr. Christen nahm sofort die Hypnose zurück.

Dieses Erlebnis schockierte mich so, dass ich die Kantine nicht mehr betrat. Ich ging auch nicht mehr durch das Treppenhaus. Ich wollte mich schützen. Ich wollte mich keiner Angst mehr ausliefern. Seit diesem Zeitpunkt verbrachte ich meine Pausen nur noch im Umkleideraum. Allein saß ich dort, aber ohne Angst. Wohl fühlte ich mich keineswegs. Ich fühlte mich bestraft. Ausgestoßen. Ich durfte früh aufstehen, durfte arbeiten, durfte eine Familie versorgen. Ich war da, wenn mich jemand brauchte, ich hörte zu, ich bangte und hoffte mit ihnen. Ich liebte sie. Aber ich durfte keine anständige Pause machen: Mit den Kolleginnen an einem Tisch sitzen, Kaffee oder Tee trinken oder einen Salatteller bestellen, ein wenig erzählen, ein wenig lachen. Nein. Ich saß in einem ungemütlichen Keller und kaute mein Brot.

Mädchen, denke nicht darüber nach. So, wie es ist, musst du zufrieden sein. Angst heißt für dich: Stress. In der Pause willst du keinen Stress.

Andere quälende Ängste verloren sich. Der tägliche Einkauf wurde für mich wieder die normalste Sache der Welt. In Ruhe kaufte ich ein, suchte aus, konnte Verkäuferinnen ansprechen, stand vor der Kasse, auch wenn sich dort eine Schlange gebildet hatte, redete mit der Kassiererin. Selig war ich, als ich das geschafft hatte. Auch die täglichen Busfahrten zur Arbeit machten mir keine Probleme mehr. Aber auch nur, weil ich intensiven Kontakt mied, der sich bildet, wenn man immer um die gleiche Uhrzeit mit denselben Leuten Bus fährt. Ein belangloses Gespräch an der Haltestelle war kein Problem. Im Bus hielt ich mich von den Stammplätzen dieser Leute fern. Meine Arbeitszeit aber war katastrophal. Um noch etwas für mich zu tun, nahm ich an einem Kursus der Volkshochschule »Selbstvertrauen kann man lernen« teil.

Eine gemischte Gruppe saß dort auf Hockern, Matratzen und Kissen. Klaus, der Kursleiter, sah uns der Reihe nach an und schwieg, nachdem wir uns alle mit unseren Vornamen vorgestellt hatten. Ich blieb ruhig, hörte aber das schnelle Atmen einiger Teilnehmer, die vielleicht noch gar keine Gruppenerfahrung hatten. Ich war sehr stolz auf mich, dass ich die Spannung aushalten konnte. Das Schweigen nahm erst ein Ende, als eine junge Frau in Tränen ausbrach. Die Spannung löste sich.

»Möchtest du über deine Probleme sprechen«, fragte Klaus.

Angelika schüttelte ihren Kopf. Dann wieder eine Zeit lang Schweigen. Wir sollten uns zu zweit gegenübersetzen und uns in die Augen sehen. Nicht dabei sprechen, nur ansehen. Es gelang mir so einigermaßen.

In einer der nächsten Sitzungen sollten wir Paare bilden. Einer würde zum Schluss übrig bleiben. Ich ahnte schon vorher, wer das sein würde.

Klaus fragte mich, wie ich mich fühlte.

»Was denkst du, wenn du alleine übrig bleibst?«

Ich zögerte die Antwort lange hinaus: »Ich fühle mich im Abseits.«

»Möchtest du es ändern?«

»Ich weiß es nicht. Ich bin es gewohnt, im Abseits zu stehen.«

»Seit wann stehst du im Abseits?«

»Schon lange, sehr lange.«

»Wolltest du jetzt bei diesem Spiel alleine bleiben?«

»Ich glaube ja, ich ziehe mich bewusst zurück.«

»Bist du glücklich dabei?«

»Nein.«

»Wie fühlst du dich jetzt?«

»Mir ist zum Heulen zu Mute.«

»Und warum lächelst du?«

»Lächle ich denn?«, fragte ich. »Ich merke es gar nicht.«

Beim nächsten Treffen verging mir das Lächeln. Nachdem jeder kurz erzählt hatte, wie es ihm heute ging, schilderte eine Frau, wie vernachlässigt sie sich in ihrer Ehe fühlt.

»Mein Mann schließt unser Geschäft und dann geht er erst einmal eine geschlagene Stunde weg. Ich fühl mich dann so allein gelassen.«

Sie fing an zu weinen. Sie tat mir leid, wie sie so da saß. Sie fühlt sich wirklich einsam, dachte ich noch und in derselben Sekunde sah ich ein Bild aus meiner Vergangenheit, aus meiner Ehe vor mir. Ich sah mich in den Abendstunden traurig am Rheinufer stehen, ich sah mich in die dunklen Fluten blicken. Gegen meine Tränen konnte ich ankämpfen, aber meine Gesichtsmuskeln hatte ich nicht mehr unter Kontrolle. Hilflos war ich diesem Ausbruch ausgeliefert. Es zitterte und zuckte im ganzen Gesicht.

Schauderhaft. Ich muss aufstehen! Rausrennen! Aber vollkommen wehrlos saß ich wie festgewachsen auf meiner Matratze.

Schlag die Hände vors Gesicht, damit du mit deinem Schmerz alleine bist. Nun heb sie doch! Heb sie doch! Meine Hände lagen wie gelähmt neben mir.

Alle Blicke spürte ich auf mich gerichtet und ich wusste nicht, wie ich meine Gesichtsmuskeln unter Kontrolle bringen konnte. Ewigkeiten vergingen, grauenvolle Ewigkeiten.

Irgendwann schaffte ich es, mich aus dieser scheußlichen Lage rauszuwinden. Ich legte meinen Kopf in die verschränkten Arme, die ich um meine angezogenen Knie klammerte. Und wieder vergingen Ewigkeiten. Um mich herum war Stille. Klare Empfindungen stellten sich wieder bei mir ein und mit ihnen die Scham. Ich schäme mich. Ich schäme mich so furchtbar. Aufsehen kann ich nicht. Wie soll ich jetzt jemanden ansehen können? Allein das wäre jetzt ein Grund zum Heulen. Weinen können. Jetzt weinen können. Alles, was mich belastet, ausweinen können. Lass dich los und weine. Aber es kamen keine Tränen.

Wie aus der Ferne hörte ich die Stimme von Klaus:

»Lilo, ich bin betroffen. Ich bin erschüttert.«

# Epilog

## *Zurück in die Gegenwart: Mehr Therapie*
## *1989 – 1996*

Noch immer machten mir die teuflischen Angstattacken in der Firma zu schaffen. Danach war ich für Stunden oder Tage verzweifelt. Meine Hausarbeit, meine Familie, meine Freizeit lenkten mich ab. In meiner Freizeit holte ich mir die Kraft, die ich brauchte. Ich verglich mich mit der Person, die ich mal war. Holte ich mir das ins Bewusstsein, dann erkannte ich, was ich schon alles erreicht hatte. Wie ich es genießen konnte, wenn ich durch die Straßen ging. Sorglos – locker. Ohne Angst durch die Kaufhäuser zu bummeln, mit Rolltreppen zu fahren. Ich blickte in die Menschenmenge unter mir und in mir war eine stille Freude, weil ich niemals vergessen konnte, dass mir dieser Anblick die Luft zum Atmen geraubt hatte. Ich geriet nicht mehr in Panik, weil mich die Kette, die ich um den Hals trug, einengte. Lange Zeit mochte ich damals keine Kette mehr umbinden, weil ich einmal nicht schnell genug den Verschluss fand, um sie abzulegen. Zuhause hatte ich geübt, ja regelrecht geübt, mein Goldkettchen anzulegen und es in Ruhe wieder abzunehmen. Mit der Perlenkette hatte ich noch größere Schwierigkeiten. Diese Kleinigkeiten hatte ich geschafft. Genauso wie den Weg zum Frisör, aber ich setzte mich immer noch nicht unter eine Haube. Ich ließ mir ohne Angst und Unsicherheit eine neue Frisur schneiden und meine Haare trocken föhnen. Nach wie vor ging ich ins Kaufhaus-Restaurant und trank in Ruhe meinen Kakao.

Einige Male hatte ich mich mit Lilli zum Essen in der Stadt verabredet. Lilli hatte ich damals in der Selbsthilfegruppe kennen gelernt, wo ich auch Christian das erste Mal gesehen hatte. Sie wusste von meiner Angst. Sie war wirklich die Einzige, der ich mehr von mir erzählen konnte. Sie war die Einzige, die aufhorchte, als ich eine kleine Andeutung machte. Erst horchte sie auf, fragte vorsichtig nach, überlegte, fragte wieder nach und versuchte, sich in meine Schwierigkeiten hineinzuversetzen. Sie sagte nicht gleich: »Ach weißt du, ich habe einmal so etwas Ähnliches erlebt, das wird sich geben.« Damit war für die anderen das Thema beendet. Immer war ich froh, dass ich nur vage Andeutungen gemacht hatte, sonst wäre bei mir nur die Scham zurückgeblieben. Bei Lilli war es anders. Bei ihr war das Thema nicht erledigt, auch wenn wir nicht oft davon sprachen. Aber ihre Fragen zeigten mir deutlich, dass sie meine Ängste nie vergessen hatte.

»Wie fühlst du dich jetzt?« Oder sie fragte: »Magst du hier sitzen? Oder wollen wir wo anders hingehen?« Manchmal fragte sie: »Möchtest du noch bleiben? Du weißt, dass du mir die Wahrheit sagen kannst.«

Hatte ich auch einiges geschafft, zufrieden, nein, zufrieden war ich noch lange nicht mit mir. Da war noch viel, was mir Angst machte. Viel zu viel. Immer und immer wieder war ich der Spielball des Teufels Angst.

Die Frage ließ mich nicht mehr los: Warum hatten alle Therapien und Kurse meine Angst nicht beseitigen können? Vielleicht waren es nicht die richtigen Therapien. Als mir Frau Dietrich als sehr erfolgreiche Therapeutin empfohlen wurde, wollte ich es noch einmal versuchen. Das war der Grund, warum ich jetzt bei Frau Dietrich in Behandlung war. Ich kehrte in die Gegenwart zurück. Ich hatte nicht nur einiges, nein, vieles hatte ich geschafft. Viele hätten sich an meiner Stelle schon längst aufgegeben. Es musste doch auch möglich sein, meine Angst in den Griff zu kriegen.

In vielen Gesprächen bei Frau Dietrich wurden meine Ehe- und Schwiegermutterprobleme durchgearbeitet. Auf meine Bemerkung, dass ich mich als Nachkriegsopfer fühlte, fragte sie erstaunt:

»Wieso das denn?«

»Weil meine Schwiegermutter im Krieg ihren Mann verloren hat und wohl nur deshalb ihren Sohn nicht loslassen konnte. Und er wiederum hat mich dann so eingeengt, dass ich jetzt so bin wie ich bin. Das sind die Folgen.«

»Ja«, meinte sie nachdenklich, wie mir schien.

Einmal erzählte ich, dass mich schon auf der Beerdigung meiner Mutter dieses Gefühl von Angst überfiel.

»Ich fühlte sie in mir, ich fühlte mich schrecklich. Aber ich hatte eine Ausrede parat. Ich vergesse nie, dass ich damals auf der Rückreise überlegte, wie ich mich vor der nächsten Beerdigung drücken könnte. Regelrecht den Kopf zerbrochen habe ich mir. Wenn eines meiner Geschwister stirbt, ich meine, es hätte doch sein können. Ich überlegte mir eine gute Entschuldigung für eine Absage.«

Sie sah mich lange an, stellte keine Frage darauf.

»Es sind verrückte Gedanken. Ich weiß es. Aber sie sind da.«

Ich wurde unsicher und fing an zu weinen.

»Noch einmal war ich auf einer Familienfeier. Es war entsetzlich, so schrecklich für mich. Nie wieder will ich dabei sein, nie wieder.«

Der Außenseiter war für diesen Tag am Ende, ich konnte mich nicht mehr beruhigen. An diesem Tag beendeten wir das Gespräch vorzeitig.

Beim nächsten Gespräch fragte die Psychologin:

»Erinnern Sie sich an ein schlimmes Erlebnis, das Sie als Kind hatten?«

»Nein.«

»Sind sie mal gekränkt worden?«

»Ich weiß es nicht. Ich denke, wohl genauso wie jedes Kind, das mit Geschwistern aufwächst. Doch, jetzt fällt mir ein Erlebnis aus meiner Kindheit ein. Als nach dem Krieg die Amerikaner einzogen, stand ich als kleines Mädchen vor dem Haus. Stundenlang fuhren Panzer an Panzer am Haus vorbei und manchmal winkte ich. Meine Mutter sagte noch, ich hole ein weißes Tuch als Fahne. Ich sah einen Soldaten im Panzer, der das Gewehr auf mich gerichtet hatte. Sein Kamerad, der neben ihm stand, schlug ihm die Faust ins Gesicht, er fiel rückwärts und suchte nach Halt.«

»Wie haben Sie damals reagiert?«

»Gar nicht. Ich war nicht einmal erschrocken. Damals begriff ich doch noch gar nicht, was hätte passieren können.«

Ich erinnere mich jetzt auch noch an einen schrecklichen Traum aus meiner Kindheit. Ich träumte, dass ich in einem Sandhaufen spielte, mitten auf unserem Hof. Ein Motorradfahrer hielt direkt vor diesem Sandhaufen. Er schob seine Brille hoch, blieb aber auf dem Motorrad sitzen und sagte zu mir, ich solle um das Haus gehen, da läge meine Mutter und sie sei tot. Ich rannte um das Haus und sah meine Mutter auf der Erde liegen. Dieser Traum war für mich entsetzlich, aber als ich ihn erzählen wollte, haben meine Geschwister über mich gelacht. Ich hatte statt Brille »so ein Ledder«, »so ein Brett« gesagt. Ich war damals vielleicht drei Jahre alt. Das Schlimmste war wohl für mich, dass ich diesen Traum nicht zu Ende erzählen konnte, dass unsere Mutter im Traum tot war, hatte ich nicht erzählen können. Ich fühlte mich damals total im Stich gelassen. Sonst fallen mir nur schöne Sachen ein. Meine Kindheit und Jugend waren wunderschön«, erzählte ich mit Begeisterung. »Ja, ich war außer Rand und Band, wie man so schön sagt. Nachdenklich war ich nur, wenn ich gelesen hatte.«

Wie gut ich mich fühlte, wenn ich an meine Jugendzeit dachte. Ich konnte erzählen und nicht mehr aufhören. Ich merkte, wie glücklich ich lächelte.

»Was haben Sie gelesen, was Sie nachdenklich stimmte?«

»Ernste Bücher, Kriegserlebnisse zum Beispiel.«

Frau Dietrich ließ sich immer einen Augenblick Zeit mit ihren Fragen. Sie fragte vorsichtig mit leiser Stimme. Ich musste sehr genau aufpassen, um sie verstehen zu können. Mir fiel die laute Stimme von Dr. Zirkau ein, und wie er manchmal mit seiner Hand auf die Schreibtischplatte schlug. Seine Sätze hatten damals lange in mir gearbeitet. Vielleicht sollten alle Therapeuten so rabiat sein. Sie müssten einem die Selbstsicherheit reinschreien, die Angst aus dem Körper reißen. Frau Dietrich machte es mit Sanftmut. Trotzdem arbeitete ich tagelang diese Gespräche durch und fühlte mich anschließend wohler, kam zu neuen Erkenntnissen und gab mir auf selbstgestellte Fragen einleuchtende Antworten. Das Gefühl, ich tue etwas für mich, ich lasse mich nicht hängen, ich gebe nicht auf, gab mir die Kraft, jeden Tag neu anzupacken, Mut zu haben und Hoffnung zu behalten. Bloß an mir weiterarbeiten, nicht locker lassen, immer weiter kämpfen. Nur nicht aufgeben.

Weit über ein Jahr hielt ich durch. In vielen Sitzungen wurde mein Ich auseinander genommen, meine Seele auseinander gerissen, meine Gefühle durcheinander gebracht, sodass ich in Kleinstarbeit alles wieder zusammensetzen musste. Dabei erkannte ich, dass es nicht verwunderlich ist, dass ich so geworden bin wie ich bin. Ich konnte nicht sprechen, weil mir Herberts Verhalten einfach die Sprache verschlagen hatte. Ich fühlte mich in kleinen Räumen eingeengt, weil ich über viele Jahre eingeengt wurde. Zwei Jahrzehnte, eine lange Zeit. Und aus dieser Ehe war ich schon vor sieben Jahren ausgebrochen, aber noch engte mich die Angst ein, von der ich nicht einfach weggehen konnte, wie ich es gerne wollte.

»Wie fühlen Sie sich heute?«, fragte Frau Dietrich.

In mir arbeitete es. Was sollte ich sagen? Einfach sagen, mir geht es gut. Aber ich war hier, um ehrlich zu antworten. Hier durfte ich meine Gefühle nicht verstecken. Frau Dietrich sah mich noch immer an, ich brauchte nicht mehr zu antworten.

»Was ist es denn heute?«, fragte sie.

»Unser Chef hatte uns zum Kaffee eingeladen.«

Der Schreck und das Erlebnis saßen mir noch in den Knochen. Ich brauchte eine kleine Ewigkeit, um mich zu fangen. Meine Tränen saßen ziemlich locker an diesem Tag.

»Ich konnte mich nicht mehr ausschließen. Es fand sich keine Möglichkeit, mich abzusondern. Es kam so plötzlich. Ich meine die Einladung.«

»Und was hätten Sie gemacht, wenn die Einladung nicht so plötzlich gekommen wäre?«

»Ich hätte einen Arzttermin vorgetäuscht.«

»So schlimm ist es für Sie, dabei zu sein?«

»Ja, furchtbar.«

»Und was ist daran so furchtbar?«

»Die Angst. Die Angst, dass ich Angst bekomme. Wenn ich nur daran denke, dann ist sie schon da. Meine Gedanken möchte ich dann steuern können, aber ich weiß nicht, wie ich es anstellen soll. Ich versuche, an alles Mögliche zu denken. Es geht nicht.

Ich möchte einen Ausknopf finden, dass ich nicht an Angst denken muss. Ich finde ihn nicht. Ich finde keinen. Dann möchte ich weglaufen, mich einschließen.«

»Was ist denn das Schlimmste für Sie, wenn Sie dort sitzen?«

»Wenn mir Leute gegenübersitzen.«

»Warum denn?«

»Sie könnten mich beobachten.«

»So wie Ihr Mann es tat?«

Ich nickte irritiert.

»Was ist noch so schlimm in dieser Situation?«

»Ich habe meine Hände nicht unter Kontrolle, sie zittern. Sie zittern immer, wenn ich beobachtet werde, wenn ich mich beobachtet fühle. Es reicht schon, wenn ich mich nur beobachtet fühle.«

»Hat Sie denn schon mal jemand deswegen angesprochen?«

»Nein, doch. Mein Mann damals, mein Exmann. Er hat sich darüber lustig gemacht, hat mich nachgemacht.« Nun konnte ich meine Tränen nicht mehr zurückhalten.

Irgendwann war ich dann zu einer Gruppentherapie bereit. Ich verkraftete es nun, mit zwanzig Gruppenmitgliedern im Kreis zu sitzen, ab und zu etwas zu sagen oder zu antworten. Im Laufe der ersten Wochen wurde die Gruppe kleiner. Ich muss gestehen, es war jedes Mal eine Erleichterung für mich, wenn wieder ein Gruppenmitglied fehlte, und im Stillen hoffte ich, dass die- oder derjenige ganz wegblieb. Manchmal brachte ich es schon fertig, ohne Herzrasen und Schweißausbrüche Sätze zu formulieren und meine Gedanken so unter Kontrolle zu haben, dass ich wusste, was ich gesagt hatte. Das war ein enormer Fortschritt für mich und ich sprach darüber auch mit Frau Dietrich, die ich nun in größeren Abständen aufsuchte.

Ich beschloss auch eine Tanz- und Bewegungstherapie zu machen. Auf dem Weg dorthin ging ich beschwingt durch die Straßen. Ich war zeitig von zu Hause losgegangen und hatte dadurch einen Bus früher nehmen können. In der Innenstadt besah ich mir die Schaufenster und es machte mir Freude zu entscheiden, was mir nun besser gefiel, dieser Pullover, die Jacke dort oder die Kombination. Mich erfasste ein kleines Glücksgefühl. Finanziell ging es mir jetzt so, dass ich mir ohne Weiteres das eine oder andere Kleidungsstück kaufen konnte. Und psychisch? Keine Schwierigkeit. Ich war in der Lage, in jedes Geschäft zu gehen, mir etwas auszusuchen, anzuprobieren, in Ruhe zu entscheiden, ob es für meine Zwecke geeignet war.

Ich konnte ruhig und bestimmt der Verkäuferin sagen, dass dieses Kleidungsstück für mich nicht in Frage kommt. Das ist doch etwas ganz Normales, etwas Selbstverständliches.

Nein, das ist es eben nicht! Nicht für mich. Lange hatte ich daran arbeiten müssen, ja, regelrecht kämpfen, immer und immer wieder hatte ich mir Mut zusprechen müssen.

Ich sehe mich noch schleichend und traurig nach Hause gehen, wenn ich nicht fähig war, in ein Geschäft zu gehen. Ich hatte das Gefühl, nicht lebendig zu sein. Zu Hause erledigte ich unmutig und abwesend meine täglichen Hausarbeiten. Wenn ich mich langsam beruhigte, nahm ich mir fest vor, gleich morgen einen neuen Versuch zu starten. Du musst! Sonst schaffst du das nie. Du musst wie jede normale Frau einkaufen gehen können. Und dann packte mich auch schon mal das Mitleid mit mir. Du hast doch den ganzen Tag gearbeitet. Eigentlich hast du doch einen entspannten Feierabend verdient. Wieso musst du dich unter Zwang setzen? Wer weiß, welchen anstrengenden Arbeitstag du morgen hast? War das ein schreckliches Leben mit dieser Angst!

Nicht nachdenken, nicht jetzt! Belaste dich nicht. Du gehst doch in die Therapie und arbeitest an dir. Allein das ist Belastung genug. Ach, ist es denn so schlimm, wenn du mal Bilder von zurückliegenden Ängsten siehst? Sie können dich doch nur beglücken, dir Mut machen. Du kannst so stolz sein, dass du aus dem ganz tiefen Sumpf herausgekommen bist. Und trotzdem. Du musst noch viel, viel lernen.

Vor einem Musikladen blieb ich stehen. Oh ja, meine Musik. Bald werde ich mir wieder eine neue CD leisten. Mozart soll es diesmal sein, nachdem ich mich ausgiebig mit Beethoven befasst habe. Ich dachte an Waltraud und Helmut, die Musik über alles liebten und mir bei der Wahl beliebter Stücke behilflich waren. Im nächsten Schaufenster bewunderte ich das schöne Geschirr und das Kristall. Langsam schlenderte ich in Richtung Therapiepraxis. Ich sah verliebte Paare, die mir entgegenkamen. Wie glücklich sie aussahen.

Wir saßen im Kreis auf dem Boden. Der Reihe nach erzählte jeder, wie er sich fühlte, was ihn belastete, was er nicht bewältigt hatte, oder von dem, was er geschafft hatte. In dieser Runde konnte ich oft sagen, dass es mir gut geht. Auch an diesem Abend. Bruno und Susanne, die beiden Therapeuten, sahen mich an. Viel zu lange, meiner Meinung nach. Ich sah in die Runde. Alle sahen zu mir. Ich hielt den Blicken stand und blieb ruhig. Ja, mir ging es gut, dachte ich bei mir. Schon alleine deshalb, weil ich hier saß und die Blicke ertragen konnte. Ich hatte nicht den Wunsch, wegzulaufen oder mich zu verkriechen, ich hatte nicht den Wunsch, im Erdboden zu versinken. Nein, hier saß ich und das war gut so. Und schon meldete sich in mir eine andere Stimme. Du könntest jetzt Zeit für deine Musik haben, wenn du diese verdammte Angst nicht hättest. Aber ich hatte sie und aus den vielen Sitzungen, Besprechungen, Wutausbrüchen und Tränen wusste ich, dass diese Menschen, die neben mir saßen, auch unter Ängsten litten. Wie sehr konnte keiner ermessen.

Bruno forderte uns zu einem Spiel auf. Wir sollten uns mit Abstand in zwei Reihen gegenüber aufstellen, dann, wie auf der Straße aufeinander zu- oder aneinander vorbeigehen und das Ganze wiederholen. Dann bildeten wir einen großen Kreis und sollten nun in Schlangenlinien aneinander vorbeigehen. Wozu das gut sein sollte, wusste keiner. Wir fanden es lustig, kicherten oder lachten dabei, beschleunigten ohne Aufforderung das Tempo und fanden es noch lustiger.

»Bleibt mal stehen! Stellt euch noch einmal in zwei Reihen gegenüber. Und nun geht euch wieder entgegen. Bleibt stehen! Lilo, warum machst du jedes Mal für dein Gegenüber Platz?«

Das Lachen verschwand aus meinem Gesicht. So eine Frage hatte ich nicht erwartet. Ich hatte überhaupt keine Frage erwartet.

»Ich weiß nicht«, antwortete ich erstaunt.

»Ist es dir nicht aufgefallen?«, fragte Bruno. »Du bist in der ganzen Zeit nicht einmal geradeaus gegangen. Du bist immer ausgewichen. Versuchen wir es noch einmal!«, forderte Bruno uns auf.

Ich merkte, wie schwer es für mich war, den anderen keinen Platz zu machen. Mir ging es nicht mehr gut. Im folgenden Gespräch wurde mir bewusst, dass ich wohl immer und für jeden Platz gemacht hatte. In weiteren Gesprächen wurde mir klar, dass ich nicht nur auf der Straße für jedermann Platz gemacht hatte, sondern auch vielen anderen den Weg von unbequemen Dingen freigeräumt hatte.

In der nächsten Stunde machten wir die Übung: »Etwas fallen lassen und wieder aufheben«.

»Lilo, warum bist du immer schneller als dein Gegenüber? Merkst du das nicht? Immer hebst du die Gegenstände auf!«, hörte ich Bruno fragen.

In den nächsten Gesprächen musste ich erkennen, dass ich nie den bequemen Weg ging, den überließ ich ständig den anderen. Mit dieser Erkenntnis lebte ich nun und beobachtete mich. Auf dem Weg zur Arbeit übte ich, den Entgegenkommenden keinen Platz zu machen, übte, wie ich es am besten machen könnte. Ich probierte es mit einem flotten Gang, hielt mich aufrecht und sah in eine andere Richtung. Und sieh da, die anderen machten Platz. Platz! Platz für mich. Für mich? Ich war also doch jemand. Ich! Stolz erfüllte mich. Für mich macht ein Fremder Platz. Ich war so stolz auf diesen Schritt ins normale Leben. Und diese Kleinigkeit, die ein so stolzes Gefühl in mir auslöste, hatte ich Jahrzehnte nicht erlebt. Diese Übungen, diese Gespräche ließen mich lange, lange Zeit nicht los. Auch am Arbeitsplatz übte ich, den anderen nicht die unbequemen Sachen abzunehmen. Ich räumte nicht auf, was andere in Unordnung brachten, hob nicht auf, was ein anderer fallen ließ. Ich ertappte mich in den nächsten Monaten häufig dabei, dass ich etwas machen wollte, was ich nicht sollte und bremste ab. Etwas, was Jahre in mir drin war, versuchte ich abzulegen. Mir fielen Situationen ein, wo ich mich hatte ausnutzen lassen. Das hatte nichts mit meiner Angst zu tun, wohl aber mit meinem Selbstwertgefühl, meinem Selbstbewusstsein und meinem Durchsetzungsvermögen, da fehlte es an allen Ecken und Enden. Diese Erkenntnis brachte mich mal wieder an den Rand der Verzweiflung. Da war ich stolz, einen Schritt nach vorne gemacht zu haben und mit aller Deutlichkeit musste ich sehen, wer ich war, wer ich in Wirklichkeit war. Ganz elend wurde mir bei diesem Gedanken.

Der Wunsch nach Ruhe tauchte auf. Ich wollte aufhören zu kämpfen. Ich wollte mich entspannen und erholen. Ich hatte den Wunsch, zu weinen. Wenn Tränen doch in mir alles wegspülen könnten, alle Angst, die mich immer wieder erfasste und einhüllte, wegfließen lassen würden! Meine Unsicherheit müsste mit ihnen davon schwimmen und damit auch die Verzweiflung.

Zu Hause aber fühlte ich mich geborgen. Wenn ich die Wohnungstür hinter mir zumachte und mich in meinem kleinen Reich aufhielt, war ich eine andere. Zu meinen heranwachsenden Kindern hatte ich nach wie vor ein inniges Verhältnis. Die etwas turbulenten Jahre mit Marion, die einen enormen Nachholbedarf in Sachen Freundinnen und Freiheit hatte, ließen nach. Als sie eine Ausbildung begann, ergab es sich, dass sie eine kleine Wohnung in unserer Nähe bezog. Stolz war sie, wenn ich sie am Samstagnachmittag besuchte und Christian sich dazugesellte, bevor wir wieder nach Hause fuhren. Ich genoss die Stunden bei ihr und freute mich daran, wie sie ihr Leben meisterte. Durch die Psychologiestunden in der Berufsschule rutschte sie in ein Tief, weil ihr ihre zerstörte Kindheit ins Bewusstsein gerufen wurde. Wir waren monatelang voller Sorge um sie. Hals über Kopf verliebte sie sich dann in den Mann ihres Lebens, gab die Ausbildung auf, zog nach Norddeutschland und wurde dort sehr glücklich.

Schlimm wurden dann die Sorgen um Michael.

Der Zufall wollte es, dass ich in der Firma ein Gespräch einer Arbeitskollegin mit anhörte. Sie erzählte, dass ihre Schwester bei einem epileptischen Anfall gestorben war. Michael hatte in den letzten Jahren zwar keinen Anfall mehr gehabt, aber dieses Gespräch ging mir nicht mehr aus dem Kopf, sodass ich ein paar Tage später zu Christian sagte: »Ich möchte heute im Wohnzimmer schlafen, ich bin so unruhig.«

Warum ich unruhig war, wusste ich nicht. Als Michael schlafen ging, machte ich meine Tür leise auf. In der Ferne hörte ich das Rauschen der Züge, sonst liebte ich diese Geräusche, an diesem Abend störten sie mich. Ich stand auf, schloss das Fenster und hörte Michaels Schnauben. Er hatte wieder einen größeren Anfall.

Nun schlief ich immer im Wohnzimmer. Michaels Anfälle wiederholten sich in den nächsten Monaten häufig.

Aufgrund seiner Krankheit bekam er viele Absagen auf seine Bewerbungen für einen Ausbildungsplatz. Nun machte ich mir nicht nur Sorgen um seine Gesundheit, sondern auch um seine Zukunft.

Weil er weiterhin häufiger Anfälle bekam, blieb ich wach, bis er schlafen ging. Weil ich ihn nicht damit belasten wollte, sprach ich nicht mit ihm darüber. Für mich waren die Nächte viel zu kurz, die Tage aber endlos lang. War es eine Ironie des Schicksals? Jetzt war ich gezwungen, meinen fast erwachsenen Sohn zu bewachen. Michael sollte es nicht merken, er sollte durch meine Sorge nicht so werden wie sein Vater. Ich wollte es doch unbedingt besser machen als meine Schwiegermutter. Mein Sohn sollte frei sein von mir, er sollte ein Mann werden, der fähig war, eine Frau zu lieben. Das Einzige, worum ich ihn bat, war, dass er sich nicht im Bad einschließen sollte, wenn er in der Wanne lag. Aber das auch nur, weil zwei Kolleginnen mir erzählt hatten, dass ein nächster Angehöriger bei einem Anfall in der Badewanne ertrunken war. Ich horchte auf jedes Geräusch, aber ich fragte nie an der Badezimmertür nach, ob alles in Ordnung sei. Mit dieser Frage hätte sich etwas wiederholt.

Wenn Bernd bei uns war, konnte ich ruhig schlafen. Er kam in den Ferien und auch an vielen Wochenenden noch immer zu uns. Er war mir wieder eine Hilfe. Wenn Michael einen Anfall hatte, holte er mich und er musste oft an meine Tür klopfen. Dass Michael noch immer so anhänglich war, erleichterte mir alles. Aber eine warnende Stimme in mir erinnerte mich, sein Vater war auch anhänglich. Michael sollte nicht so werden wie sein Vater. Sich gut verstehen ist eine andere Sache. Ich rief beim Arbeitsamt an und prompt bekam ich Hilfe, ein Jugendberater kümmerte sich in vielen Gesprächen um Michael.

In der Zeit machte ich Michael auch mit einigen Leuten aus der Anfallsgruppe bekannt, er fand dort einen Freund. Hans war einige Jahre älter als er, aber genau das war gut für ihn. Sein Gesundheitszustand verschlimmerte sich dermaßen, dass er ins Krankenhaus musste. Als er nach vier Wochen zurückkam, war er zwar anfallsfrei, aber mit Tabletten vollgepumpt. Es waren gerade Ferien und Bernd war in der Zeit bei uns. Christian und ich verlebten gerade unseren Urlaub in unserem Schrebergarten, den wir uns vor einigen Jahren zugelegt hatten. Da Bernd ein Auto hatte, kamen die beiden zu uns in den Garten, wenn sie Lust oder Hunger hatten. Oft brachten sie auch noch Freund Markus mit. Still und geduldig saßen sie bei Michael, der durch die vielen Medikamente aggressiv und launisch war. Er ärgerte die beiden bis zum Geht-nicht-mehr, lachte hämisch und lag ein paar Minuten später auf der Gartenliege und schlief. Bernd und Markus spielten Karten und ich bewunderte die beiden, dass sie bei ihm blieben. War Michael wieder wach, zogen sie ihn sofort wieder in ihr Spiel mit ein.

Beruhigend war für mich, dass ich zusätzlich einen Jugendpsychologen aufgesucht und ihm von den Schwierigkeiten erzählte hatte, die auftauchen könnten. Er verstand, dass ich rechtzeitig um Hilfe bat.

»Wenn Michael Hilfe braucht, soll er Sie schon kennen und Vertrauen zu Ihnen haben.«

Michael ging gerne zu Herrn Conrad. Wenig später bekam Michael wirklich Probleme, die ich nie alleine hätte bewältigen können.

Michael bekam einen Ausbildungsplatz, scheiterte wie Marion im Psychologieunterricht und ich begriff nicht, dass er ebenfalls nur noch an Selbstmord dachte. Hans, der die depressiven Nebenwirkungen der Medikamente an sich selbst erfahren hatte, stand ihm in dieser Zeit zur Seite und brachte ihn rechtzeitig ins Krankenhaus.

Als ich den Anruf aus dem Landeskrankenhaus bekam, hatte ich das Gefühl, bei mir passt nichts mehr rein. Vollkommen hilflos saß ich kurz darauf an seinem Bett.

»Mein Gott, Michael.«

Regungslos starrte er die Decke an. Irgendwann sah er mich an.

»Nun bin ich da, wo mein Vater dich hinhaben wollte.« Entsetzlich traurig klangen seine Worte. Ich war zutiefst erschüttert. Wo war der fröhliche Junge geblieben? Alles weg. Wie weggepustet. Drei Monate Klinikaufenthalt. Hilfe von Hans, Hilfe von Herrn Conrad und viel Hilfe vom Jungendberater des Arbeitsamtes.

Wie gut, dass ich in weiser Voraussicht Hilfe für Michael gesucht hatte. In dieser Zeit konnte ich nur Mutter sein. Die anderen drei ersetzten ihm den Vater. Ich selber fand meinen Beistand bei Christian, wenn er mich tröstend in die Arme nahm. Sehr anstrengend waren die Krankenhausbesuche nach der Arbeit. Wenn ich dann durchgefroren und manches Mal durchnässt nach Hause kam, ließ Christian das Badewasser ein und ich taute auf.

Diese Sorgen überschatteten meine Therapiestunden. Aber ich gab nicht auf. Frau Dietrich saß ich einige Male verzweifelt gegenüber, so als würde ich um mein Glück betrogen. Total überfordert, leer und ausgepumpt saß ich in der Runde von Susanne und Bruno und fühlte mich fehl am Platz, wenn von Problemen der anderen gesprochen wurde. Ich wäre zu Hause auf dem Sofa besser aufgehoben, sagte ich mir, wenn ich erschöpft und niedergeschlagen an der Therapie teilnahm. Aber hartnäckig kämpfte ich weiter. Hatte ich mich so lange gegen eine Gruppe gewehrt, so merkte ich in mancher Stunde, dass ein kurzer, einfach dahergesagter Satz, eine kleine Bemerkung oder eine Äußerung, Berge versetzen konnten.

Bruno sprach nach Bewegungsübungen mit Musikbegleitung von den Ursachen körperlicher Beschwerden.

»Lilo, deine Schulterschmerzen beruhen auf der Tatsache, dass du eine schwere Last mir dir herumträgst. Du hast die Sorge, wie du deine Arbeit schaffen sollst. Du trägst eine große Verantwortung für deine Kinder. Eine Verantwortung, die du mit niemandem teilen konntest. Und dann die Sorge um deinen kranken Sohn. Es ist zu viel für dich alleine. Deine Kinder hatten jahrelang Erbrechen, sagtest du einmal. Denk mal drüber nach! Sie fanden das Leben zum Kotzen.«

Wie einleuchtend!

Und wieder einmal saßen wir in der Runde und der Reihe nach sagte jeder, der wollte, sein Sprüchlein auf. Mir ging es nicht gut, als ich von links und rechts die Statements hörte. Unruhe machte sich in mir breit. Meine Hände waren nassgeschwitzt, als ich krampfhaft überlegte, was ich sagen sollte, wenn ich an die Reihe kam. Ich konnte keinen klaren Gedanken fassen. Meine Stimme versagte, als ich sagen wollte, dass es mir nicht gut ging.

»Wir machen zuerst ein paar Lockerungsübungen«, hörte ich Susanne sagen.

Ein buntes, leichtes Tuch sollte in die Luft geworfen und wieder aufgefangen werden. Ein paar Leute kicherten. Schön sah es aus, wenn sich die Tücher in der Luft ausbreiteten und langsam herunter schwebten.

»Und noch einmal die Tücher zusammenknüllen und hochwerfen. So hoch ihr könnt. Und auffangen. Und hoch werfen. Und das Tuch von einem anderen auffangen.«

Auf einmal fühlte ich mich ganz locker. Wie immer bei diesen Bewegungsübungen.

Verspielt und leicht bewegte ich mich.

»Und die Tücher beiseite legen. Nehmt nun alle einen Bogen Papier und einen Bleistift zur Hand und setzt euch wieder in einen Kreis. Versucht nun, ein Bild oder Figuren zu malen. Ganz wie ihr wollt oder was euch sonst einfällt.«

Bruno blickte wie immer in die Runde. Jeden Einzelnen sah er der Reihe nach an, als wollte er Gedanken lesen. Ich atmete tief durch. Das ist gut, dabei kann ich entspannen. Malen, Zeichnen, das waren meine Stärken. Ganz entspannt saß ich im Kreis.

»Vielleicht könnt ihr auch etwas einbringen, was euch besonders beschäftigt«, fügte Bruno noch hinzu.

Selbstbewusst und mit einem guten Gefühl griff ich zum Bleistift.

Das Blatt Papier ist groß, da muss ich schon etwas größer malen, damit es nicht so verloren aussieht. Häuser, Bäume, Sträucher, Blumen kann ich groß malen. Ja, was soll ich denn jetzt malen. Womit fange ich jetzt an?

Ich sah kurz auf. Die anderen hatten schon angefangen. Ich sah wieder auf meinen Bogen Papier.

Nun fange auch an! Aber was? Was soll ich denn bloß malen? Ich kann doch auch zeichnen, Kreise oder Dreiecke oder Quadrate. Meine Gedanken wirbelten durcheinander. Nun male doch endlich! Du kannst doch gut malen, fing ich an, mir strenge Befehle zu erteilen. Nun fange endlich an!

Ich sah meine Bilder, die ich schon mit Ölfarben gemalt hatte. Große, kleine, je nach Laune. Enten, Gänse, einen Förster, Landschaften. Mir wurde schwindelig. Alles drehte sich. Alles wirbelte durcheinander. Ich glaubte, ich würde meinen Verstand verlieren. Ich starrte auf mein leeres Blatt Papier.

Malen soll ich. Was soll ich? Ein Schwindel erfasste mich. Ich konnte nicht mehr klar denken. Nichts hatte ich unter Kontrolle. Ich hatte mich verloren. Ein Rauschen. Alles war grau in grau. Wie im Sturm wirbelten graue Wolken vor meinen Augen. Was war mit mir? Ich begriff nichts mehr. Gar nichts. Das Grau vor meinen Augen verschwand, das Rauschen wurde leiser. Ich konnte wieder einen Gedanken fassen. Du sollst malen! Und wieder oder noch immer starrte ich auf meinen leeren Bogen. Ich hörte die Stifte der anderen, die kräftig über das Papier gingen. Nun wurde mir besser. Nun male! Aber meine Hand gehorchte mir nicht. Und wieder erfasste mich ein Schwindel. Und wieder tauchten graue Wolken auf. Ein Wirbelsturm schleuderte die Luftmassen im Kreis herum. Sssssss. Es rauschte in den Ohren und wurde wieder leiser. Du sollst doch malen! Das kann doch jedes Kind. Schon die Kleinsten konnten es. Und du? Du kannst es nicht? Es geht nicht. Bewusst sah ich nun auf mein leeres Blatt. Leer war es. Immer noch leer. Ich sah nichts auf meinem Blatt. Nichts. Nichts, so wie du. Du warst ein Nichts. Warst es einmal. Male jetzt! Meine Hand gehorchte auf einmal. Setzte an. Ein ganz leichter, kurzer Strich war auf meinem Bogen zu erkennen. Ich hatte nicht genug gedrückt. Noch einmal! Damit er besser zu sehen war. Auch wenn es nur ein Strich war, er soll zu sehen sein. Dieses Mal mehr drücken. Meine Hand gehorchte mir wieder nicht. Ich spürte Verzweiflung. Was ist nur mit dir? Ein Rauschen näherte sich wieder. Dunkle Schatten tanzten vor meinen Augen. Dann Ruhe und Leere. Ich gab auf. Jetzt lass es gut sein! In dir ist alles leer.

Ich saß noch immer wie gelähmt da, als die Blätter eingesammelt wurden. Sie wurden Bruno übergeben. Er sah sie sich nacheinander an. Dann sprach er mit jedem über das Gemalte, über die Gedanken, über die Gefühle. Mein Blatt hatte er ganz nach unten gelegt. Ich konnte nichts dazu sagen. Bruno erwähnte etwas über diesen zaghaften Strich, der kaum zu erkennen war. Ich verstand nicht, was er noch dazu sagte. Wie versteinert blieb ich bei der nächsten Übung sitzen, ich war zu nichts fähig. Ich spürte nur Leere.

Dieses Erlebnis hätte ich am liebsten aus meinem Gedächtnis gestrichen. Wie ich den nächsten Tag überstand, kann ich kaum schildern. Ich merkte nicht, was ich tat. Ich funktionierte nur automatisch. Von Konzentration bei der Arbeit konnte überhaupt keine Rede sein. Die leichtesten Dinge wurden in den nächsten Tagen zu unüberwindlichen Problemen. Aber auch diese Tage gingen vorüber. Ich erkannte oder ich nahm an, dass dieses Erlebnis nichts mit meiner Angst zu tun hatte. Das war mein Leben, mein Alltag, meine Sorgen, meine Vergangenheit. Ich fühlte mich total überfordert.

Bei der nächsten Therapierunde sollten sich alle Gruppenmitglieder nacheinander so hinsetzen, wie sie sich in einer Gesellschaft am wohlsten fühlten.

Das war ja wieder ein Thema! Ich sah mich sofort an meinem Arbeitsplatz sitzen und wusste auf Anhieb, wie ich die anderen und auch mich setzen würde. Aber ich hielt mich zurück und ließ die anderen vor. Ich war erstaunt, wie sie uns alle platzierten. Die meisten ließen uns im Kreis sitzen, einer setzte sich sogar selbst in die Mitte. Ein anderes Gruppenmitglied ließ die Gruppe im Halbkreis sitzen und setzte sich davor. Wieder ein anderes ordnete die Gruppe in einer Reihe und setzte sich mit einer ihr besonders vertrauten Person davor. Dann war ich an der Reihe. Einfach wäre es für mich gewesen, alle ebenfalls in einer Reihe zu platzieren und mich davor oder daneben zu setzen. Wir sollten uns ja wohl fühlen, wenn wir alle gesetzt hatten. Also blieb ich bei meiner Version und setzte die Gruppenmitglieder, die sich miteinander angefreundet hatten, in einen Kreis, die anderen daneben im Halbkreis. Ich setzte mich mit Susanne weit ab von den anderen und wendete ihnen den Rücken zu.

»Fühlst du dich so wohl?«, fragte Bruno.

Ich antwortete nicht.

»Möchtest du noch jemanden umsetzen?«

»Nein.«

»Und du meinst, du hast dich richtig hingesetzt?«

»Ja.«

Fühlst du dich jetzt wohl?«

»Wohler, als wenn ich mit allen zusammensitzen würde«, antwortete ich.

»Also fühlst du dich jetzt nicht ganz wohl?«

Ich legte meine Hände vors Gesicht und weinte.

Bis auf Susanne und Bruno hatte ich alle mit meiner Sitzposition geschockt. Sie verstanden mich nicht. Sie waren der Meinung, ich wollte nichts mit ihnen zu tun haben. Aber ich war nicht fähig, ihnen zu erklären, dass ich mich nur selbst ins Abseits gesetzt hatte, mit einer Vertrauten neben mir, so wie im Leben. Ich fühlte mich nie wohl in einer Gruppe. Zu zweit war alles wunderbar, zu viert konnte es eventuell auch noch schön sein. Aber mehr? Da fingen meine Schwierigkeiten an. Da fühlte ich mich nicht mehr wohl.

Ein schlimmes Jahr lag hinter mir. Dann endlich fand Michael wieder Freude am Leben, Spaß an der Arbeit, Spaß am Geldverdienen. Die Medikamente wurden reduziert. Dafür nahmen wir Anfälle in Kauf. Er begann eine neue Ausbildung und gewann dadurch neben seinen alten Freunden noch neue hinzu. Zu Herrn Conrad ging er nicht mehr und die hilfreichen Gespräche mit dem Jugendberater waren auch nicht mehr erforderlich. Michael wurde ein aufgeschlossener, charmanter, junger Mann, den jedermann gerne mochte.

Das Jahr bei Bruno und Susanne beendete ich. Gelegentlich ging ich noch zu Frau Dietrich. Aber die Gespräche brachten mir wenig. Die Vertrautheit stellte sich bei den großen Abständen der Behandlungen nicht mehr ein.

»Wenn Sie ein Buch schreiben würden, welchen Titel würden Sie ihm geben?«, fragte sie mich beim letzten Gespräch.

»Dornenhecke«, sagte ich ganz spontan.

»Und warum?«, wollte sie wissen.

»Ich träume manchmal von einem Haus mit einem großen Garten. Ringsherum würde ich eine Dornenhecke pflanzen.«

Sie sah mich lange an und machte sich scheinbar ihre Gedanken über meinen Hang zur Einsamkeit. Durch ihren nachdenklichen Blick fühlte ich mich gezwungen, noch etwas hinzuzufügen: »Sogar ein kleiner Zaunkönig sucht Schutz in so einer Hecke. Viele Vögel ebenfalls. Sie bauen ihre Nester in der Dornenhecke. Ich suche eben hinter der Hecke Schutz und Sicherheit.«

»Hätten Sie noch einen Titel parat, den Sie wählen würden?«

»Weg in die Einsamkeit.«

»Und wie kommen Sie auf diesen Titel, Frau Kamper?«

»Weil ich mich immer mehr von allen Menschen zurückziehe? Noch bin ich im Berufsleben und habe mit vielen Menschen Kontakt, nur flüchtigen Kontakt, weil ich es so will. Aber eines Tages, wenn ich nicht mehr arbeite, werde ich in der Einsamkeit leben, obwohl ich mich gerade dann nicht einsam fühle. Ich bin allein, aber ich werde mich nicht einsam fühlen. Einsam bin ich, wenn mich die Angst überrollt. Entsetzlich einsam fühlte ich mich damals in meiner Ehe am Frühstückstisch, aber niemals, wenn ich alleine war. Dann kann ich sogar glücklich sein. Rundum zufrieden kann ich dann sein. Zufrieden mit mir und der Welt. Ich vergesse dann sogar meine Angst, die mich quält, wenn ich unter Menschen bin. Wenn wir, Christian und ich, in der Natur sind, bin ich glücklich.«

»Was finden Sie an der Seite von Christian?«

Ich lächelte Frau Dietrich an:

»Ich darf Frau sein und mich frei fühlen. Er engt mich nicht ein. Und ich finde Liebe und Ruhe.«

Nach wie vor aber durchlebte ich in der Firma peinliche Situationen, die mich wiederum Meister im Erfinden von Ausreden werden ließen. Ich, die Wahrheitsliebende, musste, um mich zu schützen, schwindeln. Nun hatte ich schon so viele Ängste bewältigt und doch stellten sich andere ein, ohne dass eine Gruppe von Zuschauern kam. Niemand hatte mich angesprochen, niemand war neben mir stehen geblieben, ganz plötzlich wurde mir schwindelig, mein Herz fing an zu rasen. Und schon stellte sich die Angst ein, dass ich mit dieser Situation nicht fertig werden würde. Heiß wurde mir bei den Gedanken. Mein Herz raste noch schneller, mir stieg das Blut zu Kopf und ich fing an zu schwitzen. Auf nichts konnte ich mich mehr konzentrieren, die kleinen Bauteile blieben an den nassgeschwitzten Fingern kleben, ich fasste nichts mehr an. Angst überfiel mich, dass ich vielleicht beobachtet würde. Doch ich wagte nicht aufzustehen, weil ich befürchtete, dass ich gerade deshalb die Aufmerksamkeit auf mich ziehen könnte. Reglos saß ich auf meinem Platz und fühlte mich wie ein Häufchen Elend. Am liebsten wäre ich in den Erdboden versunken. Alles drehte sich im Kreis und ich wünschte mir, ich könnte mir ein Kleidungsstück vom Leibe reißen, denn alles war so eng, alles klebte am Körper. Könnte ich mich doch ganz klein machen, unsichtbar machen. Ich möchte aus meinen Körper schlüpfen wie das Küken aus dem Ei. Aufspringen, weglaufen. Der Angst davon laufen, die Angst ausziehen können.

Hatte ich die ganze Zeit steif dagesessen? Ein vorsichtiger Blick zur Seite. Wer sah mich an, wer beobachtete mich? Schön sitzen bleiben, ganz ruhig sitzen bleiben. Nur kein Aufsehen erregen. Wenn ich jetzt aufstünde, sähe vielleicht jemand auf, sähe mich an, sähe mir die Angst an. Sähe mein rotes Gesicht, die schwirrenden Augen. Entsetzlich werde ich aussehen, dachte ich. Ich griff zum Halsausschnitt, zog ihn etwas vom Körper. Wie ekelhaft nassgeschwitzt ich war. Jetzt zu Hause sein, ausziehen, duschen. Mein Herz schlug wieder gleichmäßiger. Ich holte tief Luft. Hatte ich etwa die Luft angehalten, die ganze Zeit? Ich wollte weinen. Ich fühlte mich schrecklich. Vorsichtig blickte ich wieder zur Seite, dann in die andere Richtung. Alle arbeiteten, saßen mit gebeugten Köpfen über ihren Modulen und besserten Fehler aus. Meinen Kopf hob ich ein wenig. Ruhig atmen. Ganz ruhig werden. Warum nur quälte mich diese Angst? Warum? Ich will sie nicht. Verdammt! Verdammt noch mal, ich will sie nicht! Soll ich jetzt aufstehen und mich im Waschraum ein wenig erfrischen? Gleich, noch etwas ruhiger werden. Wenn ich aufstehe, soll mir niemand entgegenkommen. Der Chef telefoniert, also aufstehen! Mir war, als schwankte ich bei den ersten Schritten. Dann ging ich ruhig in den Waschraum. Dort standen einige Frauen in dichte Rauchwolken gehüllt, in ein Gespräch vertieft. Sie blickten nur kurz auf und ich merkte, dass ich lächelnd an ihnen vorbeiging. In der Toilette schloss ich mich ein und wartete, dass ich ruhiger wurde. Dann feuchtete ich Papiertücher an und tupfte mir Gesicht, Hals und Achselhöhlen ab, wusch meine Hände und ließ kaltes Wasser über meinen Puls laufen. Ach, tat das gut. Geht es mir jetzt gut?, fragte ich mein Spiegelbild. Ja, sehr gut, im Vergleich zu vorhin. Sei froh, dass du die Attacke hinter dir hast. Sei froh, dass du damit alleine warst. Sei froh, dass dich keiner angesprochen hat. Ja gut, ich bin froh. Noch einmal ein Blick in den Spiegel. Mit meinem Spiegelbild war ich zufrieden. Mein Haar saß so locker und lockig, wie ich es mochte. Trotzdem, ich hasse mich, ich mag mich nicht. Nicht so wie ich bin.

Ich ging lächelnd zu meinem Arbeitsplatz zurück. Eine Kollegin kam mir entgegen, so alt wie ich, mit verhärmten Zügen.

»Du strahlst wieder so, Lilo. Man sieht dir an, dass es dir gut geht«, sagte sie.

Ich lachte sie an und antwortete:

»Wir haben ja auch gleich Mittagspause, da haben wir doch einen Grund, uns zu freuen.«

In meinem Kopf überschlugen sich die Gedanken. Mittagspause! Schrecklich! Jetzt zu Hause sein. In den Arm genommen werden und ausweinen.

Ich erledigte noch ein paar Minuten meine Arbeit und wünschte mich, wie so oft, weit weg. Ich sehnte mich nach einem Haus mit Garten und ringsherum wuchs eine Dornenhecke. Da wäre ich geschützt. Vor Menschen und vor der Angst. Die Angst würde draußen bleiben oder in der Dornenhecke stecken bleiben.

In unserer Gartenanlage fühlte ich mich wohl, besonders, wenn kein anderer Gartenfreund dort war und mich in ein längeres Gespräch ziehen konnte. Waren alle Gartenfreunde vertreten und feierten Frühschoppen, Mai- und Sommerfest, Advent und Karneval, wünschte ich mir schon wieder eine Dornenhecke. Eine ganz hohe, sodass mich niemand sehen konnte. Mit Wehmut dachte ich an die Zeit in

Krefeld. Mir fielen die wunderschönen, heißgeliebten Sommerfeste ein. Wie waren doch gerade diese Feiern so bezaubernd. Und jetzt? Was ist nur aus mir geworden? Ich empfand es schon als lästig, wenn ich nur angesprochen wurde.

Zu den Gartenfesten ging ich nicht mehr hin, nachdem ich dreimal teilgenommen hatte. Je vertrauter mir die Leute wurden, umso mehr zog ich mich von ihnen zurück. Ausgenommen meine Freundinnen.

Selbst die Psychologen war erstaunt, dass es für mich kein Problem war, mit Fremden zu reden. Durch meine Offenheit und Herzlichkeit musste ich sogar besonders sympathisch gewirkt haben. Viele wollten mich zur Freundin, zur guten Bekannten oder zur Vertrauten. Ich zog mich rechtzeitig zurück. Ich wollte keine Vertrautheit, keine Nähe und keine ausführlichen Gespräche mehr. Wer sollte das schon verstehen? Ich sah die Betroffenheit in den Gesichtern der Leute und konnte es nicht ändern. Aber immer wieder vergaß ich bei einem ersten Gespräch mit Fremden, mich zurückzuhalten. Wenn sie dann weiter mit mir Kontakt halten wollten, zog ich mich zurück. So gab ich vielen ein Rätsel auf und keiner ahnte warum.

Waltraud hatte ich mal versucht zu erklären, wie mich die Angst überwältigen konnte. Sie glaubte mir nicht.

»Du und Angst? Nee, das nehme ich dir nicht ab. Hör mal, so wie du aussiehst, brauchst du doch keine Hemmungen zu haben. Sieh mich doch mal an, wie ich aussehe. Aber du mit deinem hübschen Gesicht. Nein, Lilo, du willst mir wohl einen Bären aufbinden.«

Jahre später hatte ich Lilli von meiner Angst erzählt, Lilli aus der Selbsthilfegruppe. Sie war wirklich die Einzige geblieben, die den Ernst meiner Probleme erkannt hatte, so konnte ich ihr sogar von einigen furchtbaren Situationen erzählen. Sie verstand, dass es Dinge im Leben gibt, die man weder erklären noch steuern kann. Auch Bettina nahm mich damals ernst, als sie mit mir den Restaurantbesuch übte. Aber sie hatte meine Angst mit meiner Ehe in Verbindung gebracht. Sie war der Meinung, wenn die Ehe beendet sein würde, würde auch die Angst verschwinden. Ich hatte es ja auch geglaubt. Wie konnte ich ahnen, wie sehr und wie lange ich noch darunter leiden würde.

Michael hatte inzwischen eine feste Freundin und beide sprachen von einer gemeinsamen Zukunft. Er war im letzten Ausbildungsjahr, hatte beruflich wie privat keine Schwierigkeiten und doch bekam er plötzlich viele schwere Anfälle. Jedes Geräusch ließ mich aus dem Schlaf hochfahren. Schlurfende Schritte im Treppenhaus machten mich nervös. Ausgerechnet als Michael bei Natalie, die schräg gegenüber von uns wohnte, das erste Mal übernachtete, klingelte es in der Nacht Sturm bei uns. Drei Taxifahrer standen vor unserer Tür. Es sollte ein Scherz seiner Arbeitskollegen sein. Ein paar Tage später fiel Michael im Treppenhaus um. Natalie war bei ihm. Sie klopfte und trommelte wild an unserer Tür. Einige Tage später hörte ich in der Nacht einen Knall im Badezimmer. Michael riss im Anfall ein Regal mit Fläschchen und Spraydosen runter und ich konnte nicht zu ihm gehen, weil er direkt vor der Tür lag. Zwei Nächte später schreckte ich schon wieder hoch. Dieses Mal hatte ein Nachbar einen Kasten Bier im Treppenhaus fallen lassen. Meine Nerven lagen blank.

Meine Sorgen galten nicht nur Michaels Gesundheitszustand, sondern auch den Abhängigkeiten, in die wir geraten waren. Michael hatte Angst schlafen zu gehen und vergewisserte sich jeden Abend, dass ich auch noch wach war. Er ließ meine und seine Tür offen. Ich wurde erst ruhiger, wenn ich noch einmal aufstand, vorsichtig zu seiner Tür schlich und seine ruhigen Atemzüge hörte. Wieder hatte ich monatelang viel zu wenig Schlaf und viel zu viele Sorgen. Aber das war eine Angst, die ich begreifen konnte. Froh konnte ich nur darüber sein, dass Michael weder aufsässig noch unvernünftig war. Wir verstanden uns wirklich gut. Als nach einem Anfall seine Atmung aussetzte, spielten meine Nerven verrückt. Ich fand keine ruhige Minute mehr.

»Michael, wenn du doch mit Natalie zusammenbleiben möchtest, bewirb dich doch um eine Wohnung.«, schlug ich vor.

Am Nachmittag kam er mit Natalie in den Garten. Sie strahlten mich beide an, als sie Hand in Hand vor mir standen.

»Hilfst du uns, eine Wohnung zu suchen?«, bat mich Michael.

»Aber nicht so weit weg von euch, damit wir uns oft sehen können. Mama, ich brauche dich noch so sehr und Natalie auch.«

Ich lachte die beiden an. Wie glücklich sie aussahen! Und beide waren noch so jung.

Überglücklich zogen sie bald in ihre eigene Wohnung.

Sein Gesundheitszustand verbesserte sich. Aufgrund seiner guten Schulnoten durfte er seine Abschlussprüfung um drei Monate vorziehen. Das hieß für Michael gleichzeitig ein Vierteljahr früher Geld verdienen. Stolz erfüllte ihn. Und ich beantragte eine Kur für mich. Als mir Marion auch noch sagte, dass sie und ihr Mann ein Baby erwarteten, war meine Welt in schönster Ordnung.

Die Kur wurde genehmigt. Jeden Tag wollte ich genießen. Ich wollte mich wie im Himmel fühlen. Ich genoss das Packen, ich genoss die Reise dorthin. Als ich im Kurhaus ankam und mein Zimmer betrat, fühlte ich mich wie eine Königin. Kummer, Sorgen, Probleme lagen hinter mir. Ich genoss die Behandlungen, die Gymnastikstunden, die Spiele im Wasser, ja selbst die Gespräche mit der Ärztin. Freiwillig suchte ich die Gespräche mit einer Psychologin und sprach über meine Vergangenheit, als spräche ich über einen anderen Menschen. Alles was sich anbot, wollte ich für mich nutzen. Ich hatte es verdient, sagte ich mir. Nur der Weg in den Speisesaal machte mir Angst. Zum Glück wurde mir ein Platz an einem Ecktisch zugewiesen. So hatte ich nur zwei Gegenüber, einen ruhigen, sehr zurückhaltenden Herrn und eine Frau aus Bremen, mit der ich dann noch viele Wanderungen unternahm. Neben mir saß ein ganz unternehmungslustiger junger Mann, der keine Gelegenheit ausließ, sich zu amüsieren. Bei den Mahlzeiten hatten wir viel Spaß miteinander. Von meiner Angst und meinem schlechten Empfinden wird wohl niemand etwas bemerkt haben.

Abends spielten wir zu viert »Mensch ärgere dich nicht«. Wir lachten viel dabei. Keine Spur von Angst verspürte ich. Ich genoss diese Abende, bis sich ein anderer Urlauber dazu gesellte, um zuzuschauen. Ein weiterer kam hinzu und die Steine blieben an meinen Fingern kleben. Als sich der Dritte hinter uns stellte, fehlte mir die Luft zum Atmen.

»Wer spielt für mich?«, konnte ich nur noch fragen, sprang auf und weg war ich.

Entspannungstraining stand auf dem Programm. Wir lagen auf weichen Matten und um das Gefühl der Entspannung zu spüren, sollten wir unsere Muskeln erst anspannen, dann locker lassen. Zuerst die Hände, dann die Arme, die Schultern, die Gesichtsmuskeln, Bauch und zum Schluss folgte die Beinmuskulatur. Es tat gut. Auch die Übungen des Autogenem Trainings empfand ich als erholsam und entspannend. Auch die Gespräche danach waren kein Problem. In der letzten Therapiestunde machten wir nach dem Autogenen Training eine Traumreise.

»Denkt an eine Blumenwiese oder denkt an ein Bild, das ihr im Urlaub besonders reizvoll fandet.«

Ich fühlte mich wunderbar entspannt und sah sofort unseren Lieblingsplatz aus einem Kurzurlaub vor mir. Ich sah den blauen Himmel mit ein paar weißen Wölkchen über mir, ich sah den Weg, den Christian und ich gekommen waren. Lachend und verliebt waren wir auf der kleinen Brücke stehen geblieben. Wir setzten uns auf die Bank. Dicht aneinander geschmiegt vergaßen wir Zeit und Raum. Ich zog meine Sandalen aus und setzte mich auf die Blumenwiese, dicht an einem kleinen Bach und hielt meine Füße ins kühle Nass. Wie friedlich es hier war! Ich hörte nur das leise Plätschern des fließenden Wassers. Hell und silbern flimmerte die Sonne. Ich reckte meine Arme empor, legte mich zurück und sah den strahlend blauen Himmel über mir. Die wärmende Sonne spürte ich auf meinem Körper und glücklich dachte ich, nirgendwo kann es schöner sein. Von einer Sekunde zur anderen wurde dieses Bild zerrissen. Ich versuchte, es zurückzuholen, aber ich sah dunkle Fetzen durch die Luft kreisen. Schneller, immer schneller. Staub wirbelte auf. Es wurde laut. Ein Brausen und Dröhnen lag in der Luft. Es kam näher, immer näher. Dreck, Schlamm und Geröllmassen wurden durch die Luft geschleudert und kamen auf mich zu. Sie wurden wieder hochgerissen und mit noch größerer Wucht stürzten sie auf mich ein. Ich riss meine Arme hoch, um alles von mir abzuhalten. Es gelang mir nicht. Ich schlug um mich. Ich hatte Angst zu ersticken. Nein! Nein, ich will nicht. Es ist ja die Hölle.

Mein Bewusstsein schaltete sich ein und ich spürte, ich lag auf der Matte. Ich hörte meinen schnellen, lauten Atem. Ich wollte die Arme hochreißen, doch sie lagen schwer neben mir auf der Matte. Mein Gesicht zuckte. Schmerzhaft verspürte ich das Zucken und Reißen in meinem Gesicht. Hilflos lag ich auf meiner Matte und konnte mich nicht bewegen. Endlich, endlich konnte ich mich aufsetzen und meine Hände vors Gesicht legen. Wo war die Ruhe, der Friede? Wo war mein wunderschönes Bild? Ich war vom Himmel in die Hölle gestürzt. Ohne Vorwarnung. Vom Himmel in die Hölle, genauso hatte ich es einmal Dr. Bernhard geschildert. Wie lange war das schon her?

Betäubt, ja wie versteinert verbrachte ich den Rest des Tages.

Das Einzelgespräch mit einer Psychologin war kein Trost für mich. Sie war noch sehr jung und gab mir nicht das Gefühl, dass sie mir helfen, beistehen, oder mich beruhigen konnte. Ich war zutiefst erschrocken und enttäuscht über mich. So sah es also immer noch in mir aus, wenn ich total entspannte, wenn ich mich fallen ließ.

Abgesehen von diesem Erlebnis und der Angst vor den Aufenthalten im Speisesaal waren es erholsame Wochen.

Als mich der Alltag wieder im Griff hatte, packte mich der Stolz, dass ich den Mut aufgebracht hatte, eine Kur zu beantragen. Es war mir im Nachhinein unerklärlich, woher ich ihn genommen hatte.

Danach suchte ich noch einmal einen Neurologen auf. Mit Hypnose wollte ich mich behandeln lassen.

»Vor vielen Jahren war ich schon einmal bei Ihnen, Herr Dr. Henninger. Sie haben mir damals mit dem Autogenen Training sehr geholfen.«

»Ja, und wann war das?«

»Es liegt schon sehr lange zurück. Mindestens fünfzehn Jahre ist das schon her. Ich war damals unglücklich verheiratet. Mit der Formel: Ich suche die Geborgenheit bei mir selbst, konnte ich innerlich Abstand von meinem Mann halten. Leider konnte mein Mann dann noch weniger mit mir umgehen. Er wurde damals direkt jähzornig. Er riss mich aus meiner mir gerade erworbenen Ruhe, die ich durch das Autogene Training gewonnen hatte. Dann wurde ich wütend auf ihn, verlor die Beherrschung. Unbeschreiblich, was in mir vorging. Damit wurde ich nicht fertig. Ich habe die Formel weggelassen. In der Zwischenzeit ging es mir sehr schlecht. Ich habe regelrecht lernen müssen zu leben.«

»Leben. Was heißt das für Sie?«, fragte er.

»Ohne Angst und bei jeder Tageszeit auf die Straße gehen zu können. Als ich ganz unten war, wagte ich es nur bei Dunkelheit oder mit Tabletten.«

»Und wie geht es Ihnen jetzt?«

»Besser, viel besser. Ich war inzwischen in einigen Therapien.«

»Und Ihre Ehe?«

»Ich bin geschieden.«

»Ja, und was erhoffen Sie sich jetzt?«

»Ich habe immer noch Angst. Im Berufsleben, bei Menschenansammlungen, in engen Räumen, in der Kantine.«

Dr. Henninger behandelte mich und redete mir in Hypnose Ruhe, Mut, Selbstsicherheit und Selbstvertrauen ein. Ich nahm meinen Resturlaub und ließ mich anschließend krankschreiben. So konnte ich mir den langen Weg zum Arzt und die intensive Behandlung drei Wochen lang jeden Tag zumuten. Kleine Schrittchen der Besserung traten ein. Wie lange sie hielten, weiß ich nicht.

Es war meine letzte Therapie.

Dann wollte ich nicht mehr. Ich wollte mich nicht mehr ständig beobachten. Wollte mir auch nicht mehr vorhalten, was ich in dieser oder jener Gelegenheit zu machen hatte. Selbst das war schon wieder ein langer Weg. Das Ende vom Lied war, dass ich mich noch mehr zurückzog. Damit machte ich mir mein Leben leichter. Endlich wollte ich mehr Zeit für die schönen Dinge des Lebens haben. Der Nachholbedarf war riesig, aber ich musste einsehen, dass ich nichts nachholen konnte. Ich lernte auf meine Art im Heute zu leben. Ich lernte das Jetzt zu genießen und schob die quälenden Gedanken ins Abseits. Tauchten sie auf, versuchte ich sie so klein wie möglich zu halten.

Ich fuhr nach Norddeutschland. Als der Zug am Reiseziel einlief, freute ich mich. Endstation! Alle Reisenden stiegen aus und ich wartete auf dem Bahnsteig, bis ich ihn übersehen konnte. Dahinten stand meine Tochter. Eine hübsche Frau ist sie, mit einer tadellosen, schlanken Figur. Ganz in beige gekleidet. Naturfarben waren schon immer ihre Lieblingsfarben. Noch hatte sie mich nicht entdeckt. Doch als sie mich sah, kam sie lachend auf mich zu und schloss mich in ihre Arme.

»Wie schön, dass du da bist. Wir freuen uns so.«

Zu Hause erwartete mich mein kleiner Enkel und mein Schwiegersohn.

»Guck mal, wie cool ich angezogen bin, Oma«, machte mich der Kleine auf seinen neuen Pulli aufmerksam.

»Toll siehst du aus!« Gleich nahm er mich an die Hand, zog mich in sein Zimmer, zeigte mir sein Spielzeug und stellte mir seine Stofftiere mit Namen vor. Sein Zelt musste ich bewundern und die Burg, die er aus Duplo-Steinen gebaut hatte. Ich bestaunte alles wie immer, wenn ich bei Marion war. Ich bestaunte die Räume, die kleinen Gardinchen, die Bilder, die Küche.

»Wie ordentlich du alles hast, Marion. Und alles so gemütlich«, bewunderte ich meine Tochter.

Wie reif sie für ihr Alter war. Eine perfekte Hausfrau war aus ihr geworden und eine liebevolle Mutter noch dazu. An Selbstvertrauen mangelte es ihr kein bisschen.

»Wie du das alles machst«, staunte ich.

»Ach, Mama, das habe ich doch alles von dir gelernt.«

Wir gingen zu dritt oder viert in den Parkanlagen oder am Ententeich spazieren. Anschließend hielten wir uns auf einem Spielplatz auf. Abends saßen wir gemütlich im Wohnzimmer und tranken Wein zu einem ausgefallenen Gericht, das mein Schwiegersohn aus dem Backofen gezaubert hatte.

»Wie schön es bei euch ist!«

»Du müsstest viel öfter kommen und ein paar Tage länger bleiben«, sagte Marion.

Mein Schwiegersohn sah mich erwartungsvoll an, aber ich sagte nichts dazu. Ich lächelte zufrieden. Vielleicht verstanden wir uns nur so gut, weil ich nicht zu oft kam und auch nicht so lange blieb.

»Tschüss, mein schmales Hemdchen«, verabschiedete ich mich am dritten Tag von Marion. Sie hörte es noch immer gerne, wenn ich sie so nannte.

»Tschüss, Mama. Und hier ist noch etwas Schönes für dich, damit du an mich denkst.«

Sie drückte mir ein kleines Päckchen in die Hand.

»Danke Marion.« Und ich drückte sie noch einmal.

Das war meine Tochter. Immer ließ sie sich eine Überraschung einfallen, immer fand sie ein kleines Geschenk für mich. Im Zug machte ich das liebevoll verschnürte Päckchen auf. Ein wunderschöner Seidenschal kam zum Vorschein und ein kleiner Zettel: »Für die liebste Mutter der ganzen Welt«, stand darauf.

Ich war gerührt. Und ich freute mich auf mein Zuhause und auf Christian. Ein Rosenstrauß stand auf dem fertig gedeckten Abendbrottisch. Christian umarmte mich.

»Wie schön, dass du wieder zu Hause bist. Ohne dich ist hier alles so leer.«

Wir beide waren glücklich und zufrieden.

Mit Michael traf ich mich wenige Tage später in der Stadt. Wir gingen zusammen in ein Restaurant und bestellten uns einen üppigen Salatteller.

»Wie war es bei Marion?«, wollte Michael wissen. »Erzähl doch mal.«

Und ich erzählte.

»Warum bleibst du immer nur zwei Tage dort, wenn es doch so schön ist?«

»Drei Tage«, verbesserte ich ihn.

»Na, dann eben drei Tage. Aber warum nicht länger?«

»Die kurze Zeit ist schön. Vielleicht auch nur, weil sie so kurz ist. Ich reise lieber rechtzeitig ab, bevor wir uns auf die Nerven gehen.«

»Das verstehe ich nicht.«

»Musst du doch auch nicht, Michael.«

»Na ja, Lilo. Wenn du meinst, dass es so richtig ist.« Er nannte mich so, seit Natalie mich mit dem Vornamen anredete.

»Würde dir das gefallen, wenn deine Schwiegermutter so lange bei euch zu Besuch wäre?«, fragte ich ihn.

»Würde sie nicht. Sie bleibt höchstens mal eine halbe Stunde bei uns, wenn überhaupt. Sie hat es immer eilig, Natalie fühlt sich oft von ihr in Stich gelassen. Sie ist froh, dass sie dich hat. Das du zuhören kannst.«

»Das Wichtigste ist, dass man sich versteht.«

»Ja, das stimmt wohl.«

Eigenartig sah Michael mich an. Sein Gesichtsausdruck wurde nachdenklich.

»Ich möchte vor dir sterben«, sagte er plötzlich.

»Aber Michael.«

»Ich darf nicht daran denken, dass ich dich einmal verlieren werde.«

»Was hast du für Gedanken? Es ist doch normal, dass erst die Eltern sterben.«

»Trotzdem, ich würde es nicht überleben«, sagte er und stocherte in seinem Salat, als schmeckte er auf einmal nicht mehr. Mein großer Sohn, immer noch anhänglich, aber anders, als sein Vater an seiner Mutter hing. Bei uns hatte sich keine Hass-Liebe entwickelt. Ich habe meine Kinder nicht festgehalten. Beiden hatte ich einen sanften Schubs ins eigene Leben gegeben. Immer waren sie es, die zu mir kamen oder mich baten zu kommen. Sie sagten oft, sogar ein wenig vorwurfsvoll, dass sie mich gerne öfter sehen würden. Wie sollten sie auch verstehen, wieso ich so zurückhaltend war. Ich hatte dieses Glück bei meiner Schwiegermutter nicht gehabt. Meine Kinder und Schwiegerkinder sollten sich mit diesem Problem nicht herumschlagen müssen.

»Was hast du für ein Glück mit deinen Kindern«, hörte ich so manches Mal von Eva, Lilli, Waltraud und von meinen Kolleginnen. Aber ich wusste es auch so.

Michael aß seinen Teller leer.

»Für mich wäre es entsetzlich, wenn ich dich nicht mehr hätte.«

»Michaels Gesicht wirkte traurig. Ich bestellte noch ein Stück Torte und Kaffee zum Nachtisch. Damit aber lenkte ich ihn nur kurz ab.

»Ich möchte es nicht erleben«, fing er wieder an.

»Noch hast du mich, Michael. Und mit Hilfe meiner Schwedenkräuter sogar noch fünfzig Jahre.«

Er lachte kurz auf: »Ach, Mama, du verstehst mich nicht.«

»Du sollst nicht daran denken, noch bin ich jung. Sieh mich an, ich trage noch Miniröcke. Und wenn ich alt und gebrechlich bin, dann wirst du mich hergeben müssen. Aber das dauert noch ewig. Die Natur hat es schon ganz gut eingerichtet. Die Alten müssen zuerst sterben. Stell dir vor, du müsstest dein Kind hergeben. Das wäre doch schlimm. Oder?«

»Ja, ja«, antwortete Michael nur kurz.

»Es ist wohl das Schlimmste überhaupt«, sagte ich ganz ernst und nachdenklich. Und ich dachte an die vielen durchwachten Nächte, die ich an seinem Krankenbett verbracht und um sein junges Leben gebangt hatte. In Gedanken sah ich das Bild vor mir, als er bei einem Anfall aus dem Bett gefallen war und ich vor ihm kniete, ihn streichelte, und als seine Atmung aussetzte, ihn inbrünstig bat: »Nein, Michael, nein! Bleib bei uns.« Ich spürte damals Christians tröstende Hand auf meiner Schulter und Michaels Atmung setzte endlich wieder ein.

Als wir uns das nächste Mal in der Stadt trafen, hatte Michael ganz andere Probleme. Er wollte sich einen Anzug für seine Hochzeit kaufen.

Michaels Töchterchen wurde ein Jahr später geboren, gerade als Christian sein Berufsleben beendete und ich in meiner Firma kündigte. Wir wollten nach Norddeutschland ziehen. Unser Traum sollte wahr werden. Wir hatten uns ein Haus im Grünen gekauft. Ich war glücklich.

Wir zogen nach Norddeutschland.

Sofort stürzten wir uns in die Arbeit. Im Haus gab es viel zu tun, bevor wir es uns gemütlich einrichten konnten. In den Sommermonaten kam dann der Garten an die Reihe. In den freien Stunden träumten wir im Schatten der großen Eichen. Wir hatten nun ein feines Leben, wir wussten es.

Meine Angst war vergessen, bis es eines Abends an der Haustür klingelte und wir von unseren neuen Nachbarn eingeladen wurden. Sollte jetzt alles von vorn losgehen?

Irgendwann stand wieder eine Nachbarin vor der Tür. Ich bat sie ins Haus, bot ihr Platz und ein Getränk an und ohne Umschweife und Zögern erzählte ich ihr, dass ich mich in Gesellschaft von mehreren Leuten nicht wohl fühle.

»Ich mag Sie. Ich mag Sie alle. Trotzdem werde ich keine Einladung mehr annehmen.«

»Wie schade. Ich hatte mich so auf Ihren Besuch gefreut. Vielleicht fühlen Sie sich hier noch so fremd. Ich meine, wenn Sie uns alle näher kennen.«

Verständnisvoll sah sie mich an.

»Nein, ich fühle mich nirgendwo fremd. Daran liegt es nicht. Ich nehme nicht einmal an Familienfeiern teil. Schon seit vielen Jahre nicht mehr.«

Ruhig kamen diese Worte über meine Lippen. Fragend sah sie mich an und sie überlegte lange, bis sie sagte:

»Aber wie viel Lebensqualität Ihnen verloren geht, wenn Sie sich so sehr zurückziehen.«

»Ja, vielleicht. Aber mit wem soll ich mich vergleichen? Es gibt Leute, die von einer Party zur anderen schwirren. Prominente, die gerne in der Öffentlichkeit stehen, die sich darum reißen, im Mittelpunkt zu sein. Aber es gibt auch einsame und kranke Menschen, die in Armut leben, und Ausgestoßene. Sagen Sie, mit welchen Leuten soll ich mich vergleichen?«

Über meine Gedankengänge war ich sehr erstaunt, denn ich hatte mir über meine Entbehrungen bisher wenig Gedanken gemacht. Warum sollte ich auch ständig darüber nachdenken? Es würde mich doch nur unglücklich machen. Aber wie meine Nachbarin auf meine Zurückgezogenheit reagierte, wie sie mit viel Einfühlungsvermögen auf meine Offenheit einging, erstaunte mich genauso. Sie bedauerte es zwar sehr, dass ich nicht an den gemeinsamen Feiern teilnehmen wollte, aber wir trafen uns seitdem regelmäßig. Oft auch gemeinsam mit unseren Männern.

Eines Tages schlenderten Christian und ich über unser Traumgrundstück. Wir blieben vor den Tannen stehen, vor den Wassergräben, die das Grundstück von drei Seiten eingrenzten. Verträumt beobachtete ich die untergehende Sonne.

»Bist du glücklich?«, fragte Christian an meiner Seite.

»Ja, ich bin unendlich glücklich.«

»Lilo, hier brauchen wir doch keine Dornenhecke zu pflanzen oder was meinst du?«

»Nein, mein Schatz, hier möchte ich keine haben. Der weite Blick in diese Landschaft ist wunderschön.«

Manchmal beschäftigen mich noch immer auf irgendeine Weise die zurückliegenden Gespräche bei den Therapeuten. Ich lerne langsam, mich zu akzeptieren wie ich bin. Fragen wie, warum hast du alles mit dir machen lassen oder warum bist du nicht früher oder intensiver in Therapiegruppen gegangen, lasse ich sein. Die Zeit lässt sich nicht zurückdrehen. Es lässt sich nichts mehr ändern. Das Heute ist trotzdem schön. Ohne Angst kann ich durch die Straßen gehen, ich kann ohne Angst mit Bus und Bahn fahren, spontan zum Frisör gehen. Ich fühle mich gut dabei, obwohl ich noch immer eine Trockenhaube ablehne. Aber was macht das schon? Ich kann ohne Angst reden, ich kann antworten, wenn ich angesprochen werde. Es ist so viel, was ich erreicht habe, sage ich mir. Auf jeden Fall bin ich nicht da stehen geblieben, wo ich vor zwanzig Jahren stand. Da war ich ein Häufchen Elend, das Angst hatte durch das Treppenhaus zu gehen, rot wurde und stotterte, wenn es ein Nachbar ansprach, das den Kindern keine Geschichte vorlesen konnte, ein schlechtes Gewissen hatte, wenn es telefonierte. Dieses Häufchen »Nichts« bin ich nicht mehr. Das Heute genieße ich, wie es ist. Ich suche mir Kleinigkeiten, die mich erfreuen. Sie sind Ersatz für alle Einschränkungen, die ich hinnehmen muss. Und dass ich das kann, ist wie ein Geschenk.

Ich bin dankbar, dass immer hilfsbereite Menschen mit viel Verständnis bereit waren mir zu helfen, Freunde mit Taktgefühl und unendlicher Geduld zu mir standen, wenn es darauf ankam und dass mir das Schicksal immer wieder Menschen zuführte, die mich nicht enttäuschten. Ich lebe jetzt abseits im Grünen, so wie ich es mir so oft gewünscht habe. Ich genieße die Natur in jeder Jahreszeit, genieße mein Leben, so wie es ist, und ich lasse mich so wie ich bin. Wenn ich alleine bin, bin ich mit mir zufrieden. Niemand wusste bisher, wie ich meine Angst erlebte.

Über Jahrzehnte versuchte ich, meine Angst zu verbergen, Jahrzehnte versuchte ich sie zu verlieren, zu vergessen, zu bekämpfen, abzustreifen oder abzuschütteln. Mir gelang es nicht ganz. Die Krallen der Angst sitzen tief in mir. Sie lassen mich noch nicht los. Schmerzhaft haben sie sich bei mir eingegraben, aber den Schmerz empfinde ich nicht, wenn ich mit Christian alleine bin. Nun kämpfe ich nicht mehr gegen dieses gewaltige Ungetüm.

Ich lasse mich einfach in Ruhe.